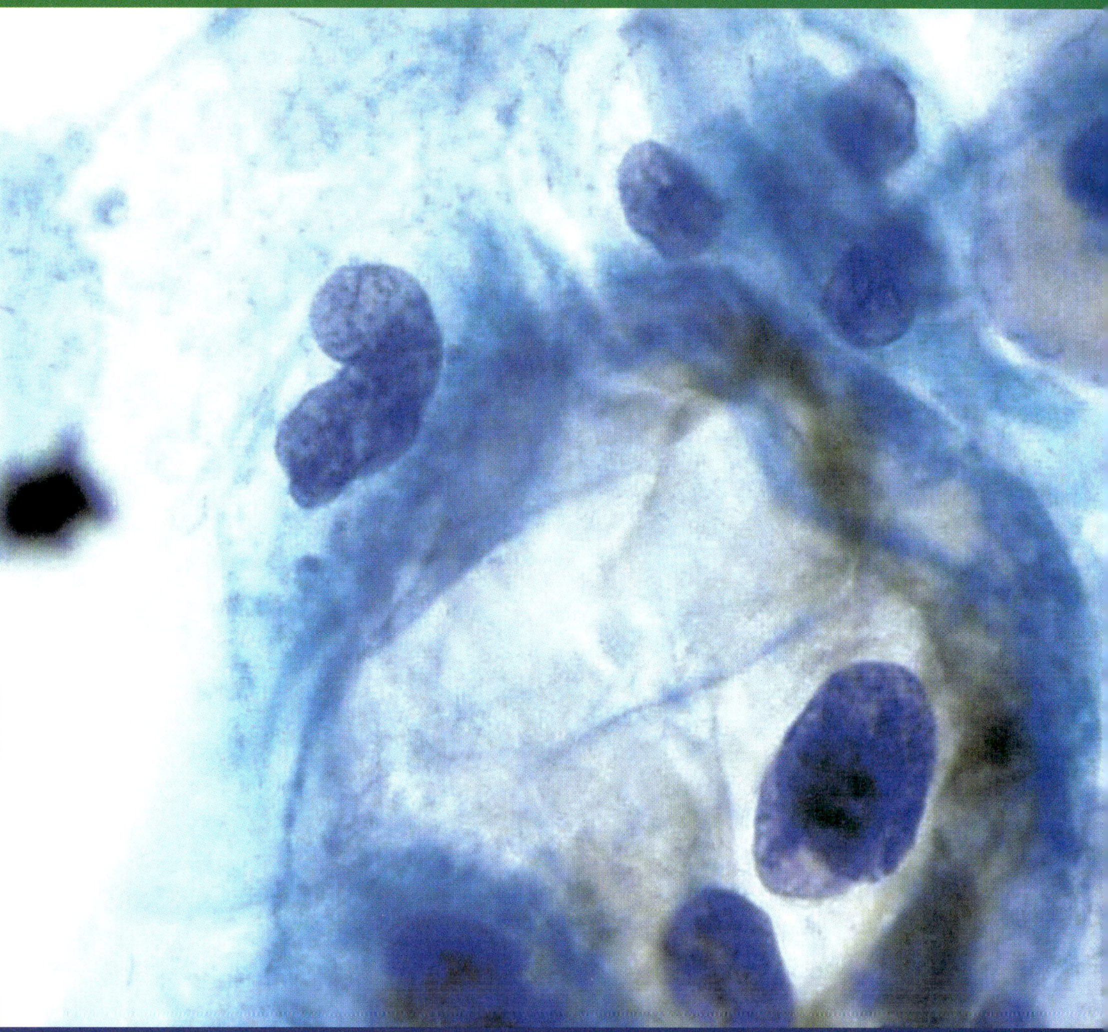

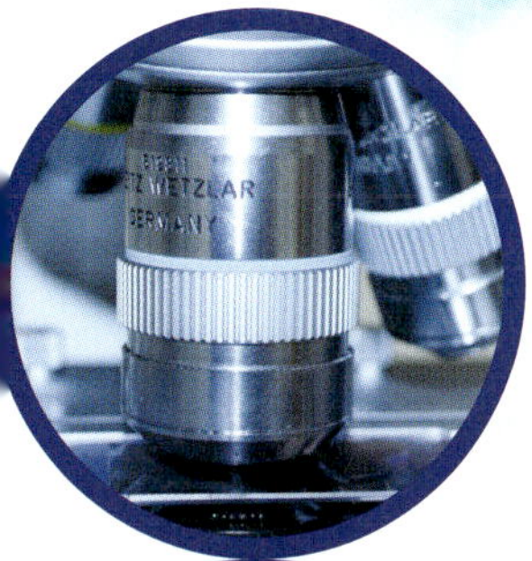

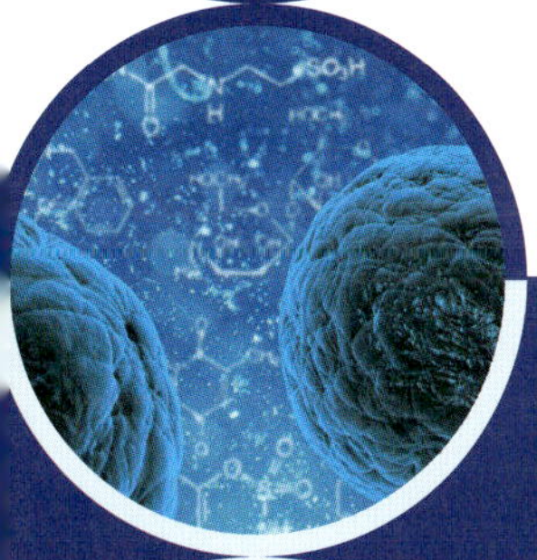

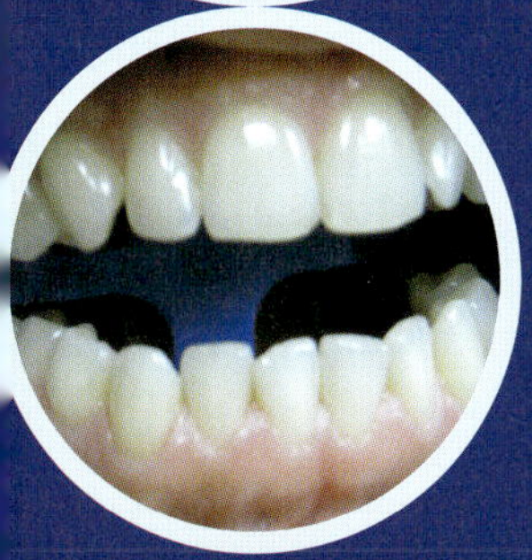

3rd edition

구강미생물학
Dental Microbiology

Chung Ku Publisher

머리말

육안으로는 잘 보이지 않고 광학 현미경으로 확대시켜야 그 형태를 볼 수 있는 작은 생물을 미생물(microorganisms)이라고 하며 미생물과 관련된 모든 문제를 체계화한 자연과학의 한 분야가 미생물학(microbiology)입니다.

현대의 문명화된 과학기술에 명과 암이 있고, 인류 역사 발전에도 명과 암이 있듯이 미생물 또한 우리 생활에 직간접적으로 영향을 미치는 중요한 긍정적 역할도 하지만 때론 우리의 생명을 위협하는 무서운 질병을 일으키는 부정적인 측면도 함께 가지고 있습니다. 미생물은 유산균이 풍부한 김치를 만들기도 하고, 푸른곰팡이에서 얻은 화학 물질인 페니실린은 제2차 세계대전 직후에 항생제로 사용되어 수없이 많은 인명을 살린 일등 공신이기도 합니다. 하지만 미생물은 음식을 부패시키기도 하고 몸에 유익한 병균의 자생을 방해해서 건강을 해치기도 하며, 면역력이 약한 사람들의 생명을 위협하기도 합니다.

이처럼 양면을 가지고 있으면서 우리 생활에 밀접한 영향을 미치고 있는 미생물 중에서 인간에게 병을 유발하는 미생물을 병원성미생물(pathogenic microbes)이라고 하며, 그 중에서 사람의 구강 내에 존재하는 미생물의 생물학적 성질과 상태, 이들 미생물과 미생물, 미생물과 숙주(사람) 간의 상호작용에 대해 다루는 학문을 구강미생물학(oral microbiology)이라고 합니다.

이 책에서는 구강미생물학과 관련하여 미생물의 기본적인 구조와 생리를 살펴보고, 새로운 지식과 정보들을 다양하고 세밀한 그림과 생생한 사진들을 통해 소개하고자 노력하였습니다. 또한 제한된 시간 내에 광범위한 내용을 배워야하는 학생들의 총체적 이해를 돕고자 가능한 쉽고 간결하게 개괄적 내용을 기술하고자 하였습니다. 각종 바이러스나 진균, 세균 및 원충들의 특성과 구강질환의 연관성을 설명하고 실험실에서 실제 미생물을 직접 관찰하기에 앞서 학생들에게 꼭 필요한 정보를 미리 제공하고자 노력하였습니다.

앞으로도 새로운 내용이나 부족하거나 미흡한 부분은 지속적으로 보완·수정해 나갈 것을 약속드리며, 여러분들의 각별한 관심과 애정 그리고 지도편달을 부탁드립니다. 끝으로 바쁘신 가운데도 각별히 신경 써 주시고 도움을 주신 관계자 여러분께 깊은 감사를 드리며, 특별히 출판을 맡아 애써주신 청구문화사 이상태 사장님과 임직원 여러분들께도 깊은 감사와 앞날에 무궁한 발전을 기원 드립니다.

2023년 여름
저자 일동

목 차

CHAPTER 03 감염과 미생물학

CHAPTER 04 면역

CHAPTER 05 화학요법

CHAPTER 06 멸균과 소독

CHAPTER 07 병원성 세균

|| CHAPTER 08 || 병원성 바이러스

CHAPTER 09 병원성 진균 및 원충

CHAPTER 13 기타 구강감염과 미생물

Chapter 1

미생물학 입문

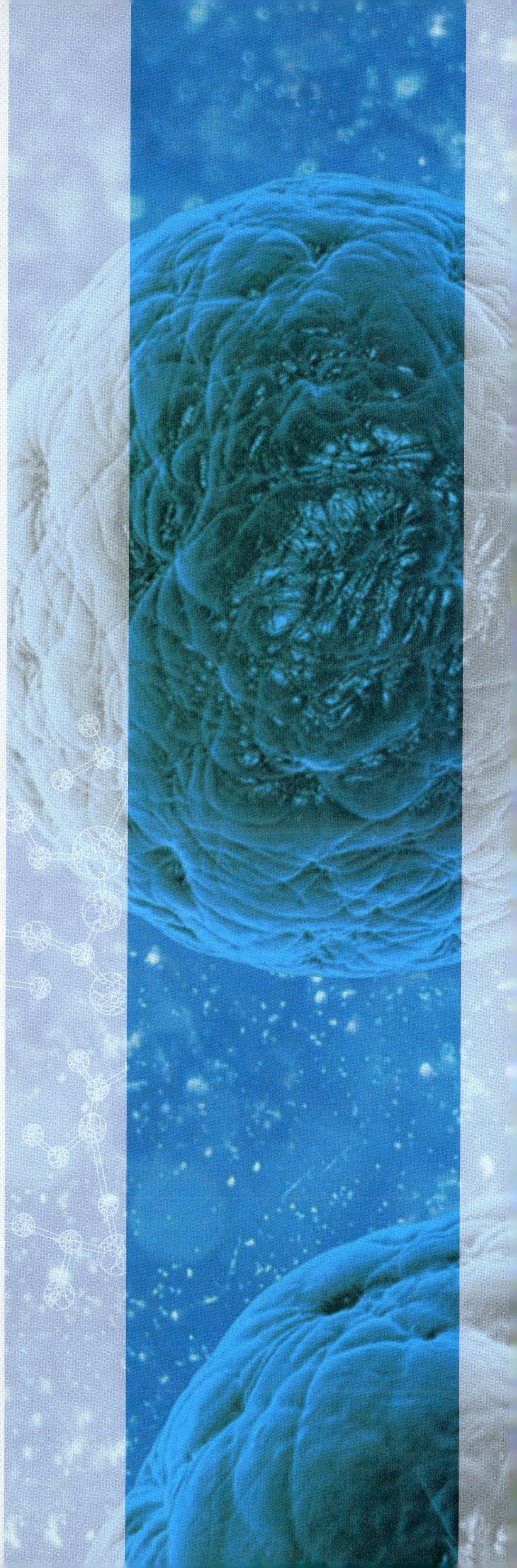

학습목표

미생물의 정의를 설명할 수 있다.

미생물의 종류와 특징을 열거할 수 있다.

미생물학의 발전 역사를 설명할 수 있다.

Contents

1. 미생물의 정의

우리주변에 존재하는 다종다양한 생물 중 **육안으로는 잘 보이지 않는 매우 작은 생물을 미생물(microorganisms)**이라고 한다. 이들 미생물은 Haeckel의 3단계 생물분류법인 동물계(kingdom metazoa), 식물계(kingdom metaphyta), 원생생물계(kingdom protista) 중에서 원생생물계에 속하며 미생물의 분류체계는 그림 1-1과 같다. 이들은 다시 고등원생동물인 원충(protozoa), 조류(algae), 진균(fungi)과 하등원생동물인 세균(bacteria), 리케차(Rickettsia), 클라미디아(Chlamydia), 미코플라스마(Mycoplasma), 그리고 생물과 무생물의 특성을 모두 갖고 있는 바이러스(virus)로 분류한다(그림 1-2).

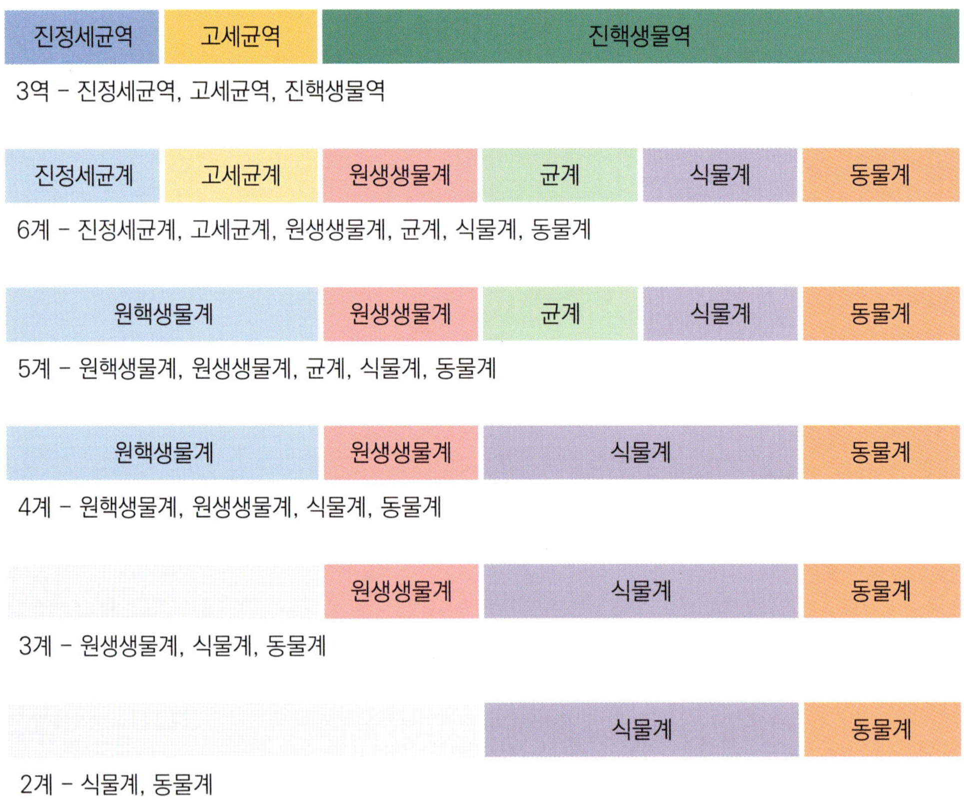
진정세균역
고세균역
진핵생물역
3역 - 진정세균역, 고세균역, 진핵생물역
진정세균계
고세균계
원생생물계
균계
식물계
동물계
6계 - 진정세균계, 고세균계, 원생생물계, 균계, 식물계, 동물계
원핵생물계
원생생물계
균계
식물계
동물계
5계 - 원핵생물계, 원생생물계, 균계, 식물계, 동물계
원핵생물계
원생생물계
식물계
동물계
4계 - 원핵생물계, 원생생물계, 식물계, 동물계
원생생물계
식물계
동물계
3계 - 원생생물계, 식물계, 동물계
식물계
동물계
2계 - 식물계, 동물계

| 그림 1-1 | 미생물의 분류체계 변화

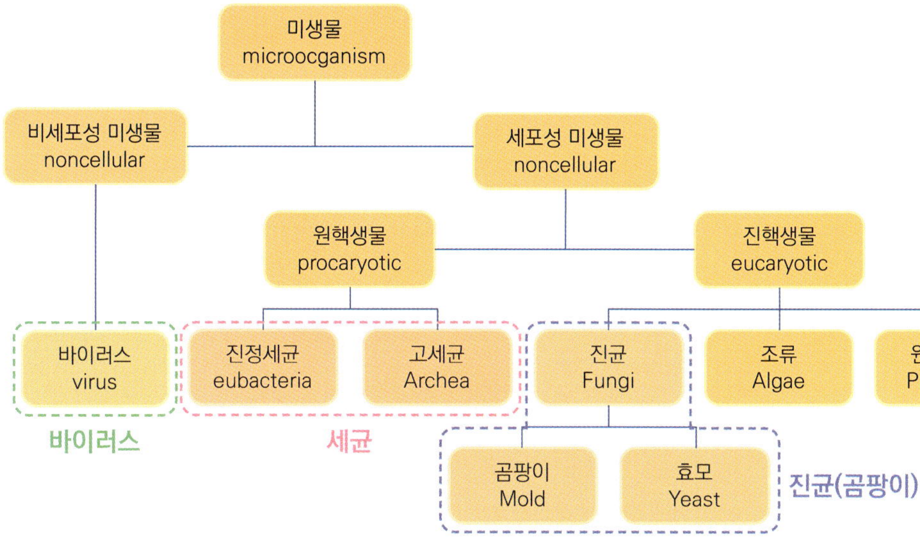

| 그림 1-2 | 미생물의 분류

이들 중 극히 일부의 미생물이 사람과 동·식물에게 감염되어 질병을 일으키는 원인이 되는데, 이와 같이 **병원성(pathogenicity)을 갖는 미생물을 병원미생물(pathogenic microbes)**이라고 하며, 이들의 성장과 이들이 일으키는 질병, 즉 감염증의 과정을 밝혀내어 진단과 치료는 물론 질병의 전파예방을 수복적으로 하는 학문을 병원미생물학(pathogenic microbiology), 또는 의학미생물학(medical microbiology)이라고 한다.

2. 미생물학의 역사

고대에는 질병의 원인을 악령의 저주로 생각하여 치료도 악령을 진정시키거나 축출하면 해결된다고 믿었으며, 가장 흔한 구강질환의 하나인 치아우식증 조차도 악마의 소행으로 믿고 있었다.

그 후 점차 종교적 사고가 발달함에 따라 질병을 신의 벌로 여기는 **신벌설**(theurgical theory)과 하늘의 별자리 이동으로 전쟁이나 질병이 발생한다는 **점성설**(astrology theory)을 믿었고 과학이 발전하기 시작하던 15세기까지도 오염된 공기나 유독물질이 원인이라는 **독기설**(miasma theory)이 지배적이었다.

또한 미생물의 존재가 알려지기 전인 16세기까지는 콜레라, 페스트, 천연두 등의 질병은 사람에서 사람으로 전염된다는 **접촉전염설**(contagium theory)을 믿었으며 썩은 고기즙에서 구더기가 발생하는 것을 보고는 모든 생물체는 부패한 유기물에서 자연적으로 발생한다는 **자연발생설**(spontaneous generation)을 믿었다.

그후 질병의 원인이 되는 미생물의 존재를 최초로 발견한 사람은 영국의 Robert Hooke이었으며, 실제로 현미경을 사용하여 세균의 존재를 처음으로 관찰한 사람은 네덜란드의 **Antony van Leeuwenhoek**(1632~1723)이었다(그림 1-3). 그러나 이와 같은 미생물의 존재를 처음으로 감염병과 결부시켜 생각하게 된 사람은 200년 후 프랑스의 **Louis Pasteur**(1822~1895)와 독일의 **Robert Koch**(1843~1910)이었다(그림 1-4, 5).

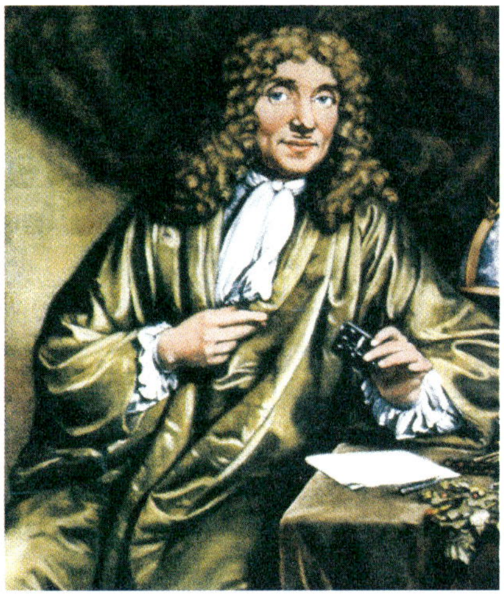

| 그림 1-3 | Antony van Leeuwenhoek

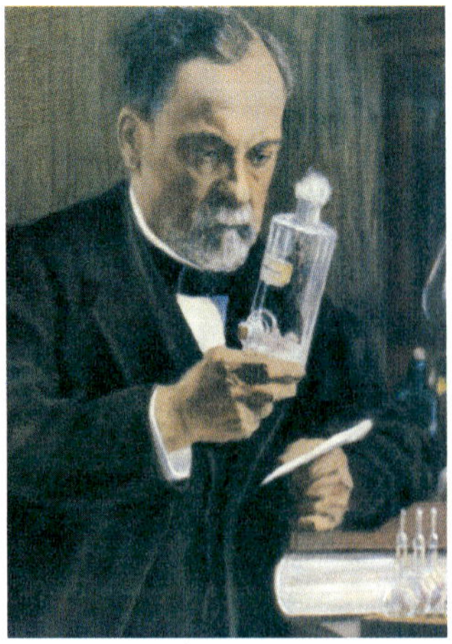

| 그림 1-4 | Louis Pasteur

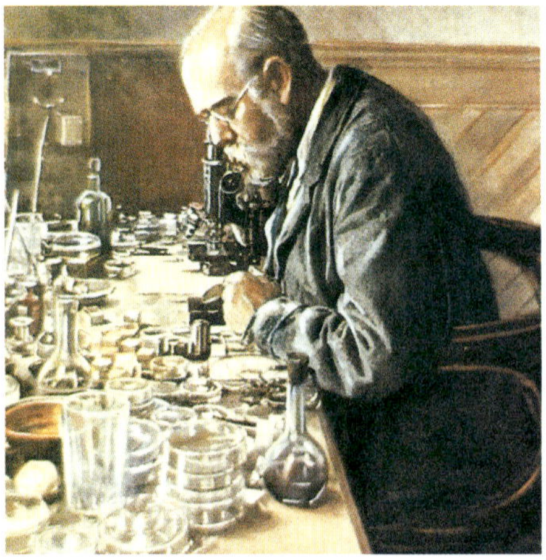

| 그림 1-5 | Robert Koch

오랫동안 지배적이던 미생물의 자연발생설은 19세기 프랑스의 **L. Pasteur**의 '백조목 플라스크 실험'에 의해 종식되었다(그림 1-7). L. Pasteur는 가느다란 유리관에 멸균한 솜마개를 한 다음 공기를 통과시킨 후 현미경으로 관찰한 결과 공기 중에는 여러가지 미생물과 포자들이 존재한다는 사실을 확인하였으며, 내부와 외부가 통하는 플라스크 내의 용액을 충분히 끓인 다음 플라스크를 밀봉하는 대신 가늘고 긴 S자로 휘어 놓은 유명한 **백조의 목형 플라스크**(swan neck flask) 실험을 통해 충분히 멸균한 다음 공기와의 직접적인 접촉을 방지한다면 미생물은 자연발생하지 않는다는 사실을 증명하였다.

L. Pasteur의 실험은 플라스크를 밀봉함으로써 육즙에 있을 생명력이 파괴되었다는 자연발생설 주장자들의 반박을 일소시키는 동시에 생물은 오로지 생물을 통해서만 발생한다는 **생물속성설**(theory of biogenesis)을 확립하였다.

이와 같은 연구결과를 토대로 영국의 외과의사인 **Joseph Lister**(1827~1912)는 외과수술시 공기에 노출된 조직에 미생물이 감염되어 화농과 패혈증을 일으키는 것으로 간주하고 석탄산 소독법을 고안하여 화농과 패혈증 놀랄만큼 감소시키는데 성공하여 **소독법**의 창시를 이루어 내었다(1887)(그림 1-6).

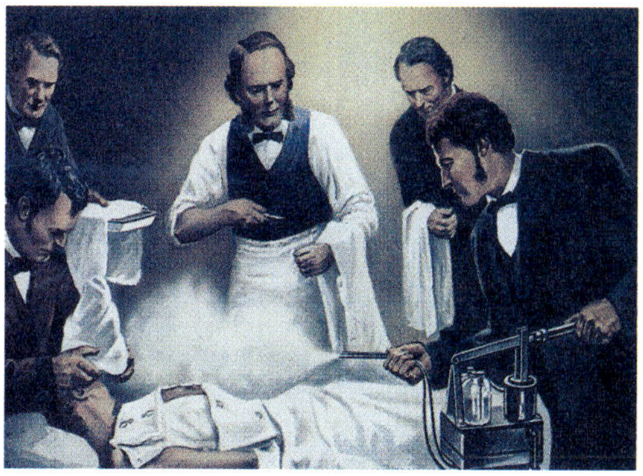

그림 1-6 Joseph Lister의 소독법

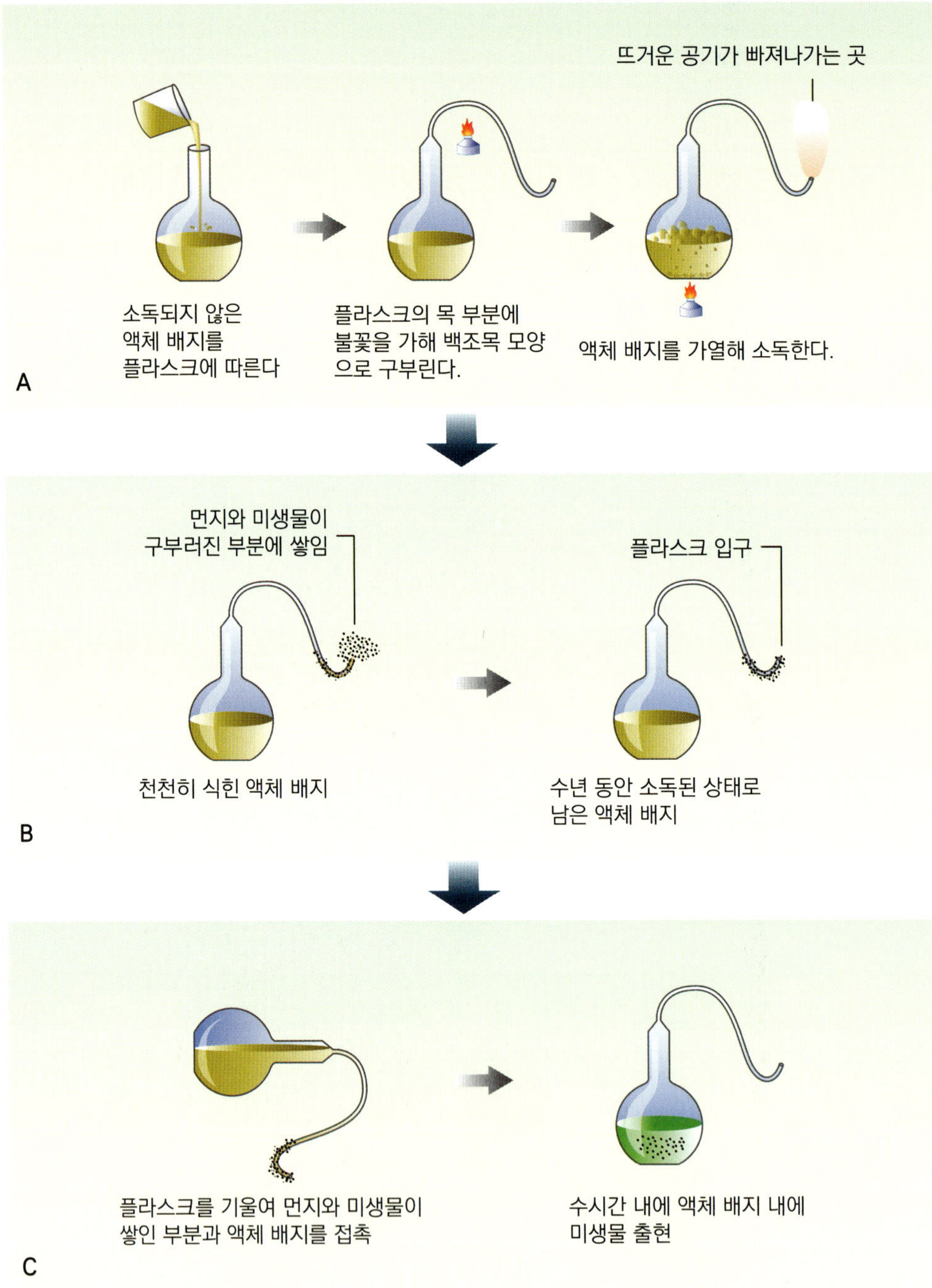

| 그림 1-7 | 자연발생설을 부정한 파스퇴르의 백조목 플라스크 실험

1) 병원미생물학의 발견

L. Pasteur는 맥주와 포도주의 발효에 관한 연구를 통해 발효현상은 화학반응이 아니라 효모라고 불리는 미생물들이 당을 알콜로 전환시킨다는 것을 발견하였다. 또한 일부 막대모양의 세균은 포도주와 우유가 신맛을 내도록 Lactic acid을 생성한다는 사실을 증명하는 한편, 포도주와 우유의 맛과 영양을 저하시키지 않고 산패를 막을 수 있는 60~65℃로 30분간 가열하는 **저온살균법**(pasteurization)을 개발함으로써 음식물의 부패와 미생물과의 관계는 물론 질병과 미생물과의 관계를 입증하는 중요한 단서를 제공하였다.

질병의 원인인 병원미생물은 1837년에 독일의 Robert Remak(1815~1865)가 최초로 소아 황선환자에서 황선균을 발견한 이래 1868년에 Obermeier가 회귀열 스피로헤타(*Obermeier's spirillum*)를 발견하였으며, Robert Koch는 1876년에 탄저균(*Bacillus anthracis*)을 비롯하여 결핵균(1882년), 콜레라균(1883년) 등을 발견함으로써 세균기술학의 아버지(Father of Bacteriological Technology)라는 칭호를 얻기도 했다. 그는 병원성 세균의 분리와 증식을 포함한 세균의 순수배양법(pure culture)과 한천(agar)배지의 개발 및 탄저균의 약독생균 vaccine으로 감염을 예방할 수 있는 vaccine의 유효성을 입증함으로써 면역학의 발전에도 이바지한 공로로 1905년 노벨의학상을 수상하였다.

특히 Koch는 탄저균(*Bacillus anthracis*)의 연구과정을 통해 어떤 세균이 특정 질병의 병원체라는 것을 결정하기 위해서는 다음과 같은 4원칙이 성립되어야 한다는 사실을 발견하였는데 이것이 **코흐의 가설(Koch's postulate)**이다.

① 그 질병에는 반드시 그 미생물이 증명되어야 한다.
② 그 미생물을 분리하여 배양이 가능해야 한다.
③ 분리된 미생물로 실험동물에 인간에서와 같은 질병을 일으킬 수 있어야 한다.
④ 그 실험동물에서 동일한 미생물을 분리할 수 있어야 한다.

이 Koch의 4원칙은 모든 병원체에 똑같이 적용할 수 있는 것은 아니지만, 19세기말부터 20세기에 걸쳐 병원미생물의 발견에 큰 영향을 끼쳤다.

2) 바이러스의 발견

인공배지에서는 증식하지 않으며 오로지 살아있는 숙주의 세포에서만 증식하는 virus는 감염되는 숙주에 따라 동물바이러스(animal virus), 식물바이러스(plant virus), 세균에서 증식하는 세균바이러스(bacteriophage) 등으로 구분한다.

최초의 바이러스 발견은 1892년에 **러시아의 Iwanowski**가 담배 모자이크병의 병원체가 세균여과기를 통과하는 사실을 확인함으로써 세균보다 훨씬 작은 미생물이 존재한다는 것을 발견한 것이 시초이다(그림 1-8).

동물바이러스의 발견은 1897년 독일의 Frosch Paul(1860~1928)이 Loeffler Friederich(1852~1915)와 공동연구에서 소의 구제역(foot and mouth disease)은 여과성 바이러스에 의한 질병이라는 것을 발견한 것이 최초이며, 사람에게 질병을 일으키는 바이러스는 1901년 미육군군의관 Walter Reed(1851~1902)에 의해 황열이 모기의 매개에 의해 사람에게 전파되는 바이러스에 의한 질병이라는 증거를 제시한 것이 최초이다.

한편 종양을 유발하는 종양바이러스는 1911년 미국의 Rous가 닭의 악성육종에서 분리하여 실험적으로 증명하였으며, 1915년 영국의 Twort는 세균에서만 증식하여 세균을 용균하는 세균바이러스를 최초로 발견하였고 2년후 프랑스의 D'Herelle가 이것을 bacteriophage라고 명명하였다.

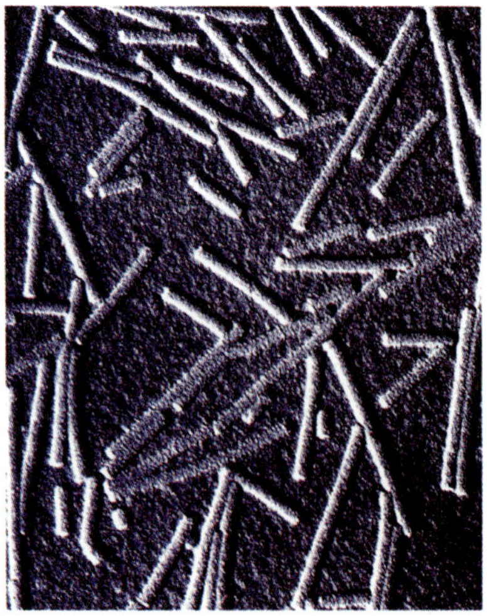

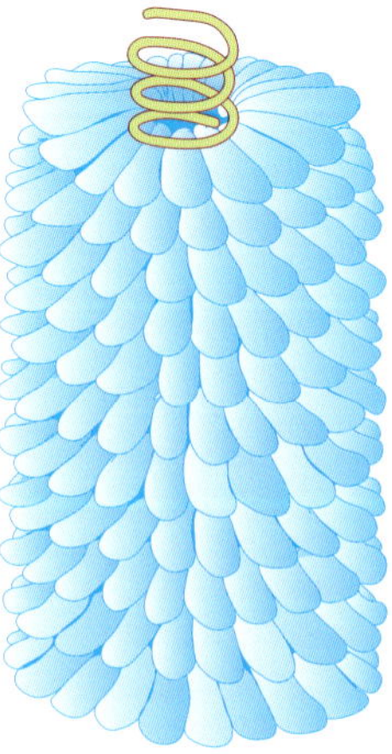

| 그림 1-8 | 담배모자이크병 바이러스(좌)와 구조(우)

3. 미생물과 감염관리

오늘날에는 대수롭지 않은 질병들이 20세기초까지는 주요 사망원인이었던 감염성 질병이었으며 질병의 원인과 감염경로가 점차 밝혀짐에 따라 적극적인 대처방법을 찾는 시도가 이루어 졌고, 그 대표적인 감염관리방법이 면역요법과 화학요법이다.

1) 면역요법

두창(smallpox)은 아주 오래전부터 인류에 심각한 피해를 끼친 감염병이었는데, 두창에 한번 걸렸던 사람은 일생동안 다시는 두창에 걸리지 않는다는 사실이 알려져오면서 고대인들은 가벼운 두창에 고의로 감염시켜 두창의 예방을 시도해 왔다.

1978년 영국의 의사 Edward Jenner(1749~1823)는 우두에 걸린 소와 접촉한 목동이 가벼운 두진과 액와림프절의 종창 등의 증상을 겪고나면 그 후에는 두창에 걸리지 않는다는 점에 착안하여 두창환자에서 채취한 혈청을 8세 소년에게 접종한 결과 다시는 두창에 이완되지 않는 사실을 실험을 통해 이론으로 확립함으로써 수많은 인명을 구하였다(그림 1-9). 이러한 성과는 Pasteur의 탄저병과 광견병 백신 개발로 이어졌고 소아마비, 홍역, 이하선염, 풍진, B형간염 등의 사균과 약독생균 vaccine의 개발로 이어졌다.

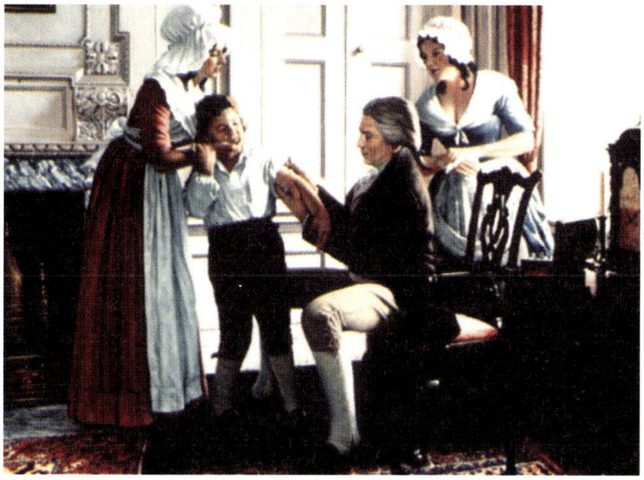

| 그림 1-9 | Edward Jenner의 우두접종 장면

2) 화학요법

영국의 외과의사인 Joseph Lister가 외과수술시 석탄산 소독법을 적용하여 화학요법의 창시를 한 이래 숙주에게는 무해하나 병원체에 대하여는 강력한 작용을 하는 수 많은 종류의 화학물질들이 개발되어 질병치료에 유용하게 사용되고 있다.

1910년 독일의 Paul Ehrlich는 감염된 숙주에게는 무해하면서 병원체를 추적하여 박멸하는, 소위 마술탄환(magic bullets)으로 불리는 매독치료제 salvarsan 606을 개발하였으며 1935년 Gerhard Domagk는 연쇄상구균에 효과적인 prontosil이라는 설파제(sulfonamide)를 개발하여 병원미생물 감염치료에 크게 기여하였다.

이들 화학요법제와는 달리 최초의 항생제는 스코틀랜드의 **Alexander Fleming**이 1929년에 우연히 황색포도상구균의 성장을 억제하는 *Penicillium notatum*이라는 푸른곰팡이를 발견하면서부터 개발이 시작되었다. 이 대발견은 화학요법이 혁명적으로 발전하는 계기가 되었다.

푸른 곰팡이에서 추출한 물질은 Penicillin으로 명명되었으며 제2차 세계대전부터 본격적으로 사용되기 시작하면서 미생물을 이용한 의약품 개발에 새로운 장을 열게되었다.이후 1943년 Streptomycin이 개발되어 당시에는 치사율이 높던 결핵치료에 사용되었으며, 그 후로도 수많은 항생제들이 개발되어 질병치료에 유효하게 사용되었다.

4. 구강미생물학의 발전

구강미생물학은 오늘날 "구강미생물학의 아버지"라고 불려지는 Miller, Willoughby Dayton(1835~1907)의 연구에 의해 발전되었다고 해도 과언이 아니다. 특히 치아우식병리에 관해서는 광범위하고도 치밀한 연구를 통해 치아의 탈회를 초래하는 산이 세균에 의해 생성된다는 화학세균설(chemicoparasitical theory)을 제창하였다.

그 후 미국의 치과의사인 Black, Greene Vardiman(1836~1915)가 치아의 표면에 존재하는 세균막이 우식발생에 중요한 원인이 된다는 것을 처음 지적한 이후 우식병소로부터 균분리라는 방법으로 치아우식증의 병원균을 찾아내려는 시도가 많은 사람들에 의해 시도되었다.

1924년 Clarke는 사람의 우식와동으로부터 *Streptococcus mutans*라는 연쇄구균을 분리하여 시험관내에서 우식원성을 증명하였지만 인정받지 못하고, 1954년 Orland가 무균상태의 실험쥐에서는 치아우식증이 발병하지 않는다는 사실을 입증하여 실제로 세균막이 우식이나 치주질환의 발병이 깊게 관여한다는 것을 증명하기까지 30년간을 유산생성균인 유산간균(*Lactobacillus acidophilus*)이 치아우식증의 주범으로 여겨져 왔다.

이 후 Fitzgerald와 Keyes를 비롯한 많은 사람들에 의해 *Streptococcus mutans*가 사람의 주요 우식원인균이라는 것이 증명되었다. 또한 치근면우식증에는 *Actinomyces viscosus*가 주요 우식원인균이라는 것이 입증되면서부터 치아의 부위에 따라 중요한 우식원인균이 다르다는 것이 입증되었다.

이와 같이 구강질환은 국소병변에 관여하는 국소세균이 원인이라는 사실이 밝혀지면서 연구대상은 타액으로부터 치면세균학으로 이행하였으며 치석의 전단계나 치석에 있는 치면세균학에서 그 병원인자를 찾을 수 있게끔 되었다.

결과적으로 치석제거나 치면세균막 침착의 억제가 임상적으로 치주질환치료에 매우 효과적이라는 논리로부터 치면세균막관리라는 개념이 치과계에 정착하게 되었으며, 치석제거술과 치면세마론이 예방적 구강보건의 근간으로 자리잡게 되었다.

따라서 우식과 치주질환의 분류와 병태의 이해가 편리해지게 되었으며, 치석형성의 원인이 되는 균체의 석회화 현상이 밝혀지면서 예방적 대처가 가능하게 되는 등 새로운 전기를 맞고 있다.

Chapter 2

미생물의 개념

학습목표

- 원핵세포와 진핵세포의 차이점을 비교하여 설명할 수 있다.
- 세균의 일반적인 특성을 설명할 수 있다.
- 세균의 구조와 각각의 기능을 설명할 수 있다.
- Gram 음성균과 Gram 양성균의 세포벽의 특성을 설명할 수 있다.
- 세균의 증식에 영향을 미치는 환경요소를 설명할 수 있다.
- 바이러스의 일반적인 특성을 설명할 수 있다.
- 진균의 일반적인 특성을 설명할 수 있다.

Contents

- 세포
- 세균
- 진균
- 원생동물
- virus

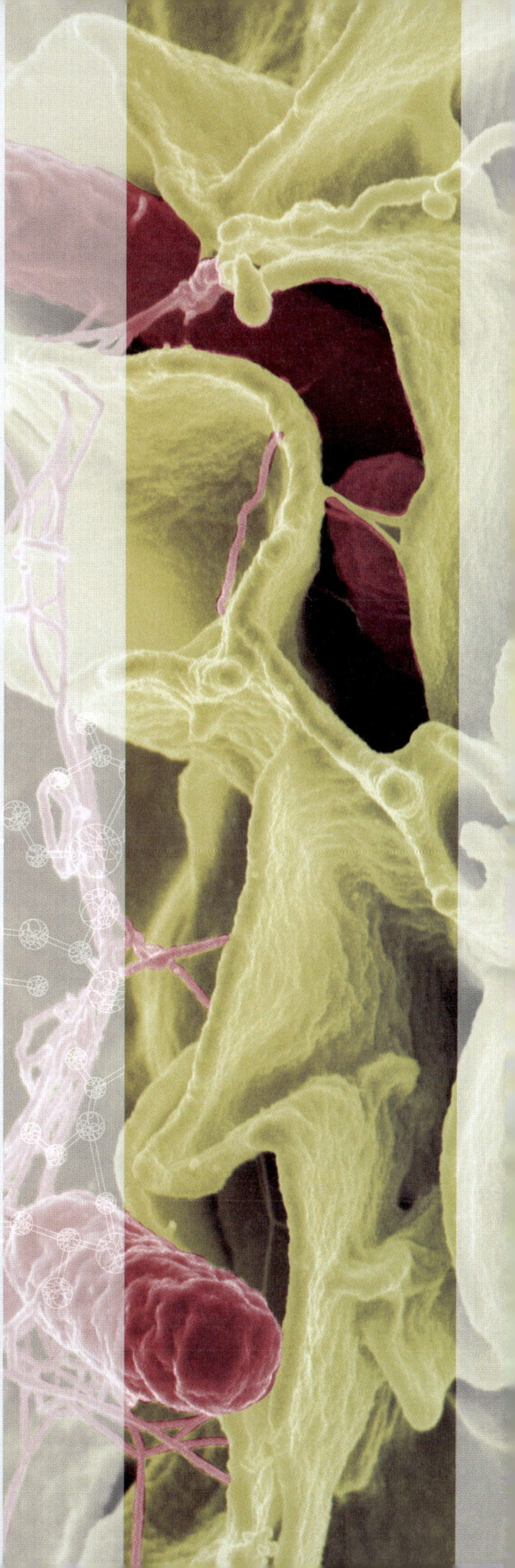

1. 세포

모든 생물의 세포는 크게 **원핵세포(prokaryotic cell)**와 **진핵세포(eukaryotic cell)**로 구분된다(표 2-1). 공통적으로 세포막과 세포질을 가지며 세포질 내부에는 단백질을 합성하는 리보솜(ribosome)이 있다. 핵막 유무에 따라 원핵세포와 진핵세포로 분류한다.

1) 원핵세포(Prokaryotic cell)

원핵세포는 작고 구조가 단순하고, 핵막이 없기 때문에 유전물질인 염색체 DNA가 직접 세포질 내에 산재되어 있는 구조를 갖고 있다. 세포 안에 막으로 둘러싸인

| 표 2-1 | **원핵세포와 진핵세포의 차이점**

성상	원핵세포 (prokaryon)	진핵세포 (eukaryote)
주요생물	세균	조류, 진균, 원충, 동식물
핵막	-	+
염색체	1개*	복수(1개 이상) (히스톤 등과 결합)
핵소체	-	+
유사분열	-	+
미토콘드리아	-	+
소포체, 골지체	-	+
엽록체	-	+또는 -
미세관(세포 내 골격계)	-	+
리보솜	70S ┌ 30S └ 50S	80S** ┌ 40S └ 60S
세포벽	+*** (펩티도글리칸)	-(동물) +(식물: 셀룰로스) + (진균: 키틴 등)
DNA의 GC%함량	20~70%	~40%

* 최근 콜레라균 등에는 크고 작은 2개의 염색체가 존재하는 사실이 밝혀졌다.
** 다만, 미토콘드리아 안의 리보솜은 70S
*** 세포벽을 갖지 않는 특수한 것으로 미코플라스마와 세균의 L-form이 있다. 또한, 클라미디아의 세포벽(외막)에는 펩티도글리칸이 없다.

어떤 구조물이나 소기관도 갖지 않는다. 진정세균(bacteria)와 고세균(archeaea)이 속한다.

2) 진핵세포(Eukaryotic cell)

진핵세포는 원핵세포에 비해 좀 더 크고 복잡하며, 유전적 정보를 지닌 염색체(chromosone)가 이중의 핵막으로 싸여서 핵(nucleus)를 가지며, 유사분열을 한다. 그 외에 미토콘드리아(mitochondria), 골지체(golgi apparatus), 리소좀(lysosome) 등과 같이 막으로 싸인 세포 기간 내 소기관을 가진다. 진균(fungi), 조류(algae), 원생동물(protozoa)가 속한다.

2. 세균

세균(bacteria)은 육안으로 관찰할 수 없는 미소한 생물로서, 우리 주위 어디에나 존재한다. 대개의 경우 각 세균은 단세포이며 고등동식물과는 세포의 구조상 중요한 차이가 있다.

1) 세균 명명법

세균의 분류에는 고등생물에 이용되는 계, 문, 강, 목, 과, 속, 종이라는 단계적 분류방법이 잘 적용되지 않는 경우가 많기 때문에 현재는 속과 종의 두 개의 단계가 주로 사용되고 있다. 따라서 과 또는 그 이상의 분류단계는 특별한 경우에만 사용한다.

고등생물에 있어서도 종의 개념이 애매한 경우가 있으나 일단 "상호교배가 가능한 집단"이라고 정의하고 있다. 세균에 있어서 종의 정의, 즉 어느 정도 닮아 있으면 하나의 종이라고 생각하던 기준은 현실적으로 적합하지 않다. 그러므로 개개의 종의 성상은 유동적이며, 지금까지 단일한 종이라고 여겼던 것이 여러 종류의 종으로 분류된다거나 또는 다른 종으로 생각되었던 것들이 통합되어 하나의 종으로 되는 것도 많이 나타나고 있다.

속은 서로 어느 정도(이것도 명확한 기준은 없다) 비슷한 종을 모아 하나로 묶은 것이다. 세균의 명명에는 고등생물과 같이 라틴어의 속명과 종명을 사용하는 소위 이명법으로서 이를 학명으로 정하고 있다. 예를 들어 대장균의 학명은 *Escherichia coli*로서 *Escherichia*는 속명이고, *coli*는 종명이다. 속은 Gram 염색성, 항산성, 형태, 아포나 세포벽의 유무, 산소에 의한 영향, 인공배지에서 증식능력 등의 성질을 고려한 유사성이 있는 균종들을 통합한 집단이다.

| 표 2-2 | 미생물의 분류체계

분 류	정 의	예	
		세 균	진 균
계(kingdom)	phyla와 관련된 그룹	Prokaryotae	Myceteae(fungi)
문(phylum(동물) 또는 division(식물))	classes와 관련된 그룹	Eubacteria	Amastigomycota
강(class)	orders와 관련된 그룹	-	Ascomycetes
목(order)	families와 관련된 그룹	Spirochaetales	Xylariales
과(family)	tribes 또는 genera와 관련된 그룹	Spirochaetaceae	Sordariaceae
족(tribe)	genera와 관련된 그룹	-	-
속(genus)	species와 관련된 그룹	*Treponema*	*Neurospora*
종(species)	같은종류의 미생물 그룹	*T. pallidum*	*N. crassa*
아종 또는 생물형 혈청형 (subspecies 또는 type)	species 변이형 (biotype, serotype)	-	-

이와 같이 세균의 분류도 유사한 속들을 모아서 하나의 과로, 유사한 과들을 모아서 하나의 목으로 설정하는 분류 계통을 따르고 있다.

2) 세균의 형태

세균의 모양은 종류에 따라 다르나, 크게 분류하면 구균, 간균, 나선균 세 가지로 나눌 수 있다. 둥근 공모양의 세균은 구균(coccus), 길다란 막대모양의 균은 간균(*bacillus*), 나사모양의 세균은 나선균(*spirillum*)이라고 한다.

구균은 정확하게 구형인 것만 있는 것이 아니고 완두콩 모양도 있다. 구균 중에서 특정한 배열없이 흩어져 있는 것을 단구균(Monococcus)이라고 하며, 2개, 4개 또는 8개씩 대칭을 이루고 있는 것을 각각 쌍구균(Diplococcus), 4연구균(Tetragena), 8연구균(Sarcina)이라고 한다. 또 일렬로 연결되어 있는 것을 연쇄상구균(*Streptococcus*), 불규칙한 덩어리를 만들어 포도송이 모양을 한 것을 포도상구균(*Staphylococcus*)이라고 한다.

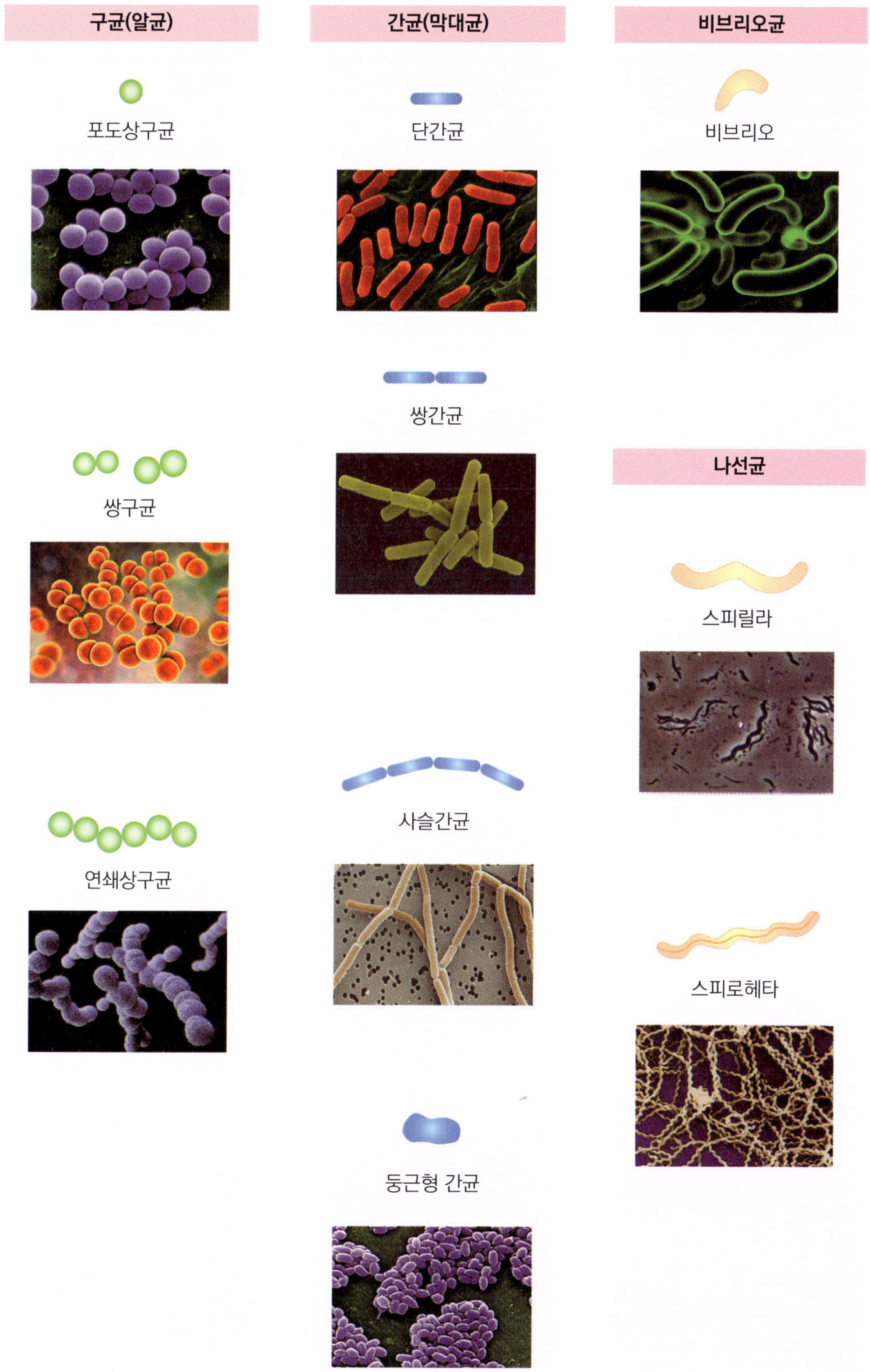

그림 2-2 세균의 여러 형태

간균은 길이가 매우 짧아 구균과 구별하기 어려운 것을 단간균(구생간균, Cocco-bacillus), 간균의 길이가 긴 장간균(Filamentous bacillus), 콤마형의 콤마간균(Comma shaped bacillus), 간균의 양 끝이 뾰족한 방추상 간균(Fusiform bacillus), 간균의 양 끝이 원주형인 원주상 간균(Squared end bacillus), 양 끝이 둥근 양단둔원상 간균(Rounded end bacillus), 사슬모양으로 연결된 연쇄상 간균(Streptobacillus) 등이 있고 크기도 여러 가지이다. 그러나 대부분의 종류는 0.5~10㎛ 범위이다.

나선균은 comma형의 *Vibrio*, 나선수가 적고 W자 모양의 *Spirillum*, 나선수가 많은 Spirochaetaceae가 있다. Spirochaetaceae는 *spirochaeta*속, *Cristispira*속, *Treponema*속(매독균), *Borrelia*속(구강스피로헤타 등), *Leptospira*속(렙토스피라증) 등으로 구분된다.

그 외에 기본적으로는 간균의 부류에 속하나 배양중에 균이 길게 늘어나서 가는 나무가지 모양의 균사를 형성하는 방선균류(actinomycetes)와 세포벽을 갖지 않고 그 모양이 변화하는 *Mycoplasma*가 있다(그림 2-2).

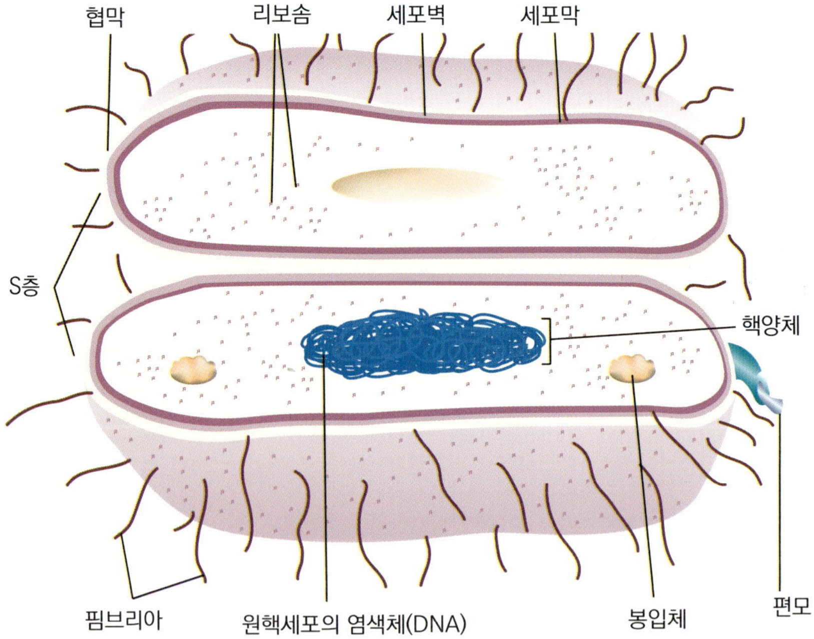

| 그림 2-3 | 원핵세포의 구조

3) 세균의 구조

전자현미경을 사용하여 세균의 미세구조를 살펴보면 세균은 그림 2-3과 같은 구조이다.

(1) 세포벽(cell wall)

대부분의 세균은 세포 외측에 세포벽이라는 단단한 벽을 갖고 있다. 세포벽은 세포의 모양을 유지하고 외계로부터 세포를 방어하며 그 주요 성분은 펩티도글리칸(peptidoglycan)이라는 망상의 거대한 분자이다. 세균은 세포벽에 존재하는 구성성분에 따라 Gram 양성균과 Gram 음성균으로 분류한다(표 2-3).

Gram 양성균은 펩티도글리칸과 테이코산(teichoic acid)이 혼합된 형태로 세포벽을 형성하나, Gram 음성균의 경우는 펩티도글리칸층 외측에 지질단백질(lipoprotein)과 지질다당류(lipopolysaccharide)를 함유하는 복잡한 구조의 외막이 있다(그림 2-4).

Gram 양성균의 펩티도글리칸층은 두꺼워서 Gram 염색시 잘 탈색되지 않는다(표 2-4).

Gram 음성균의 지질다당류 구조는 균에 따라 다르며, 그 차이는 항원성의 차이로 나타나기 때문에 균의 분류에 중요한 역할을 한다(O항원이라고 한다. 예 : *E. coli*, O-157균). 또 이 지질다당류 중의 지질부분은 동물에 대해 강한 독성을 갖고 있어 내독소(endotoxin)라고도 한다.

표 2-3 | Gram 양성 및 음성세균의 세포벽 비교

특징	Gram 양성균	Gram 음성균
구성 층(Layer)의 수	1	2
화학적 조성	펩티도글리칸 테이코산 지질테이코산 일부 세포는 미콜산과 다당체 함유	지질다당류(LPS) 지질단백질 펩티도글리칸 포린단백질
두께	두꺼움(20~80 nm)	얇음(8~11 nm)
외막	없음	있음
원형질막 주위 공간	매우 좁거나 없음	잘 발달함
투과성	상대적으로 투과성 좋음	상대적으로 낮은 투과성

Gram 양성균과 음성균의 이와 같은 세포벽의 구조 차이는 항생물질과 여러 가지 화학물질에 대한 감수성에 차이가 있으므로 중요하다.

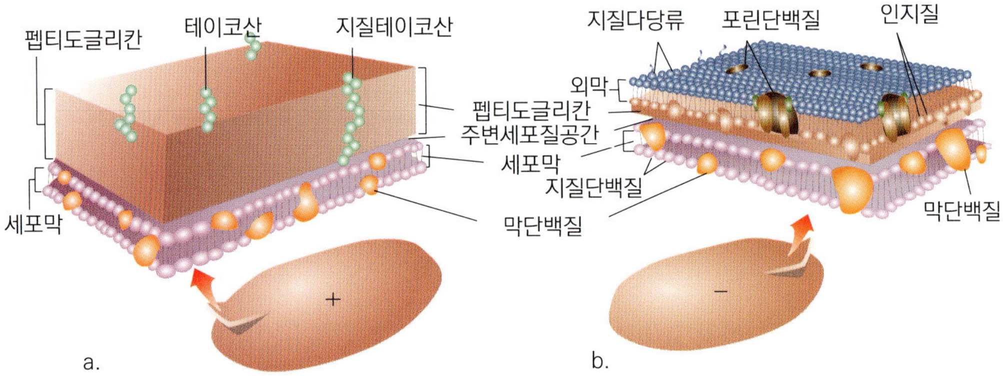

그림 2-4 세포벽 구조와 여러 구조물

a. Gram 양성균 b. Gram 음성균

표 2-4 Gram 염색법

Gram 염색		
방법	Gram 양성	Gram 음성
1. 슬라이드 글라스에 세균을 열로 고정시킨다.	○	○
2. 크리스탈 바이올렛으로 1분간 염색 후, 물로 수세 (Crystal violet)	🟣	🟣
3. Gram 요오드로 1분간 처리 후, 물로 수세 (Gram's iodine)	●	●
4. 아세톤이나 에탄올로 탈색 후, 물로 수세	🟣	○
5. 염기성의 푹신이나 사프라닌(분홍색)으로 1분간 대조염색 후, 물로 수세(basic fuchsin, safranin)	🟣	🔴
6. 말린 후 유침유 (immersion oil)를 떨어뜨린 후 검경	🟣	🔴

세균 ○ 크리스탈 바이올렛/요오드 복합체 ●

Gram 양성(짙은 보라) 🟣 Gram 음성(분홍색) 🔴

(2) 세포질(cytoplasm)

세포벽의 내측에는 세포막(또는 원형질막)으로 둘러싸여 있는 세포질이 있다. 이 안에는 세균의 유전물질인 염색체 DNA 외에 효소단백의 합성공장인 ribosome, 정보 RNA, 전이 RNA 등이 들어 있다. 또 세포막이 세포질 속으로 함입되어 만들어진 메소솜(mesosome)과 여러 가지 영양분의 저장장소인 과립을 볼 수 있다.

(3) 아포(내생포자, endospore)

*Bacillus*속이나 *Clostridium*속의 균은 불리한 환경조건에서 살아가기 위해서 세포질부에 아포(포자)를 형성한다. 아포의 모양은 원형 또는 타원형이지만 그 크기나 균체내의 위치는 균종에 따라 다르다. 아포의 내부는 수분이 적고 외부는 두꺼운 껍질로 덮여 있으므로 건조, 열, 소독약 등에 대하여 대단히 저항력이 강하다.

대부분의 아포는 100℃에서는 죽지 않고 121℃에서 15분간 작용해야 완전 사멸되며, chlorhexidine이나 역성비누 등 일상 사용하는 소독약은 효력이 없다.

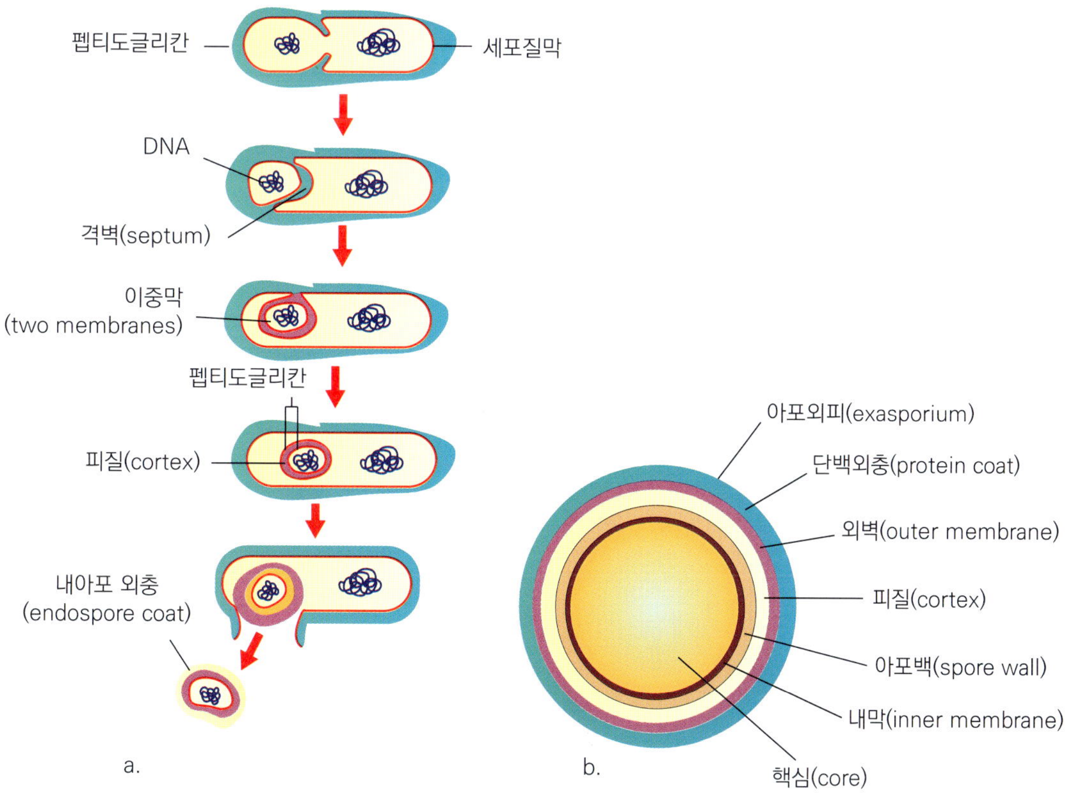

그림 2-5 아포의 형태와 형성과정

a. 아포의 형성과정 b. 아포의 구조

아포는 환경이 좋을 때는 다시 껍질을 뚫고 발아하여 원래의 모습으로 되어, 분열, 증식을 한다. 아포를 내구형(세포), 분열·증식하는 균을 영양형이라 하기도 한다.

아포를 형성하는 균에는 탄저균(*Bacillus anthracis*)과 혐기성균인 *Clostridium*균속의 파상풍균(*C. tetani*), 보툴리누스균(*C. botulium*), 가스괴저균(*C. perfringens*) 등이 있다.

(4) 협막(capsule)

Glycocalyx는 세포벽의 가장 외측을 감싸고 있는 물질로 다당류, 폴리펩타이드로 구성된 젤라틴성분의 중합체이며 점성이 있고 대부분 세포 내에서 만들어져 세포 표면으로 분비한다. 이것이 단단해진 것을 협막(capsule)이라고 한다(그림 2-6). 경계가 뚜렷하지 않을 때에는 점액층(slime layer)이라고 부른다.

협막을 갖고 있는 균은 호중구 등의 식세포에 식균되기 어려우므로 생체내에서의 증식력이 강하다. 이와 같이 협막은 그 균의 병원성에 관계가 있다. 폐렴구균, 폐렴간균, 탄저균, influenza균, 수막염균, 백일해균 등이 협막을 가진 대표적인 균이다.

협막도 항원성을 가지므로 K항원이라 한다.

(5) 편모(flagella)

편모는 세균의 표면에 돌출된 긴 섬유상의 부속지이다. 편모는 세균의 나선상 운동에 관여하는 기관으로, 편모를 1초에 100회 이상 회전시킴으로써 균에 추진력을 부여한다. 세균은 이 운동으로 조건이 나쁜 환경에서 조건이 좋은 환경으로 이동하게 된다(그림 2-7).

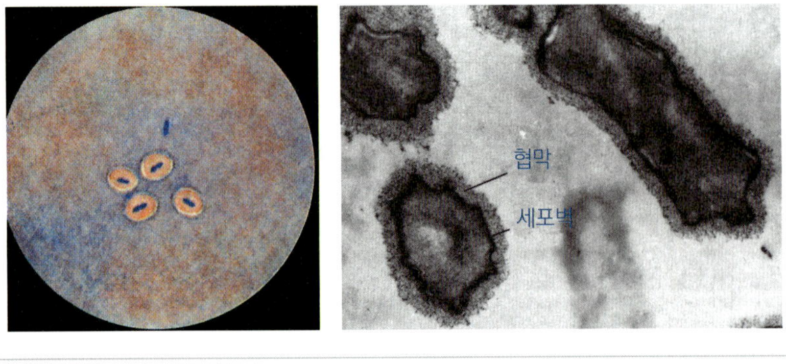

| 그림 2-6 | 협막

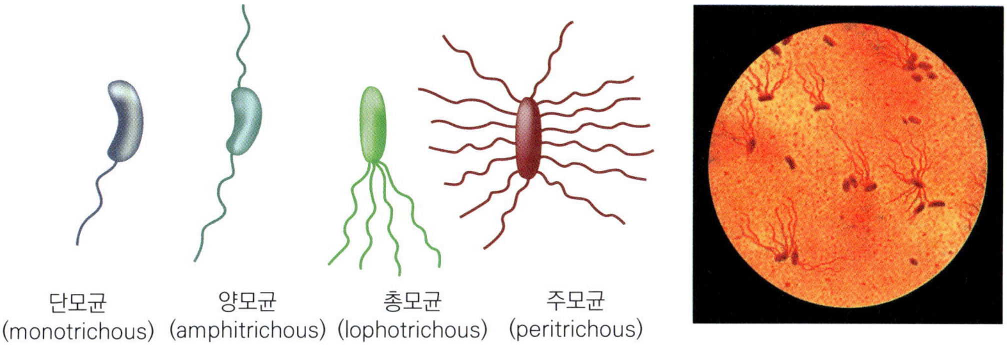

그림 2-7 편모의 수와 균체 부착 부위

세균의 편모의 수와 그 부착하는 위치에 따라 균의 속(genus)을 분류하는 데 중요한 기준이 된다.

① 무모균(atrichates) : *Shigella*(이질균), *Klebsiella*, 구균

② 단모균(monotrichates) : 균체 한쪽 끝에 한개의 편모(콜레라균, 비브리오)

③ 총모균(lophotrichates) : 균체 한쪽 끝에 여러개(*Pseudomonas*, 녹농균)

④ 양모균(amphitrichates) : 균체 양 끝에 한개 이상의 편모(*Spirillum*, 나선균)

⑤ 주모균(peritrichates) : 균체 전체에 많은 편모(대장균, *Salmonella*)

편모는 단백질로 구성되어 있으며 항원성을 가지고 있다(H항원). 이 항원은 균체 항원(O항원)과 함께 세균을 분류하는데 필요하다.

(6) 선모(pilus)

선모의 성분은 단백질이며 편모보다 가늘고 직선적인 모양이 많고 중심부에는 구멍이 있다. 이것은 세균의 운동성에 관여하는 것이 아니라 감염 초기에 균이 점막의 상피세포에 정착하여 증식하는 데 필요하며, 그 균의 병원성에 중요한 역할을 한다.

성선모(sex pilus)는 균의 접합에 관여하며, 선모를 통하여 염색체나 plasmid가 다른 균으로 이동할 때 중요한 역할을 한다.

(7) 핵상물질(nucleoids)

세균의 염색체는 모든 세포의 잠재적인 구조와 기능을 구분하는데 매우 중요한 요인이 되는 유전자 정보가 저장되어 있으며 진핵세포와는 달리 핵막으로 격리되어 있지 않고 세포질에 들어 있다. 이와 같이 세균의 염색체가 들어있는 부분을 핵상물질이라고 하며 이곳에는 1개의 크고 원형모양의 DNA 이중나선 거대분자로 존재한다.

어떤 세균은 염색체 이외에 plasmid라는 DNA분자가 세포질에 들어 있는 경우가 있는데, 이 plasmid는 주염색체와 연결되어 있지 않고 증식에 필요한 유전정보도 갖고 있지 않지만 항생제에 대한 내성 및 세균간의 유전정보 교환에는 큰 역할을 한다.

(8) 리보솜(ribosome)

세포의 유전자 발현은 DNA 분자내에 저장된 정보가 기능적 단백질을 합성하여 효소로써 세포의 물질대사에 촉매작용을 하도록 한다. 리보솜은 rRNA와 단백질로 구성되어 있어 세포질 내에서 단백질 합성에 관여하는 것으로 알려져 있으며, 원핵세포는 50S와 30S subunit로 구성된 70S 리보솜을 갖고 있는데 비해 진핵세포는 60S와 40S로 구성된 80S 리보솜을 갖고 있다. S는 Svedberg의 침강계수에서 유래한 것으로 분자의 크기를 측정하는 기호이다.

원핵생물과 진핵생물의 리보솜 구조의 차이점은 세균성 질병의 치료에 사용되는 항생제의 효과에 중요한 기준이 된다. 즉 erythromycin과 streptomycin과 같은 항생물질은 진핵세포인 사람세포의 단백질 합성은 방해하지 않고 세균의 70S 리보솜만을 선택적으로 공격하여 단백질 합성을 방해하기 때문에 치료에 효과적인 결과를 가져온다.

(9) 메소솜(mesosome)

세포막이 세포질 깊숙이 들어가 관상 또는 소포상의 구조물을 메소솜이라 하며, 세포가 분열할 때 염색체 분리와 격벽의 형성을 돕는 역할을 한다.

(10) 저장물질(reverse materials)

세포는 물질을 합성하는데 필요한 시간을 절약하고 에너지원을 저장하기 위해 다양한 생화학물질을 봉입체(inclusion body) 형태로 세포질 내에 저장한다. 많은 세균은 ATP의 합성에 필수적으로 사용되는 인산염과 탄소분자의 저장소를 갖고 있는데, 이러한 저장소를 volutin, 또는 이염소체(metachromatic granules)라고 한다.

세균은 ATP 합성과 물질대사에 필요한 다당류, 지질 등의 고분자물질도 저장소에 축적한다.

4) 세균의 생리

(1) 영양과 배지

생물은 그 영양방식에 따라 다음과 같이 분류한다. 먼저 생명유지에 필요한 에너지를 무엇으로부터 얻느냐는 점에서 볼 경우, ① 빛 에너지를 이용하는 광합성생물과, ② 화학물질로부터 에너지를 이용하는 화학합성생물로 분류하며, 후자를 다시 무기물질(NO_2, NH_3, S 등)을 이용하는 무기산화생물과 유기물(당, 아미노산 등)을 이용하는 유기산화생물로 나눈다.

다음에 생체의 구성원소 중에서 가장 중요한 탄소원자의 대부분을 공급하는 탄소원으로서 ① 이것이 CO_2인 무기(또는 독립)영양생물과 ② 탄소원이 유기화합물이 아니면 안되는 유기(또는 종속)영양생물로 분류한다. 그 중에서 의학과 관련이 있는 병원균, 인체기생충은 모두 에너지원의 면에서 볼 때 유기산화생물이며 탄소원의 면에서 보면 유기영양생물(양자를 합쳐서 유기산화·유기영양생물)로서, 숙주인 인간의 영양방식과 같다.

그러니 다른 분류에 속하는 세균도 각각 자연계에서 물질순환의 역할을 하고 있으므로 그런 의미에서 볼 때 인간생활과도 깊은 관계가 있다.

균의 증식을 생각해 볼 때 종국적으로는 자연환경, 즉 인체의 기생부위에서의 증식을 대상으로 하는 것도 중요하지만 각 세균의 성질을 알려면 먼저 인공적 환경에서 균의 증식을 연구하는 것이 중요하다. 용기 중의 인공적 환경에서 균을 증식시키는 것을 배양(culture)이라 하는데, 이것은 환자에서 병원균을 검출하여(분리와 동정), 진단을 하기 위한 불가피한 기술이다.

배양에 사용되는 액체 또는 고체상태의 영양물을 배지(medium) 또는 배양지라 한다. 액체 또는 고체배지는 그 목적에 따라 사용한다. 고형으로 할 때는 한천을 1.5% 정도 넣는 것이 보통이다. 병원균은 유기산화·유기영양생물이므로 에너지원과 탄소원으로서 적당한 유기물이 적어도 한 종류 이상은 꼭 들어가야 한다.

Glucose 등의 당류나 amino산이 이 두 가지의 역할을 하는 때가 많다. 기타 비교적 고농도를 필요로 하는 성분은 N_2원(NH^{4+}, amino산), P원(인산), S원(SO_4^{2-}, 황이 포함된 amino산), K^+, Mg^{2+} 등이 있으나 그 외에도 물론 여러 가지 미량성분($Fe^{3(2)+}$, Mn^{2+}, Zn^{2+}, Ca^{2+}, 기타)이 필요하다.

NaCl은 대부분의 세균에는 필요치 않으나, 호염균이라고 불리우는 일균의 세균(병원균으로는 장염 *vibrio*가 있다)은 NaCl을 2~3% 가해 주지 않으면 증식하지 않는다. 또 균에 따라서는(대부분의 병원균이 다 그렇지만) 균체성분이 있는 것, 예를 들어 특정 amino산이나 vitamin 등을 합성할 수 없는 경우가 있으므로 이 때는 이들을 보급해 주어야 한다.

이러한 원리에 의해 정제된 화학물질만을 조제하여 만든 배지를 합성배지라 하고, 주로 연구목적으로 사용된다. 임상검사실의 병원균 분리 등에는 오히려 조성은 분명치 않으나 영양소가 풍부한 복합배지가 사용되는 경우가 많다.

다음에 표시하는 처방은 육즙배지(bouillon 또는 broth라고도 한다)라고 부르며, 복합배지의 대표적인 것이다. 영양요구가 많은 균을 발육시킬 때에는 여기에 다시 glucose나 혈액 등을 가해야 할 때도 있다.

적당한 약제를 가하거나 조직성분을 연구할 목적 등으로 특정한 균 또는 균군만이 증식하고 다른 균의 발육은 억제하도록 만들어진 배지가 있다. 이것을 선택배지라 한다.

예를 들어 포도상구균용의 선택배지 No. 110은 이 균이 고농도의 NaCl에는 견디어 증식이 되는데 반하여, 다른 대부분의 균은 발육이 억제되는 것을 이용한 것으로 7.5%의 NaCl이 들어 있다.

선택배지와는 달리 이러한 억제작용이 없는 배지를 비선택배지라고도 한다. 선택배지, 비선택배지를 불문하고 분변, 농, 분비액 등의 검사재료에서 병원균을 분리할 때 사용되는 고형평판배지를 분리배지라 하며, Petri dish에서 굳힌 평판배지의 형태로 사용한다. 이 배지는 목적하는 병원균의 집락(colony : 1개의 균이 증식하여 한천배지의 표면에 형성되는 균의 덩어리)을 특유한 색조 등으로 식별하기 쉽도록 되어 있다.

또한 배지의 pH는 세균의 발육에 큰 영향을 준다. 균에 따라 일정 pH치의 부근에서 발육이 잘 되는데 이를 지적 pH라 한다. 대부분 병원균의 지적 pH는 7.0~7.6이나 *V. cholerae*는 7.6~8.2이며, 유산간균 같이 산성을 좋아하는 것도 있다.

· Meat infusion(수육 또는 어육의 삼출액을 농축한 paste 또는 분말)	3~10g
· Peptone(Casein 또는 수육의 가수분해물을 분말화한 것)	10g
· NaCl	5g
· 증류수	1ℓ
	pH 7.2

(2) 증식에 영향을 주는 기타 환경조건

① 온도(Temperature)

병원성을 나타내는 세균의 대부분은 체온(37℃)에 가까운 온도에서 가장 증식이 왕성하며, 그보다 높거나 낮으면 발육이 늦다. 세균의 증식에 가장 적당한 온도를 증식최적온도라고 한다. 배양은 대개의 경우, 그 증식최적온도에서 이루어진다. 그러나 자연계에는 증식최적온도가 10~20℃의 저온세균과 50~60℃의 고온세균도 있다.

증식최적온도 외에 발육가능한 온도의 범위에 대한 지식도 중요하다. 예를 들어 포도상구균은 10℃를 넘으면 증식이 가능하므로 냉장고의 온도가 상승하면 식품 중에서 증식하여 식중독을 일으킬 수 있다.

② 산소(Oxygen)

산소는 대단히 중요한 의미를 갖는다. 세균 중에는 고등생물과 같이 발육에 산소를 필요로 하는 것도 있으며 이를 호기성균이라 한다. 이 밖에 산소가 있으나 없으나 증식이 가능한 통성혐기성균(또는 단순히 통성균) 또는 산소가 있으면 발육불가능한 혐기성균도 있다. 이들 세 가지의 균(group)에는 각각의 병원균이 소속되어 있다. 특히 대장 상재균의 대다수와 구강내 상재균의 과반수는 통성혐기성균이다.

혐기성균은 글자 그대로 산소를 싫어하는 균이지만, 그 정도는 여러 가지가 있으며 산소가 있으면 증식은 안되나 상당히 장시간 살아 있는 것과 증식이 안될 뿐 아니라 단시간에 사멸해 버리는 것도 있다.

혐기성균의 특징은 산소가 관여하는 많은 화학반응 시에 생기는 화학반응성이 풍부한(따라서 세포에 장애를 주는) 산소의 유도체(활성산소라 총칭함)를 무해하게 만드는 기관이 없다. 따라서 혐기성균의 배양에는 활성산소를 중화시키는 특별한 기구가 필요하다.

어떤 종류의 균(임균, 수막염균 등)은 CO_2를 상당히 고농도(5% 정도)로 공급하지 않으면 증식이 일어나지 않는다. CO_2는 보통 생각하듯 단순한 노폐물이 아니라 세포성분의 합성에 필요한 소재로서 모든 생물에 필요한 것이지만, 이들 균에서는 특히 고농도를 필요로 하고 있다.

③ 삼투압과 염분농도(Osmotic pressure and Salinity)

삼투압과 염분의 농도도 중요한 원인이 된다. 외계의 삼투압이 너무 높으면 세균의 증식이 저해되므로 식품의 보존에 응용되고 있다(소금절임 또는 설탕절임 식품). 또 선택배지를 만들 때 7.5% NaCl이 대부분 세균의 발육을 억제하는 반면에 포도상구균에는 영향이 없는 것을 이용한다는 것은 이미 기술하였다.

포도상구균은 고농도의 NaCl가 필요한 것이 아니라 단지 그것을 견디어 내는 것이며 따라서 내염성이 있다고 한다. 한편 호염성의 세균, 예를 들어 장염 *vibrio*는 상당히 고농도(2~3%)의 NaCl이 없으면 증식할 수 없다.

④ 물(Water)

모든 동식물의 증식을 위한 생화학반응에서 물은 필수 불가결하기 때문에 미생물의 증식에도 많은 영향을 끼친다. 따라서 습도가 낮은 대기 중이나, 건조표면에서는 미생물이 제대로 증식할 수 없다.

건조에 민감한 세균으로는 임질균, 수막염균이 있고, 내성을 가지는 세균은 호흡기계 감염원인 미생물들로 결핵균이 대표적이다.

(3) 세균의 대사

물질대사에는 생체구성에 필요한 성분을 합성하기 위한 동화작용과 막을 통한 물질수송이나 효소활동 등에 필요한 ATP를 만들기 위한 이화작용의 두 가지 면이 있다.

① 동화작용(생합성)

동화작용은 균에 따라 그 능력에 큰 차이가 있다는 점이 중요하다. 예를 들면 대장균은 주 탄소원인 유기물, 예를 들어 glucose와 NH_4^+, SO_4^{2-}, 인산 ion에서 모든 균체성분을 합성할 수 있는데 반하여, 폐렴연쇄상구균은 적어도 4종류의 vitamin, 10종류의 amino산 및 purine, pyrimidine의 합성능력이 없으므로 이것을 별도로 보급해 주지 않으면 발육할 수 없다.

② 이화작용(에너지 대사)

*Chlamydia*속의 미생물을 제외하고는 모두 ATP를 만드는 능력을 갖고 있는데 ATP를 합성하는 방법이 다종다양한 것이 특징이며 앞에서 기술한 산소에 대한 것을 관련지어 설명하면 다음과 같다.

첫째, 호기성균은 동물과 근본적으로 같은 산소호흡을 하는 세균이다.

둘째, 통성혐기성균에는 두 가지 형태가 있다. 그 하나는 산소호흡도 하면서 산소가 없어도 ATP를 생산할 수 있는 기능(이것을 발효라고 함)을 갖고 있는 세균이며, 다른 하나는 발효만을 하지만 먼저 기술한 활성산소를 무해화하는 기구를 갖고 있으므로 산소가 존재해도 발육이 가능한 세균이다.

혐기성균은 산소를 이용하는 산소호흡능력은 없지만 질소를 이용하는 특수한 질소호흡능력이 있으며, ATP 생산도 발효에만 의존한다.

(4) 세균의 증식

적당한 배지가 주어지고 기타의 조건도 맞으면 세균은 이분열형식으로 증식한다. 아무런 제약이 없으면 일정한 간격으로 분열이 일어나므로 균수 n과 시간 t의 관계는 $n=n_0e^{\alpha t}$(n_0는 $t=0$일 때의 균수, α는 반응속도 상수)가 된다. 따라서 이와 같은 증식을 지수증식 또는 대수증식(횡축에 시간을 보통눈금으로, 종축에 균수를 대수눈금으로 하여 증식곡선을 그리면 직선이 되는 것을 알 수 있으며, 또 이는 윗식의 양변에 대수를 취하면 $\ln n=\alpha t+\ln n_0$, 상용대수로 고치면 $\log_{10}n=0.43\alpha t+\log_{10}n_0$가 된다)이라 한다.

분열과 분열의 간격을 세대시간 또는 배가시간이라 하며 윗식에서 $n=2n_0$로 두면, $\ln 2/\alpha=0.69/\alpha$가 된다. 세대시간은 병원균에 따라 최단 20분 정도(대장균을 영양이 풍부한 복합배지에서 증식시킬 때)부터 긴 것은 결핵균과 같이 18~24시간 이상인 것도 있다.

따라서 균이 10^7개 가량 되면 육안으로도 볼 수 있는 집락(colony)이 되므로, 보통 대장균의 경우 고형배지 표면에서 한 개의 균이 눈으로 볼수 있기까지는 8시간 정도 밖에 걸리지 않으나 결핵균인 경우에는 3~4주일이 필요하다.

일정량의 액체배지에 균을 접종하여 배양을 개시할 때 배양시간과 살아 있는 균수와의 관계는 그림 2-8과 같다.

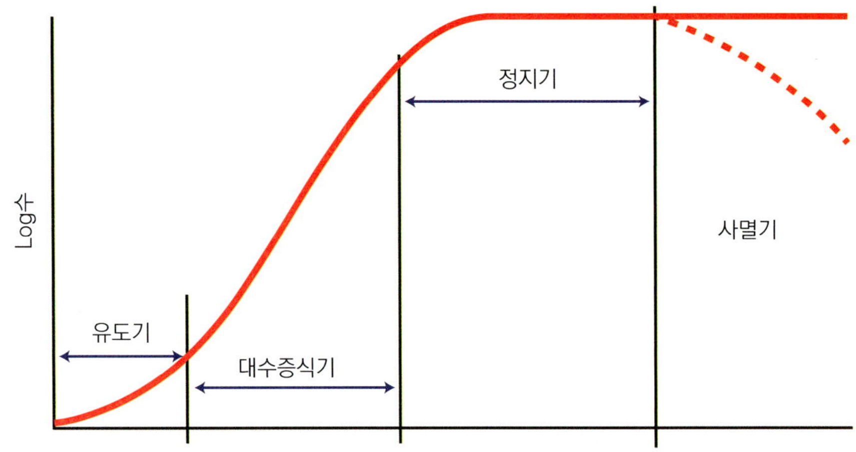

| 그림 2-8 | 회분식배양(batch culture)에서의 전형적인 세균성장곡선

어떤 상태의 균을 심는가에 따라 다르지만, 대개 한참 동안은 균수가 증가하지 않는다. 이를 유도기(lag phase), 또는 잠복기라고 한다. 세균은 그 동안에 RNA의 함량이 증가하고 효소 활성이 강해지고 세포의 크기도 2배로 증가하는 등 증식개시에 필요한 조건을 갖춘다.

이어서 증식이 개시되면 세균의 대사가 활발해지고 규칙적으로 이분열하는 대수증식상태로 들어간다. 이 때에는 영양소가 충분하며 노폐물의 축적 등의 영향이 없는 시기로 이를 대수증식기(log phase)라고 한다.

증식은 점차로 완만해지며 영양분의 소실, 노폐물의 축적, pH의 변화 등으로 인해 결국에는 생균수가 일정한 수준에 멈추는 정지기(stationary phase)에 들어간다.

더 시간이 경과하면 생산된 산에 의해 pH가 낮아져 차차 죽어가는 균이 많아지고 생균수가 감소하는 쇠퇴기, 즉 사멸기(death phase)가 된다.

정지기의 기간, 쇠퇴기의 사멸속도는 세균에 따라, 또는 배지와 온도 등의 조건에 따라 크게 다르다. 고형배지 표면에서 한 개의 균이 하나의 집락을 형성하며 곧 사멸하는 과정도 거의가 같은 것으로 생각된다.

3. 진균

진균(fungi)이란 곰팡이, 효모(빵 효모 또는 맥주 효모)와 버섯 등과 같은 균류에 속하지만 분류학적으로 분명하게 정의하기는 쉽지 않다. 세균의 항에서 기술한 바와 같이 세포로 이루어진 생물은 원핵생물, 즉 세균과 그 외의 진핵생물로 분류되는데, 진핵생물 중 단세포 또는 이에 준하는 하등생물로, 광합성능력이나 운동성이 없는 일군의 생물을 균류라고 한다. 영양면에서는 유기산화·유기영양생물이며, 대부분이 호기성이다. 또 균류 중에서 세포벽이 없고, 세포가 자유롭게 변형되는 것을 변형균(점균), 단단한 벽을 가진 것을 진균이라 한다. 변형균은 동물에 병을 일으키는 일이 없으므로 의학적으로 문제가 되는 것은 진균 뿐이다.

1) 진균세포의 두 가지 기본형

진균의 세포에는 두 가지 기본적인 형이 있다(그림 2-9). 첫째는 원형 내지 난원형의 세포로 효모양세포라 불리우며, 직경 3~5 μm이며, 출아(budding)에 의해 증식한다. 출아는 성장하여 세포가 균등하게 2개로 나누어지는 분열과는 달리 모세포의 일부에서 작은 싹이 나와서 이것이 점차로 성장하여 분리된다. 간혹 길죽한 모양의 것이 연결되어 비엔나 소시지처럼 되는데 이것을 위균사, 또는 가성균사라고 한다.

두번째 형은 관상(tube)의 세포로서 균사(hyphae)라 부르며, 선단에서 성장하면서 도중에서 가지가 나와 복잡하게 분기하여 서로 얽힌 균사체(mycelium)를 형성한다. 대부분 폭 2~8 μm이며, 균사세포에는 핵이 곳곳에 있으나 격벽이 없거나 있어도 구멍이 있어 원형질이 교통하므로 본질적으로는 다핵세포라 할 수 있다.

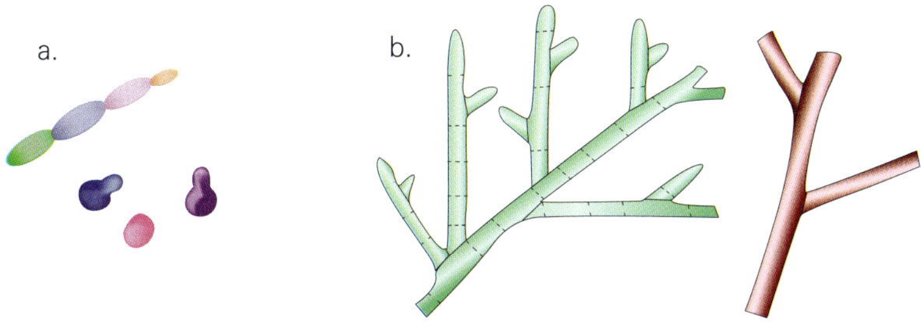

그림 2-9 진균세포의 기본형(핵이나 소기관은 생략)

a. 효모양 세포 b. 균사

효모양세포나 균사 모두 세포벽을 갖고 있으나, 세균과는 달리 펩티도글리칸은 없고, 여러 가지 다당체로 구성되어 있다. 이 두가지 기본형 외에 생식을 위해 특수화된 세포의 포자가 만들어진다.

진균 중에는 포자가 되는 시기를 제외하면 대부분 균사형으로 생활하는 것이 많다. 균사형 진균 또는 사상균(mold)이라고 하며 곰팡이가 그 대표적 예이다. 이에 반하여 항상 효모양세포의 모양으로 생활하는 진균이 효모(yeast)이다. 또 환경조건에 따라 두 형을 모두 가진 것도 상당수 있어 2형성 진균이라 한다. 이 중에서 병원성을 가진 것도 적지 않아서 병원성과 2형성 간에는 관계가 있다.

2) 진균의 분류

균사형 진균, 효모, 2형성진균 등의 분류는 편의적인 것이며 진균의 분류는 이들을 만드는 유성포자(sexual apore)의 형을 기준으로 해야 한다. 유성포자란 그것이 만들어질 때, 또는 발아할 때에 감수분열, 즉 핵의 2배체(2n)에서 1배체(n)로 변환이 일어나는 것을 말하며 감수분열과 무관계한 포자는 무성포자라 한다(그림 2-10).

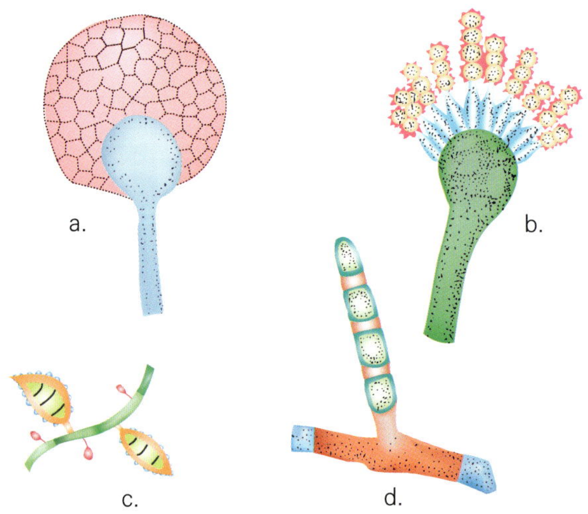

그림 2-10 | 무성포자의 예

a. *Rhizopus*(접합균류)의 포자낭 포자
b. *Aspergillus*(불완전 균류)의 분생자
c. *Microsporum*(피부사상균)의 대분생자와 소분생자
d. *Coccidioides immitis*의 분절포자

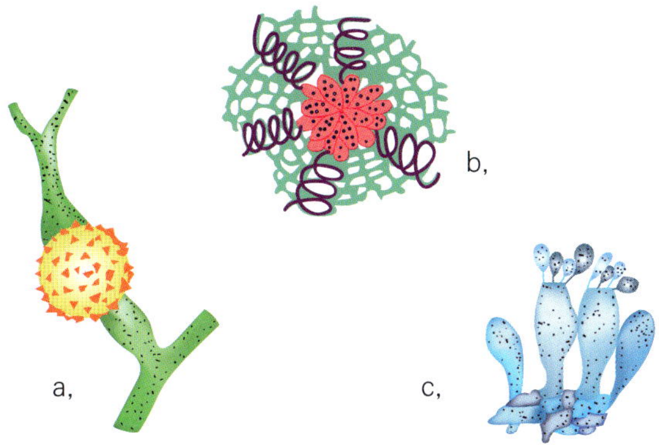

그림 2-11 유성포자의 예

a. *Mucor*의 접합포자 b. *Emmonsiella capsulata*의 자낭포자 c. 담자포자

유성포자(그림 2-11)에는 접합포자, 자낭포자 및 담자포자의 3종류가 중요하며 이들을 만드는 진균을 각각 접합균류(zygomycota), 담자균류(basidiomycota), 자낭균류(ascomycota)라고 한다(그림 2-12~14). 또 진균 중에는 유성포자를 만들지 않거나 관찰할 수 없는 불완전균류(Deuteromycetes, fungi imperfecti)도 있다.

① 접합균류 : 빵곰팡이(*Rhizopus nigricans*)가 대표적이다.

② 담자균류 : 진화가 잘된 진균으로서 균사 끝에 담자기(basidium)를 형성한다. 버섯종류가 여기에 속하며 식중독을 유발하는 독소를 형성하기도 한다.

③ 자낭균류 : 항생제를 생산하는 *Penicillium* 속과 발효공업에서 중요한 역할을 하는 *Aspergillus* 속과 *Trichophyton*, *Microsporum*, *Blastomyces*가 있다.

④ 불완전 균류 : 자낭균류와 비슷한 형태이나 유성생식포자를 형성하지않는 특징이 있으며, 대부분의 인체병원성 진균들이 여기에 속한다.

*Candida albicans*와 *Penicillium*, *Aspergillus* 등이 여기에 속한다.

진균은 진핵생물이므로 사람의 세포와 여러 가지 비슷한 점이 있다. 따라서 진균의 증식을 억제하는 약제는 사람의 세포에도 유해한 것이 많고(이것을 선택독성이 낮다고 표현함), 이것이 진균에 대한 화학요법을 곤란하게 하고 있다. 원핵생물로서 사람의 세포와 차이가 큰 세균과는 이러한 점에서 사정이 크게 다르다.

가장 유효한 것은 polyene계 항생물질이지만 부작용도 심하다. 그 밖에 비교적 부작용이 적은 것으로는 5-fluorocytosine이나 imidazole계의 약제가 있으며, 최근에는 간독성이 거의 없는 약제도 개발되어 있다.

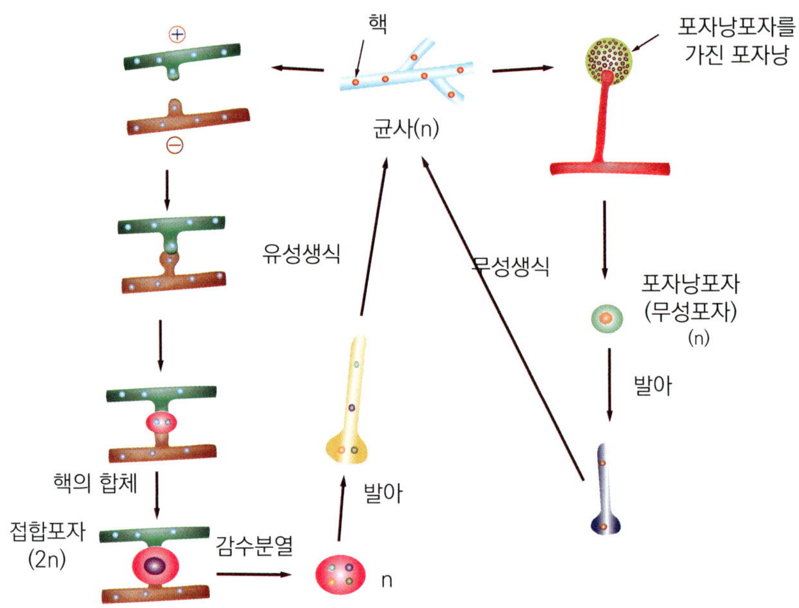

| 그림 2-12 | 접합균의 생활사 모식도

n, 2n은 핵상(1배체 또는 2배체)을 나타낸다.+와 -는 교배형(고등생물의 암수)을 나타낸다. 단일균사의 일부가 분화하여 +와 -의 가지를 내는 경우를 자웅동체(homothalism)라고 하며 별개의 균주가 분화하여 각각 +와 -의 가지를 내는 경우 자웅이체(heterothalism)라고 한다.

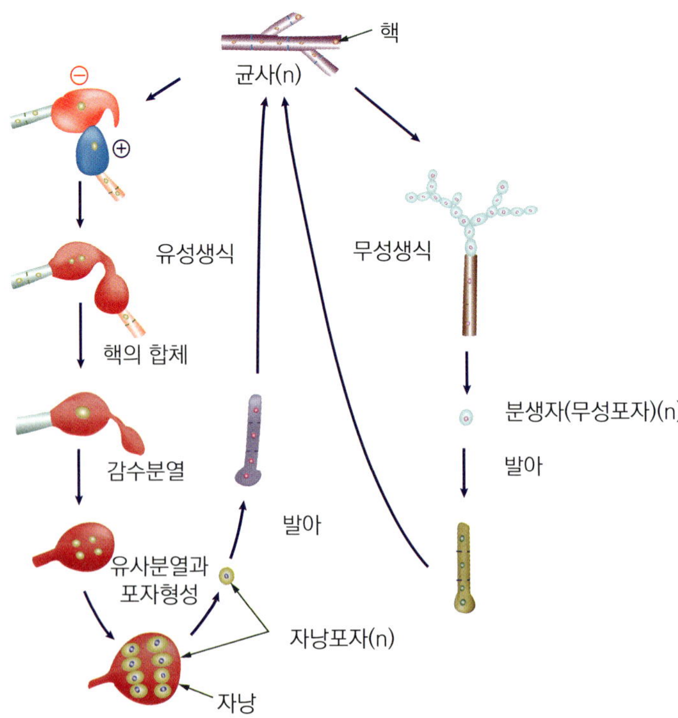

| 그림 2-13 | 자낭균의 생활환

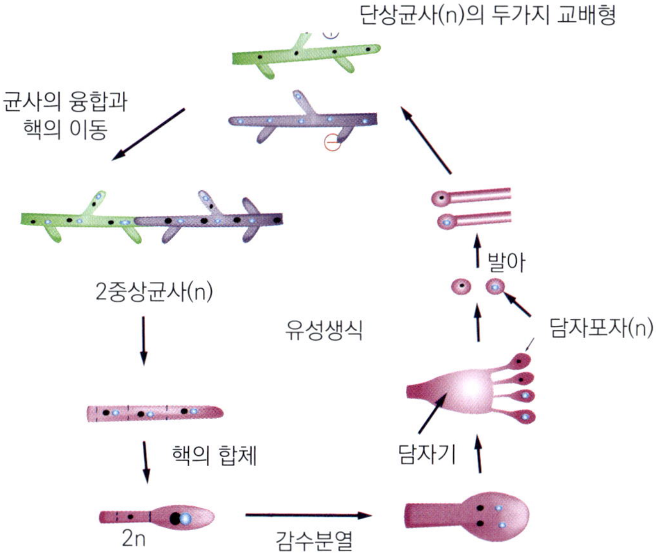

| 그림 2-14 | 담자균의 생활환

무성생식은 매우 드물기 때문에 생략한다.

4. 원생동물

원생동물(protozoa)은 단세포성 비광합성 원충을 말한다. 진균과 같은 진핵생물이지만 세포벽이 없는 것이 진균과 다르며 동물세포의 성격을 갖는다.

원생동물은 운동방법에 따라 다음과 같이 4군으로 분류한다.

① 근족충류(rhizopoda)

위족(pseudopodia)을 이용하여 운동과 영양을 섭취하며, *amoeba*류, 병원성이 있는 이질 *amoeba*가 있다.

② 편모충류(mastigophora)

하나 또는 여러 개의 편모로 운동한다. 병원성이 있는 것으로는 *Trichomonas, Trypanosoma, Leishmania* 등이 있다.

③ 섬모충류(ciliata)

세포 표면에 많이 난 섬모로 운동한다. 짚신벌레(*Paramecium*)가 유명하나, 병원성이 있는 것으로는 *Balantidium coli*(간혹 이질과 같은 질환을 일으킴)가 있다.

④ 포자충류(sporozoa)

복잡한 생활양식을 가지며 대부분의 경우 비운동성이고 곤충이나 사람과 같은 2종의 숙주를 필요로 한다. *Plasmodium, Toxoplasma* 등이 있다.

생식양상은 대부분 무성생식이나 무성생식과 유성생식 두 가지를 갖는 것도 있다.

무성생식은 2분열 외에 다수분열(핵분열은 일어나나 세포분열은 하지않고 세포가 성장하여, 일단 대형의 다핵세포가 된 후, 이것이 한꺼번에 많은 세포로 분열하는 증식방식)을 일으키는 것도 있다(예 : *Plasmodium* 원충).

유성생식에는 감수분열로 생긴 자웅의 생식세포(배우자)가 합체하여 새로운 개체(접합자)를 만드는 합체방식(고등동물의 수정에 해당됨)과 짚신벌레 등 섬모충의 특유한 방식인 접합방식(두 개의 세포가 접촉하여 유전자 교환을 한 다음에 다시 떨어지는 현상)이 있다. 또 이질 *amoeba*와 같이 세포막의 외측에 견고한 막을 분비하여 세포를 싸서 일종의 휴지세포인 낭(cyst)를 만드는 것도 있다.

원충은 진핵생물이므로 진균류와 같이 화학요법제의 선택독성이 대단히 약하다. 따라서 원충질환의 치료는 세균감염증보다 어렵다. pirimethamine, trimethoprim, sulfa제 등의 엽산대사 저해제, metronidazole 등의 nitroimidazole제, chloroquine, primaquine 등이 중요한 약제이다.

5. Virus

1) Virus의 특징

앞에서 소개한 원핵생물인 세균, 진핵생물인 진균과 원충은 모두 DNA와 RNA를 동시에 가지며 에너지 생산기구와 단백합성기구가 있다. 즉 세포구조를 가진 생물이다. 그러나 이들과는 달리 핵산으로서의 DNA와 RNA 중 어느 한 쪽만 가진 특별한 생물이 등장한다. 이것이 virus이다(표 2-5).

Virus는 일단 생물이라 볼 수 있으나 한 종류의 핵산을 단백질 껍질(capsid)이 덮고 있는 입자로 존재하며 생물의 기본적 성질인 세포구조가 결여되어 있다. 따라서 원핵생물, 진핵생물 어디에도 속하지 않는다.

Virus에는 에너지 생산기구나 단백합성기구가 없으며 오직 살아 있는 세포에서만 증식할 수 있는 편성 세포내 기생체이다. 세포내에서 증식하는 방식은 virus 입자의 분열이 아니고 중심부의 virus 핵산의 복제이며 복제된 virus 핵산은 따로 합성된 virus 단백질과 함께 virus 입자에 합쳐진다. 즉 virus는 입자 → 핵산분자 → 입자와 같이 모양을 바꾸어 가면서 많은 개체를 복사(copy)하여 개체를 증식한다.

표 2-5 세균과 바이러스의 특성 비교

특 성	세 균			바이러스
	일반 세균	Rickettsia	Chlamydia	
세포내 기생	−	+	+	+
세포벽 여부	+	+	+	−
이분열 여부	+	+	+	−
세균여과기통과	−	−	+	+
DNA와 RNA 동시 보유	+	+	+	−
ATP 대사	+	+	−	−
리보솜 여부	+	+	+	−
항생제 감수성	+	+	+	−
인터페론 감수성	−	−	−	+

Virus는 세포 외에서는 대사활성을 갖지 않는 감염성의 virus 입자로 존재하며 세포내에서는 복제중인 virus 핵산분자로서 존재한다. 이와 같이 virus가 세포내에서 증식하는 것을 감염이라고 하며, 그러한 성질을 가진 것을 감염성이 있다고 한다.

세포외 및 세포내에 있어서의 virus의 모양은 다음과 같다.

2) Virus 입자의 구조와 각 부분의 기능

Virus 입자의 기본구조는 유전정보를 담당하고 있는 핵산(DNA 또는 RNA)과 이를 보호하는 단백질 껍질(capsid)로 되어 있다. 이를 합친 것을 nucleocapsid라고 한다. Virus의 종류에 따라서는 이 외측에 envelope라는 막이 덮여 있는 것도 있다(그림 2-15). 감염성을 갖고 있는 완전한 virus 입자를 virion이라 한다.

(1) 핵산

Virus의 핵산은 두줄사슬 DNA, 한줄사슬 DNA, 두줄사슬 RNA, 한줄사슬 RNA의 4종류가 있으며, 각 virus 입자는 이 중 한 종류의 핵산을 가지고 있다.

DNA의 대부분은 선상이지만 둥근 모양의 것(Papovavirus)도 있다. RNA는 대개 1분자이지만 몇개의 절편으로 되어 있는 것도 있다. Influenzavirus(8개), Reovirus(10개), Rotavirus(1개), Bunyavirus(3개) 등이 그 예이다.

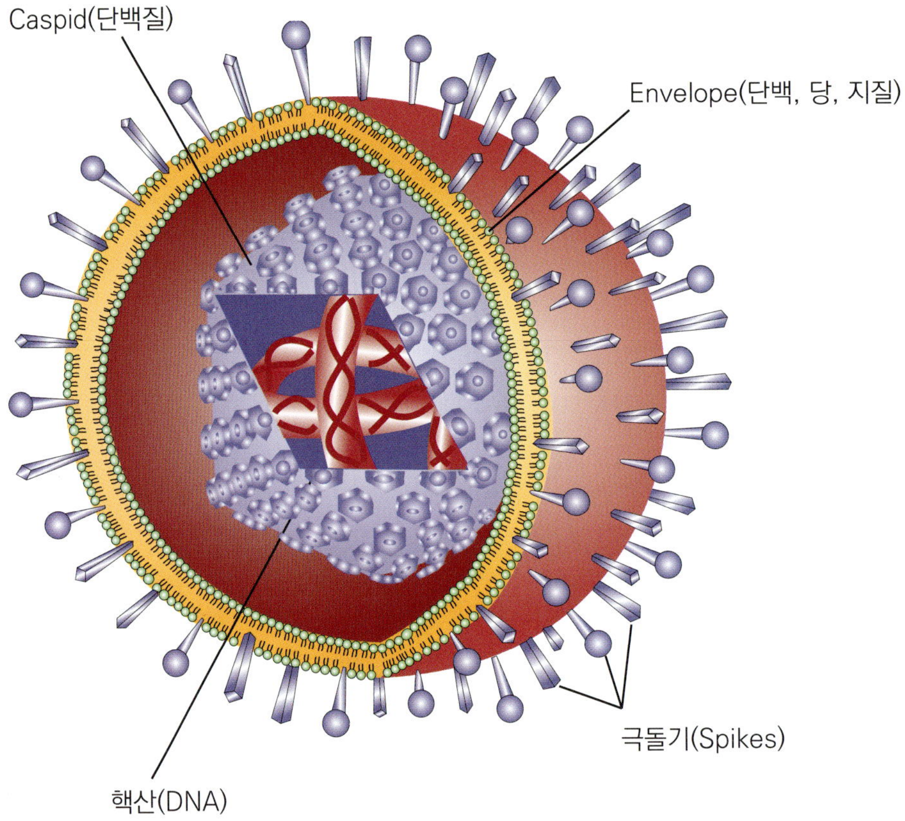

| 그림 2-15 | virus 입자의 기본구조(Herpes virus)

Virus의 핵산은 숙주세포의 소기관을 이용하여 자기증식(복제)을 하며 형질을 발현하는 유전정보를 갖고 있으나 때로는 돌연변이나 유전적 전환을 일으키는 등 유전인자로서의 조건을 나타낸다. 그러나 virus 핵산의 유전자 수는 3개 내지 약 200개로 세균(대장균)의 약 3,000개에 비교하면 훨씬 적다.

virus 종류에 따라 virus 입자에서 빼낸 핵산을 세포내에 넣어 주면 그 핵산 만으로도 감염이 일어나며, 원래의 virus 입자가 생긴다. 이와 같은 핵산을 감염성 핵산이라 한다.

(2) Capsid

Capsid는 안에 있는 핵산을 보호하고 특정 세포와 결합하여 그 안에 virus 핵산을 운반하는 역할을 하며, 또 virus 입자의 항원성을 담당하고 있다.

감염성 핵산의 예와 같이 virus 핵산을 싸고 있는 단백질 껍질(capsid)은 virus 핵산이 가진 유전정보에 의해서 만들어진다. 그러나 virus 핵산이 갖는 유전자의 수는 대단히 적으므로 같은 종류의 단백분자가 다수 집합하여 효율있게 대칭적으로 배열될 필요가 있다. 단백의 구조단위가 대칭적으로 배열하여 capsid를 조립할 때에는 나선대칭과 입방대칭 두 가지 방법이 있다.

① 나선대칭

나선대칭은 중심축 둘레를 핵산과 단백의 구조단위(전자현미경으로 확실히 볼 수 있는 형태상의 단위를 capsomer라고 함)가 나선형으로 배열되어, nucleocapsid를 형성한다. 담배 mosaic virus와 influenza virus가 그 예이다.

② 입방대칭

입방대칭은 capsomer가 정20면체로 배열되어 그 껍질 속에 핵산을 수용한다. Adenovirus, herpes virus 등이 그 예이다.

(3) Envelope

Virus에 따라서는 nucleocapsid가 감염세포 유래의 막을 덮어 완전한 virus 입자(virion)가 된다. Envelope는 당단백과 지질로 되어 있어 virus가 숙주세포에 흡착되어 감염될 때 중요하다. 당단백에 대한 항체는 중화항체로서 감염방어에 힘쓰며, envelope 중의 지질에 대하여 작용하는 ether, 담즙산 성분 등은 virus를 약하게 한다. 따라서 envelope를 가진 virus는 ether 감수성이며, 이 성질은 virus를 분류하거나 분리한 virus가 어떤 virus인가를 결정할 때 이용한다.

3) Virus의 증식

Virus가 숙주의 세포를 감염시키기 위해서는 다음과 같은 5단계를 거친다.

① 세포의 표면에 있는 수용체(receptor)에 흡착해야 한다.

② 흡착한 virus가 세포내로 침투하면 단백 껍질이 깨져 핵산이 밖으로 유출된다.

③ 유출된 핵산의 유전정보에 의하여 핵산의 복제에 필요한 핵산합성효소가 생합성되며 이것을 이용하여 virus 핵산이 복제되어 많은 핵산(자식)이 증식된다.

④ 복제된 핵산에서 virus 입자를 만드는 구조단백(후기 단백)이 만들어져, 복제된 virus(자식)와 함께 virus 입자(nucleocapsid)가 조립되며, 그 후 virus에 따라서는 세포막을 덮는 envelope가 된다.

⑤ 성숙하여 세포외로 방출된다(그림 2-16).

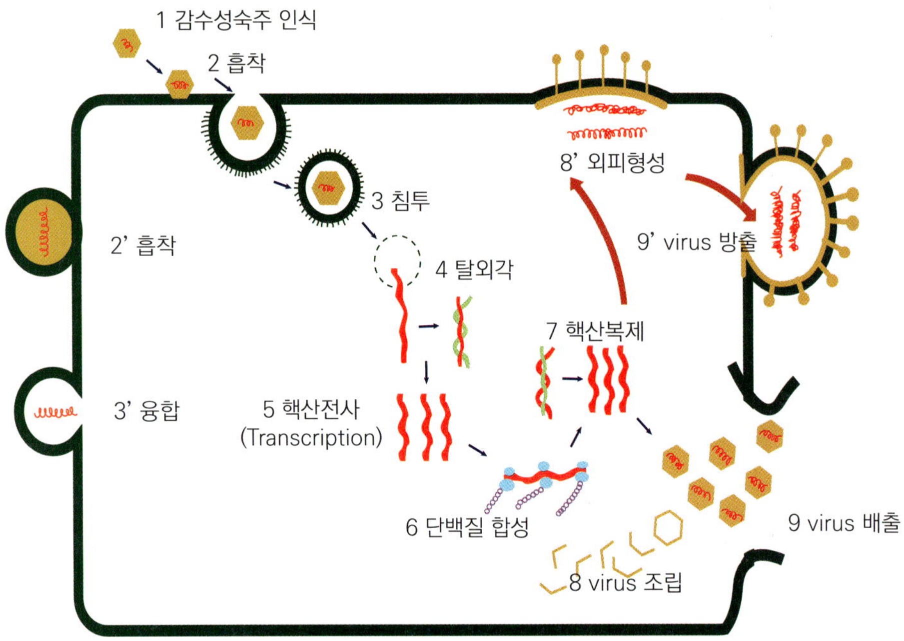

그림 2-16 바이러스의 세포내 증식과정

일반 virus 복제과정(1~9), 외피형성 virus 복제과정(2', 3', 8', 9')

이와 같이 virus가 증식할 때는 virus 입자가 일단 해체되어 각각의 구성성분이 따로 합성되고 그들이 다시 virus 입자로 조립되는 점이 세균 등과 크게 다른 점이다. 따라서 이 virus의 특징적인 증식과정은 virus의 증식곡선상에 감염성의 virus 입자가 검출되지 않는 시기(eclipse 또는 암흑기)로 나타난다(그림 2-17).

Virus에 따라서는 DNA → RNA, RNA → RNA, RNA → DNA와 같이 유전정보를 전사하는 효소를 입자 속에 가지고 있는 것도 있어 이것으로 virus 증식은 시작한다.

이와 같은 virus는 단백을 제거한 핵산을 세포내에 넣어 주어도 virus는 생산되지 않는다. 즉 앞에서 말한 감염성 핵산은 만들지 못한다(표 2-6).

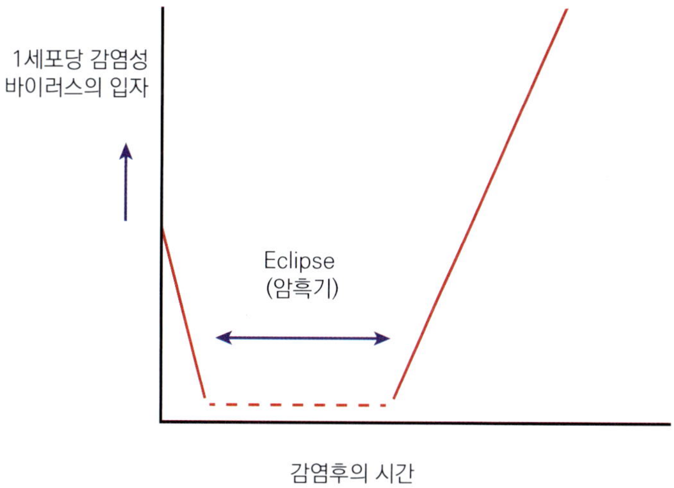

그림 2-17 바이러스의 증식곡선

표 2-6 동물 바이러스의 분류

virus과	주요 바이러스	virus종 크기(nm)	capsid / 핵산구조	인체 감염질환
RNA virus				
Picornaviridae	Poliovirus	20~30	Naked / 단일나선	소아마비, 감기
Togaviridae	EEvirus, rubella v.	40~70	Envelope / 이중나선	뇌염
Flaviviridae	Yellow fever virus	40~50	Envelope / 단일나선	황열
Paramyxoviridae	Measles virus	150~250		홍역
	Parainfluenza virus	150~300		유행성이하선염
Rhabdoviridae	Rabies virus	70~180		광견병
Orthomyxoviridae	Influenza virus	80~120	Envelope / 단일나선	인플루엔자
Arenaviridae	LCM virus	50~300		출혈열
Reoviridae	Reovirus, Rota v.	60~80	Naked / 이중나선	호흡기와 위장감염증
Retroviridae	HIV	100~130	Enveloped / 단일나선	AIDS
	Leukemia virus			백혈병, 종양
Coronaviridae	corona virus	80~130		SARS, 호흡기 감염
Bunyaviridae	Hantan virus	90~100		유행성출혈열
DNA virus				
Adenoviridae	Adenovirus	70~90	Naked / 이중나선	호흡기 감염
Herpesviridae	herpes simplex virus	150~200	Enveloped / 이중나선	구강, 생식기 헤르페스
	VZV			수두, 대상포진, 단핵구증
Poxviridae	Small poxvirus	180~300		두창
	Vaccinia virus			우두
Papovaviidae	Papilloma vius	45~55	Naked / 이중나선	사마귀
Parvoviridae	Norwalk virus	18~26	Naked / 단일나선	장미진, 빈혈
Hepadnaviridae	Hepatitis B virus	42	Enveloped / 이중나선	간염

4) Virus의 분류

Virus는 핵산의 종류에 따라 DNA virus와 RNA virus로 구분된다. 또 capsid의 대칭성, envelope의 유무, 핵산분자량과 구조 등, virus 입자의 물리·화학적 성질에 따라 몇 종류의 과로 분류된다. 각 virus과의 주된 성질은 표 2-6과 같다. 또 이들 각 과의 virus의 대략적 크기와 모양은 그림 2-18과 같다.

그러나 non-A형, non-B형 간염 virus 또는 일반적인 virus의 형태나 성질을 나타내지 않는 비정형 virus(Atypical virus)라 불리는 Prion 감염증인 뉴기니 원주민의 Kuru나 Creutzfeldt-Jakob disease의 병원체 등은 이 분류에 들지 않는다.

virus 입자의 물리적·화학적 성상에 기초한 정식의 분류와는 별도로, 감염경로에 따른 실용적인 분류법이 있으며, 현재도 이용되고 있다.

① Arbovirus

절지동물의 체내에서 증식하며, 흡혈로 사람에 침입하는 virus의 총칭이며, Toga, Bunya, Rhabdo, Reo, Arena 등의 각 과의 virus들이다.

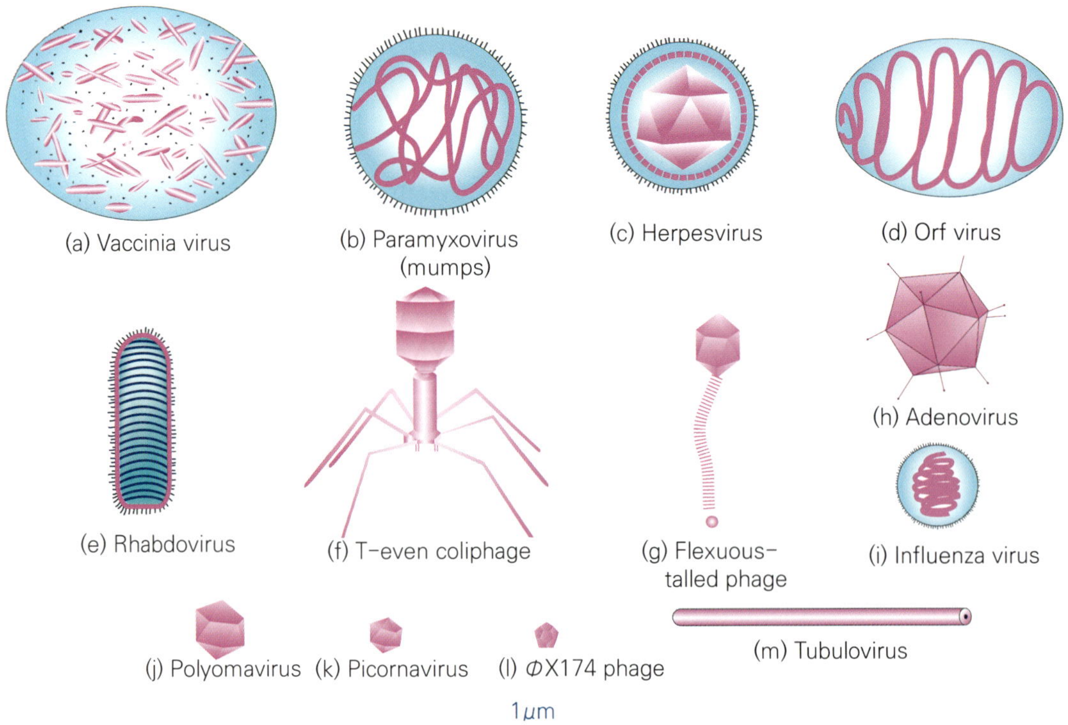

| 그림 2-18 | virus의 대략적 크기와 모양

② 호흡기 virus

기도를 통해 침입하여 그곳에서 증식하는 virus군으로 Orthomyxo, Paramyxo, Corona, Picorna(Rhinovirus) 등 각 과의 virus들이다.

③ 장관 virus

경구적으로 소화관에 침입하여 그곳에서 증식하는 virus군으로 Picorna(Entero virus), Reo 등 각 과의 virus 및 A형 간염 virus이다.

5) Virus 감염의 경과

Virus에 감염된 세포의 운명은 virus와 세포의 결합에 따라 다르기는 하나 크게 두 가지로 대별된다. 그 하나는 virus가 증식되어 세포가 변성을 일으켜 죽는 경우인데, 대부분의 virus가 이러한 경과를 갖는다.

다른 하나는 virus에 감염된 세포가 무질서한 증식(암화)을 하는 경우로서, virus 핵산의 전부 또는 일부가 그 세포내에 존재하고 있으며 일반적으로 형태의 변화를 가져온다. 이것을 형질전환(transformation)이라 한다. Papovavirus, Retrovirus, EB virus 등 발암성 virus가 이러한 경과를 밟는다.

6) Bacteriophage(Phage)

Virus는 숙주의 종류에 따라 동물 virus, 식물 virus, 세균 virus 등으로 대별된다.

세균 virus(bacteriophage)는 간단하게 phage라고도 한다. 세균을 숙주로 하는 virus로서, 대부분의 세균에서 그 존재가 알려졌다. 모양은 두부와 미부가 있는 올챙이 모양이며, 미부가 없는 정20면체와 섬유상 등 여러 가지가 있다.

동물 virus와 마찬가지로 외측에 단백외각, 내측에 핵산을 가졌으며, 세균에 감염하면 균체내에 핵산이 주입되어 증식이 일어난다. 일정한 잠복기가 지난 후, 100배 정도로 증식한 phage는 균을 녹여 버리고 방출된다(그림 2-19, 2-20).

이 phage는 치료의 목적에 사용되지 않으나, 기초적 유전학적 연구(예 : 형질도입 등)에 중요한 역할을 하며, 의학적으로는 phage형별에 의해서 세균을 구별할 목적으로 phage형(phage type)이 사용된다.

이것은 phage를 가진 숙주특이성(같은 *S. typhi*균이라도 균주에 따라 그 phage에 감수성이 있는 경우와 없는 경우가 있다. 이 현상을 phage에서 볼 경우를 숙주특이성이라 한다)을 이용한 것으로, 이 특이성이 다른 phage를 몇 종류 또는 수십 종류 준비해 놓고, 용균 유무에 따라 균종을 세분하는 방법으로, 포도상구균, 장티푸스균, 녹농균 등에서 실시되고 있다.

이 phage형별법은 감염원이나 감염경로 등의 역학적인 추구에도 이용된다.

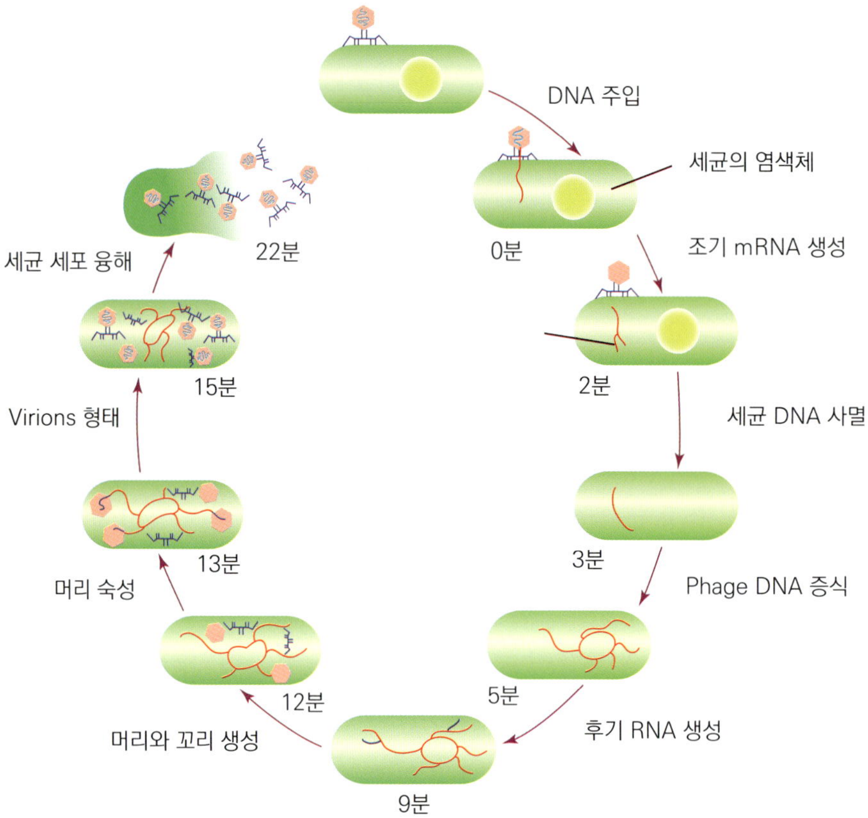

| 그림 2-19 | Bacteriophage T4의 *E.coli* 내에서의 증식과정

일반 virus 복제과정(1~9), 외피형성 virus 복제과정(2', 3', 8', 9')

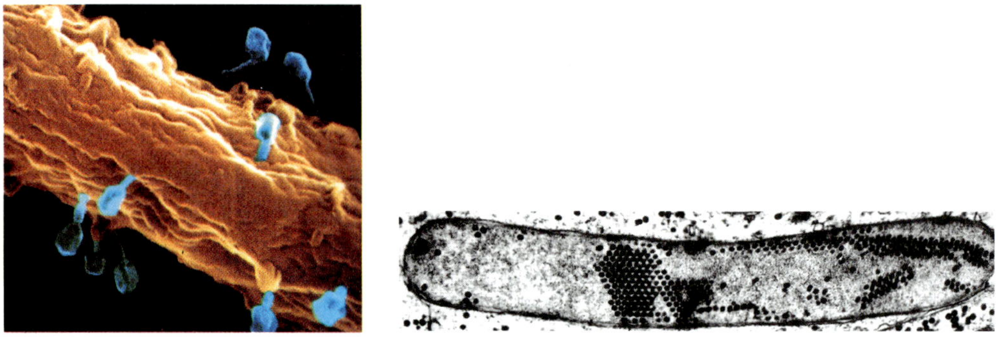

| 그림 2-20 | *E.coli*의 세포를 녹이고 유출되는 T4 coliphage

Chapter 3

감염과 미생물학

학습목표

감염에 관여하는 미생물측 인자를 설명할 수 있다.

감염에 관여하는 숙주측 인자를 설명할 수 있다.

미생물의 병원성에 대해 설명 할 수 있다.

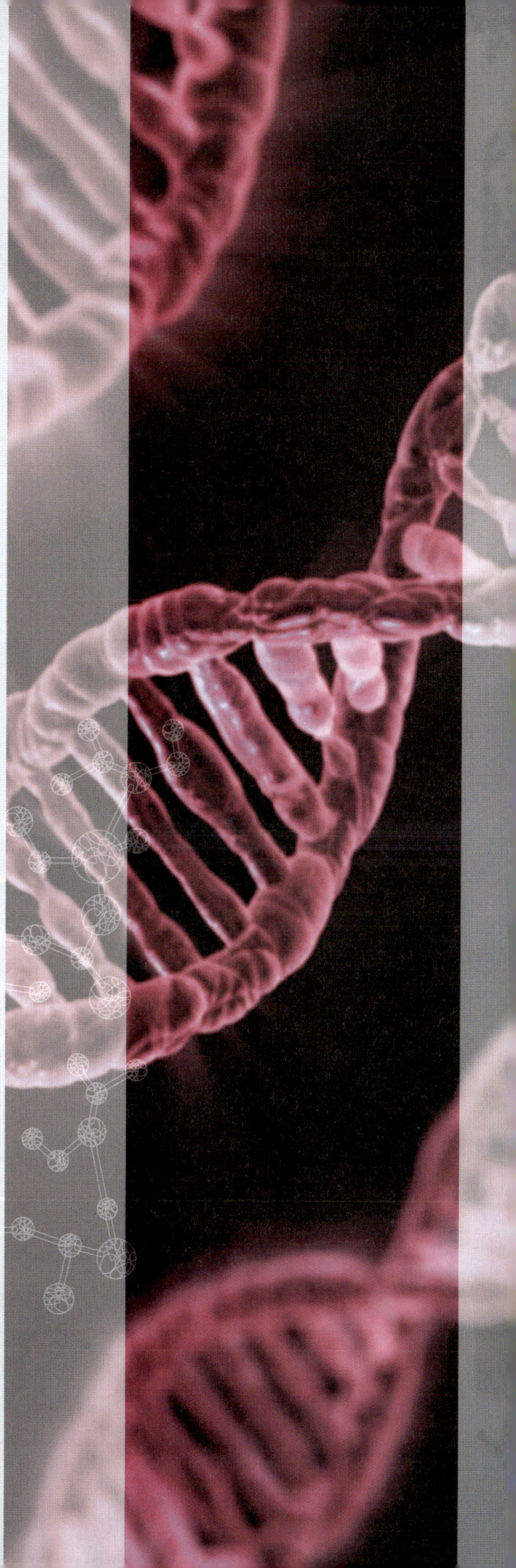

Contents

1. 감염과 감염성 질환

1) 감염이란

감염(infection)이란 병원체(causative agents)인 병원미생물이 숙주(host)의 생체내에 침입하여 증식한 상태를 말하며, 단순히 부착만 하고 증식하지 않는 경우는 오염(contamination)이라고 한다. 감염을 일으키는 미생물을 기생체(parasite)라고 하며 감염된 생체를 숙주(host)라고 한다. 감염이 일어나면 대개 면역반응(immunoreaction)이나 염증(inflammation)과 같은 숙주측의 반응이 일어난다.

감염된 결과 염증이나 화농 등의 병적 증상이 나타나면 이것을 발증(sideration)이라고 한다. 발증에는 반드시 감염이 성립되어야하지만 반대로 감염이 있어도 반드시 증상이 나타난다고 할 수는 없다. 감염이 되었지만 증상이 나타나지 않는 경우를 불현성감염(inapparent infection), 증상이 나타나면 현성감염(apparent infection)이라 한다. 불현성감염과 현성감염의 비율은 질병에 따라 다르다. 예를 들어 뇌염은 불현성감염이 약 2,000이고 현성감염은 1의 비율인 반면 수두에 처음 감염되었을 경우에는 현성 감염이 70~80%를 차지한다.

감염병(contagious disease)이란 감염증 중에서도 질병에 걸린 사람에서 질병에 걸리지 않은 사람에게로 차례 차례 전파되는 것을 말한다. 즉 감염증 중에는 감염병이 아닌 것도 있으며 파상풍(토양중의 파상풍균에 의한 감염)이나 상재미생물에 의한 감염 등이 이에 해당한다. 구강감염증과 같이 원래 숙주 안에 기생하고 있던 상재균에 의한 감염은 내인성감염(endogenous infection)이라고도 하며, 일반 감염증과 같이 외부에서 병원체가 침입하여 감염되는 경우에는 외인성감염(exogenous infection)이라 한다.

2) 국소감염과 전신감염

(1) 국소감염

Virus는 침입부위의 점막에서 가장 먼저 증식하여 국소감염을 일으키며, 이 단계에서 발병하는 것을 국소성 virus 감염증이라 한다. 그 대표적인 것이 influenza인데 influenza virus는 호흡기의 점막에서 증식하여 폐렴을 일으키나 혈중으로는 나오지 못한다. 이와 같은 감염증에는 점막에서 분비되는 분비형 IgA 항체가 유효하다. 그러나 그 면역은 오래 가지 못한다.

(2) 전신감염

한편 virus에 따라서는 국소감염후 virus가 혈중에 들어와(virus 혈증이라 함) 전신에 확산되며 그 virus 고유의 표적세포(기관)에 도달하여 전신감염을 일으킨다. 이 단계에서 발병하는 것을 전신성 virus 감염증이라 하며, 급성 회백수염(polio), 홍역(measles), 풍진(rubella) 등이 그 예이다. 이와 같은 감염증에서는 virus에 대한 항체, virus 감염세포에 대한 항체, 감작림프구 등 모든 면역반응이 동원된다(그림 3-1). 그러나 면역은 오래 간다.

또, 전신성 virus 감염 때에 virus가 림프구나 macrophage 등의 면역세포에 감염되면, 속발성 면역부전을 일으키거나(홍역 virus), 면역복합체에 의한 염증이나 virus 감염세포의 파괴 등 면역반응에 따른 조직의 상해가 일어날 때가 있다(B형 간염 virus, 홍역 virus). 홍역의 극한기에 결핵이 악화되어 tuberculin반응이 음성화하는 사실 등이 유명하다.

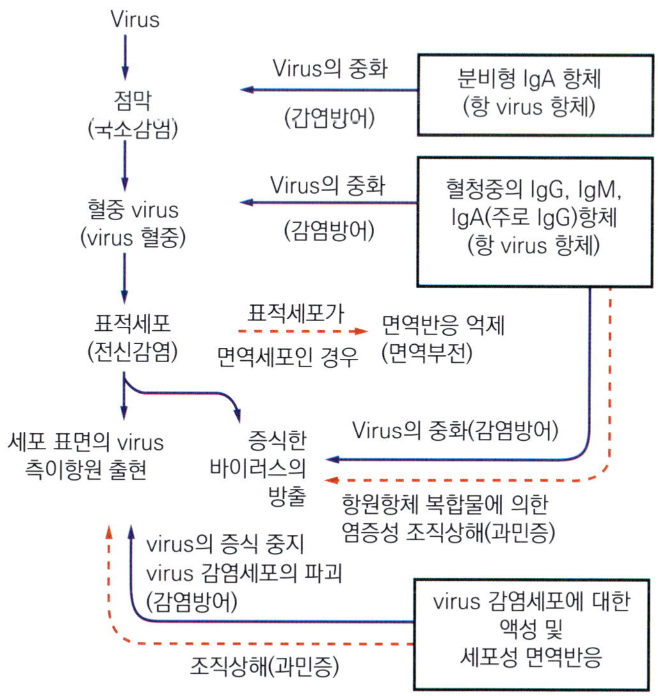

그림 3-1 virus감염에 대한 면역반응

← 생체에 유리한 반응 ←--- 생체에 불리한 반응

3) 감염의 형태

미생물이 생체에 침입한 후의 발병과정은 미생물의 종류에 따라 다르다. 대개의 경우 미생물이 체내에서 증식하여 일정량에 도달하면 발병하나 숙주가 사망하지 않을 때는 곧 면역을 비롯한 여러 가지 감염방어반응이 일어나며, 그 결과 미생물은 체내에서 소멸된다. 이것을 비지속성 감염이라고 한다. 백일해균, 이질균을 위시하여 많은 세균감염과 poliovirus, influenza virus 등의 virus 감염이 이와 같은 일과성의 경과를 갖는다.

이에 반하여 병원체 측이나 숙주측의 요인으로 병원체를 배제할 수가 없는 경우도 있는데, 그로 인하여 감염이 지속될 수도 있다(지속성 감염). 지속성 감염인 결핵, 나병, 매독, 트라코마 등의 세균감염증과 말라리아, 대부분의 진균감염증은 일단 감염되면 장기간에 걸쳐 천천히 진행하며 그 동안에 병원체를 배출한다.

또 B형 간염 virus나 장티푸스균의 건강보균자 등은 증상을 나타내지 않고 병원체를 계속 배출한다. 이와 같은 형을 만성 감염이라 한다. 이와는 다르게 홍역, 콜레라, 인플루엔자와 같이 극도로 격렬하게 진행되다가 매우 신속하게 사망하거나 치료가 되는 질환도 있는데, 이를 급성 감염이라고 한다.

또한 단순포진 virus나 수두, 대상포진 virus는 일단 감염되면 거의 일생 동안에 걸쳐 숙주의 신경절에 핵산(DNA)의 형태로 잠복하다가 숙주의 저항력이 약해지면 재발하는 경우가 있다. 결핵, 발진티푸스, 말라리아 등도 무증상으로 병원체 검출이 곤란한 잠복상태를 가질 수 있으며 그로부터 재발할 때도 있다. 이와 같은 병원체의 검출곤란과 무증상의 상태가 되는 감염을 지속성 감염, 또는 잠복감염이라고 한다.

4) 감염의 진행과정

일반적으로 감염성질환의 경우에 체내에서 증식하는 병원성 미생물에 의한 특징적인 증후나 증상은 특정 질병을 일으키는 미생물과 관계가 있다.

질병이 급성으로 진행되는지 만성으로 진행되는지 그 질병이 감염성 병원체에 의해 유발되었을 때 그 질병에 대한 특징적인 진행과정이 있게 된다. 감염성 질병은 일반적으로 잠복기, 전구기, 발병기, 쇠퇴기 및 회복기로 여러 가지 단계로 진행된다.

(1) 잠복기(incubation stage)

질병의 진행과정에서 병원균이 체내에 침입한 후 어떤 증후나 증상이 나타나기 전까지의 단계를 말하는데, 잠복기는 감염성 질병의 특성에 따라 다르게 나타난다(표 3-1). 잠복기 동안에 미생물은 숙주를 침투하여 여러 조직으로 옮겨가지만 아직 신체적으로 이상이 나타날 만큼 충분한 숫자로 증식하지는 않는다.

(2) 전구기(prodromal stage)

잠복기가 끝나고 증상이 시작되면 환자가 신체적 불편을 느끼기 시작하지만 아직은 정확한 진단을 할 수 있을 만큼 증상이 현저히 나타나지는 않는다. 그러나 감염된 병원균은 다른 사람들에게 감염을 일으킬 수 있을 정도로 충분하게 증식된다.

(3) 발병기 또는 급성기(acute stage)

이 기간 동안에는 질병이 가장 악화되는 시기로, 특정 질병의 특징을 이루는 여러 가지 증후와 증상이 이 시기에 나타난다. 이 시기에 환자는 종종 일상적인 생활에 지장을 줄 만큼 질병이 진행된다. 이때 B림프구 또는 T림프구의 면역방어작용이 왕성하게 진행되는 시기로 이 단계에서 사망 또는 치유로 진행된다.

표 3-1 주요질병의 잠복기

질병	잠복기(일)	질병	잠복기(일)
인플루엔자	1~2	백일해	12~20
세균성이질	1~2	홍역	11~14
콜레라	1~3	풍진	14~21
세균성수막염	1~7	유행선이하선염	14~21
페스트	2~6	말라리아	14
파상풍	3~21	결핵	28~42
임질	3~8	B형간염	40~180
장티프스	6~4	AIDS	30~1800
매독	10~90	나병(한센병)	300~1800

(4) 쇠퇴기(decline stage)

질병이 치명적이거나 만성질환이 아닐 경우에는 증후와 증상은 쇠퇴기 동안에 사라지기 시작한다.

(5) 회복기(recover stage)

보균자 또는 병원균이 없는 단계이며 면역기억(immunological memory)이 작동되어 수개월, 수년간 또는 사망할 때까지 같은 질병의 재발을 막아주는 역할을 한다.

2. 감염원의 전파경로

미생물이 한 숙주로부터 다른 숙주에 도달하는 과정을 전파(transmission)라고 한다. 사람에서 사람으로, 또는 동물에서 사람으로, 직·간접으로 횡적으로 전파되는 경우를 수평전파(또는 수평감염)라 하고, 부모에서 자식으로, 출생 전후에 종적으로 전파하는 경우를 수직전파(또는 수직감염)이라 한다. 수직전파는 출생 전에는 자궁 내에서 태반을 매개로 일어나고, 출산시에는 산도(질, 외음부)를 매개로, 그리고 출생 후에는 모유를 통해서 또는 모친과의 접촉으로 일어난다.

감염증(전염병)은 감염원, 감염경로, 숙주의 감수성 등 세 가지가 갖추어졌을 때에 성립한다. 감염을 일으키는 병원체를 파악하고, 어떠한 경로를 통하여 숙주에 영향을 미치는지 그리고 숙주의 면역상태를 파악하는 것은 감염증을 이해하는데 대단히 중요하며, 또한 감염증에 대한 대책 수립에도 필수적인 지식이다.

1) 감염경로

감염원에서 배출된 병원체가 다음 숙주에게 도달하는 감염경로에는 다음과 같은 것이 있다.

(1) 직접감염

감염원과 직접 접촉함으로써 감염되는 악수나 키스, 성교 등의 접촉감염(contact infection)과, 호흡기계 감염병과 같이 환자에서 배출되는 타액, 객담, 대화 중에 비산하는 비말을 흡입함으로써 발생하는 비말감염(droplet spread) 등을 직접감염이라고 한다.

일반적으로 저항력이 약하여 장기간 생존하기 어려운 미생물들은 이 경로로만 전파를 한다. 전술한 수직전파나 동물을 통해 일어나는 감염도 이 부류에 속한다.

(2) 간접감염

병원체가 환자나 보균자에서 배설된 후 각종 동물이나 곤충, 어패류 등과 같은 활성매개체를 통해 감염되는 경우와 물, 공기, 식품, 토양 등의 비활성매개체 그리고 환자가 사용하던 각종 물건과 같은 매개물(fomes)을 통하여 감염하는 경우를 간접감염이라고 한다. 간접감염 방식으로 감염하는 병원체는 저항력이 강하고 외계에서 장시간 생존할 수 있는 병원체가 많으며, 대표적인 매개체는 다음과 같은 것들이 있다.

① 음식물

식품의 대부분은 미생물에게도 좋은 영양원이 된다. 생식품의 대부분은 병원성이 없는 균은 물론 다른 미생물에 오염되어 있다고 생각해도 좋다. 쇠고기와 생선, 우유 등의 동물성의 식품은 처음부터 병원체를 갖고 있다.

예를 들어 여러 가지 기생충란이나 O-157, *Salmonella* 등과 같은 식중독균으로 오염된 채소나 식육, 우형 결핵균이나 연쇄상구균으로 오염된 우유, 장염 *vibrio*균으로 오염된 어패류 등이다. 또한 조리 중이나 조리 후에도 식품이 요리사의 손이나 오염된 칼, 도마 등에 의해서 오염될 수 있다. 오염된 식품에서 균이 증식하여 식중독을 일으키거나 이질, 장티푸스, 콜레라 등의 소화기계 감염병을 유발하기도 한다.

② 물

자연계에 존재하는 물은 많든 적든 간에 미생물이 있으나 주로 문제가 되는 것은 수도물, 샘물, 풀장 등의 물이 병원체로 오염되었을 경우이다. 오염의 원인은 대부분의 경우 사람이며 소화기계의 감염병인 이질, 장티푸스, 콜레라, 파라티푸스, A형 간염, virus에 의한 유행성 간염, 폴리오(poliomyelitis) 등이 수인성 감염을 일으킨다.

일반적으로 상수도는 염소(Cl)로 완전하게 소독하여 안전하나, 설비나 관리가 불충분한 우물물이나 일부의 간이 상수도 등에서는 이러한 감염병이 집단으로 발생하는 경우가 있다.

③ 매개물(fomes)

환자가 입었던 의류나 침구, 식기, 소지품 등과 환자를 위하여 사용되었던 의료기구 등은 모두 오염되었다고 보아야 한다. 이들 물품을 만지게 되면 손이 오염될 수도 있다. 이 기물의 처리방법은 병원내 감염을 생각할 때 매우 중요하다.

④ 공기와 먼지

객담이나 비말 등으로 배출된 병원체가 공기 중에 포말이 되어 떠돌아 다니는 것을 흡입함으로써 감염되는 것으로, 결핵균이나 디프테리아균 등과 같이 자연상태에서 저항성이 강한 균에 의해 일어난다.

⑤ 매개동물

병원체를 단순히 운반하는 경우(파리 등)와 병원체가 동물 체내를 경유 또는 체내에서 증식한 후 동물이 감염의 매개가 되는 경우(일본뇌염, 말라리아, 발진티푸스, 쯔쯔가무시병)가 있다.

2) 병원체의 배출부위와 침입부위

질병의 종류에 따라 환자(patient)나 보균자(carrier)가 병원체를 배출하는 부위가 다르다. 호흡기계는 주로 기침이나 대화 중의 타액을 통해서 배출되며, 소화기계는 분변, 비뇨기계는 생식기의 분비물이나 소변을 통해서 배출된다(표 3-2).

숙주에 도달한 병원체가 인체의 어느 부위로 침입하고, 어느 부위에 정착하는가는 배출의 경우와 마찬가지로 병원체에 따라 대략 정해져 있다. 상처가 없는 건강한 피부는 거의 병원체의 침입을 막고 있으나 모기(일본뇌염, 말라리아), 벼룩(페스트), 이(발진티푸스), 좀진드기(쯔쯔가무시병) 등의 자상이나 부적절한 주사, 수혈, 수술 등의 의료행위는 체내에 병원체의 침입을 용이하게 할 수 있다. 이들은 모두가 병원체가 직접 체내에 접종될 수 있으므로 대단히 위험하다.

| 표 3-2 | 병원성미생물의 배출부위

기관	질병명	배출부위
호흡기계	폐렴, 결핵, 감기, 백일해	콧물, 재채기, 기침, 객담, 타액의 비말
소화기계	이질, 장티푸스, 파라티푸스, 콜레라, A형간염	분변
비뇨기계	임질, 매독	생식기, 분비물, 소변
피부 및 점막	화농성염증, 결막염	피부, 결막
기타	성홍열, 수막염	콧물, 재채기, 기침, 객담, 타액의 비말

병원체의 침입문호는 대개 점막이며, 호흡기계 감염증의 경우는 비인후강, 기관, 기관지 등의 점막으로, 소화기계 감염병은 경구적으로 섭취된 병원체가 장관점막으로 침입하여 감염을 일으킨다. 비뇨기나 생식기계의 점막도 역시 감염이 일어나기 쉬운 곳이다.

3. 숙주와 기생체의 관계

1) 병원성과 숙주의 저항력

미생물의 감염으로 숙주에 질병을 일으키는 성질을 병원성(pathogenicity)이라 한다. 병원성 유무에 따라 미생물은 병원성미생물(병원균)과 비병원성미생물(비병원균)로 구분된다. 그러나 때로는 미생물을 이와 같이 단순하고도 명확하게 구분할 수는 없다. 왜냐하면 「병원균」인 콜레라균도 불현성 감염으로 무증상인 경우가 있고 또 장관내에 상재하는 「비병원균」인 대장균도 소화기계 질환을 일으키며 요도에서 감염되면 방광염을 일으키기 때문이다.

미생물이 감염되어 감염증이 일어날 것인가 아닌가는 미생물과 숙주와의 사이에 생물학적인 상호반응(숙주 - 기생체 관계), 미생물의 병원성과 미생물의 감염에 대한 숙주의 저항력간의 균형이 감염의 결과를 결정한다.

(1) 미생물의 병원성이 숙주의 저항력보다 큰 경우 = 감염증을 일으키고
(2) 미생물의 병원성이 숙주의 저항력보다 작거나 같을 경우 = 불현성 감염으로 경과한다.

다시 말하면, 미생물측 인자인 병원체의 종류, 독력의 강약, 감염량과 숙주측의 인자인 감염경로, 감수성(인종, 연령, 영양, 면역기능, hormone, 면역의 유무 등)이 복잡하게 관여한다. 이와 같이 미생물의 감염은 원래 기회적인 것으로 감염에 대한 숙주의 반응에는 개체에 따라 차이가 있다.

감염증을 일으킬 수 있는 미생물의 최소량을 양적으로 표현할 때 독력(toxicity)이라는 말을 사용한다. 독력의 강약에 따라 강독균(강독 virus), 약독균(약독 virus)이라 한다. 옛날에는 강독균에 의한 급성 감염병이 많이 발생하였으나, 근래에는 약독균이나 상재균에 의한 난치성의 만성 감염증이 증가하고 있는 실정이다.

2) 기회감염증

암(carcinoma)이나 백혈병(leukaemia), 면역부전, 당뇨병(diabetes mellitus) 등의 기초질환을 가진 환자, 미숙아, 신생아, 고령자, 면역억제요법치료 중인 환자 등 저항력이 약해진 숙주에서는 약독균에 의해서도 감염이 용이하게 일어난다.

이와 같은 감염증을 기회감염증이라 하며 이러한 병원체를 기회병원체 또는 통성병원체라 한다. 녹농균, *Serratia*, 대장균 등의 Gram 음성간균, 여러 가지 혐기성균, *Candida, Cryptococcus* 등의 진균, Cytomegalovirus, Herpes simplex virus 등의 virus, *Pneumocystis, Toxoplasma* 등의 원충도 있다.

(1) 기회감염증의 증가원인

① 종말감염, 약독균감염

과거에는 생명 연장이 불가능했던 중환자가 의학의 발달에 의하여 생존이 가능하게 되어 감염되기 쉬운(저항력이 약한) 숙주가 증가하였으며, 이들 환자는 상재균이나 약독균에 의한 감염이 빈발한다.

② 원내감염, 의원성 감염

의료기술의 발달에 따라 steroid제, 면역억제제, 항암제의 사용, 심한 스트레스를 주는 수술이나 처치(기관절개, 천자, 인공투석, 수혈·수액, 도뇨, catheter삽입), 또는 검사(X선, 내시경검사, 생검), 방사선치료요법 등이 이용되는데, 이들은 모두 숙주의 저항력을 약화시켜 감염증의 성립을 용이하게 한다.

③ 내성균감염, 균교대증

항생물질을 광범위하게 그리고 대량으로 투여함으로써 감수성균은 전멸되고 항생제에 대한 내성균이나 항생물질이 무효한 균이 대신 증식하여 감염이 일어난다. 특히 최근에는 우리 나라를 비롯한 동남아시아 국가들에서 만연되고 있는 항생제 남용으로 어떠한 항생제로도 약효가 나타나지 않는 이른바 초내성균(super bacteria)이 커다란 위협으로 대두되고 있다.

이러한 초내성균에 감염되면 수술 이외의 방법으로는 치유가 불가능하기 때문에 아주 평범한 감염증에서도 사망률이 매우 높다.

(2) 기회감염증의 특징

① **내인감염** : 외인감염(체외에서 침입하는 미생물에 의한 감염)도 있으나, 주로 내인감염(체내에 이미 존재하는 미생물에 의한 감염)이 많다.

② **상재균에 의한 감염** : 상재균을 비롯한 약독균의 감염이다. 즉 평소에는 무해한 공생균이, 숙주의 저항력이 저하하기 때문에 병원성을 나타내는 병원균이 된다.

③ **복수감염** : 여러 종류의 병원체에 의한 복수균감염이 종종 일어난다.

④ **유전자 변성 병원체** : 2003년 세계적인 관심을 유발했던 변종 코로나 바이러스에 의한 중증급성호흡기증후군(Severe Acute Respiratory Syndrome ; SARS)의 경우처럼 코흐(Koch)의 이론을 만족시키지 못하는 경우가 많다.

⑤ **미미한 증상** : 기초질환의 증상에 가려서 감염증의 증상을 지나쳐 버리거나 전형적인 병태를 보이지 않는 경우가 많다.

⑥ **감염방어능력의 저하** : 감염방어능력이 저하되어 있는 숙주가 주로 항생물질내성균에 감염될 경우에는 대개가 난치성이다. 따라서 숙주의 저항력을 유지·개선하는데 주력할 필요가 있다.

⑦ **기타** : 기회감염은 각각 약독균감염, 종말감염, 내성균감염, 균교대증, 원내감염 등으로 구분하여 각각의 측면에서 설명하고 있다.

이와 같이 기회감염의 원인과 성립과정에는 의료환경이 깊이 관여하고 있으므로 숙주·기생체·의료관계에 의해 상세히 파악할 필요가 있다.

4. 미생물의 병원성

1) 부착성

미생물이 점막상피에 부착(흡착)하는 성질(부착성)은 병원성을 결정하는 첫번째 인자로서 세균에도 virus에도 해당된다. 예를 들어, 임균은 균체 표면에 나와 있는 선모에 의하여 요도점막에 부착하여 소변의 흐름에 거슬러 올라가서 정착한다. 이와 같이 이질균, 콜레라균, 병원성 대장균 등은 소장점막에, 백일해균은 기도점막에 각각 선모로 부착한다. 또 대다수의 virus가 숙주의 세포 표면에 상재하는 수용체(receptor)를 통하여 숙주세포에 흡착 감염된다.

이와 같이 세균이거나 virus이거나 숙주와 미생물과의 사이에 적합성이 있는 경우에 감염은 성립한다. 따라서 각 미생물 고유의 침입문호를 찾아내어 미생물의 부착이나 흡착을 저지하는 대책을 취하면 감염 성립을 막을 수 있다. 실제로 미생물 그 자체 또는 미생물의 부착이나 흡착에 관여하는 구성성분을 백신(vaccine)으로 사용하여 여기에 대항하는 항체(주로 IgA 항체)를 만들어 미생물이 점막면에 부착하는 것을 방지하는 방법을 이용하고 있다. Polio백신(생 virus 백신), 백일해 백신, influenza 백신(모두 성분 백신) 등이 그 예이다.

침입부위에 정착한 후 세균인 경우에는 주위의 조직내에 침입하여 확산해 나가는 능력(침습성)과 독소 또는 독성물질을 생산하는 능력(독소생산성)이 병원성을 결정한다. Virus인 경우에는 감염된세포가 변성·괴사를 일으키는 것이 병원성의 기본이다. 이하 세균의 침입문호를 살펴 보자.

2) 침습성(invasiveness)

미생물이 침입문호에 정착하여 증식(국소감염)한 후 주위의 조직, 특히 혈류 속에 침입하여 전신감염을 일으키는 경우에는 침습성이 강하다. 페스트균, 탄저균, 장티푸스균 등은 이와 같은 균이다.

(1) 세포외에서만 증식하는 세균(세포외 기생균)

예를 들면 폐렴구균, 화농성연쇄상구균, 페스트균, 탄저균 등은 균체 표면의 다당류 또는 polypeptide(탄저균의 경우 D-glutamic acid의 중합체)로 된 협막이, 식세포의 식균작용에 저항력을 나타내므로 침습성을 발휘한다. 또한 이들 균이 생산하는 효소 중에는 fibrinolysin(fibrin을 분해)이나 hyaluronidase(결합조직의 성분인 hyaluronic acid을 분해), 용혈독과 같이 주위조직이나 세포에 작용하여 균의 침습을 촉진하는 것도 있다. 이와 같은 감염(infection)에 대한 숙주의 반응으로서 염증(inflammation)이 일어난다.

세포외 기생균인 경우에는 급성 염증으로 혈관이 확장하여 투과성이 높아지므로 혈액의 흐름이 완만해져서 백혈구(WBC)나 혈장(plasma)이 혈관벽에서 밖으로 나온다. 즉 삼출성 염증이 나타난다. 이러한 형태의 세균은 식균되기 쉽게하면 감염을 방어할 수 있다. 예를 들어 인체의 혈액 속에 있는 opsonin이라는 항체(antibody)는 균체의 협막(capsule)에 결합하여 식균작용을 촉진한다. Opsonin은 인체의 면역이 강화되면 강화될수록 증가한다.

(2) 세포내에서도 증식하는 세균(통성 세포내 기생균)

결핵균이나 장티푸스균 등은 대식세포(macrophage)에 탐식되어 사멸되어도 식세포내에서 증식을 계속한다. 이에 대항하여 숙주는 결핵의 경우 육아종과 같은 조직의 증식을 동반하는 증식성 염증을 일으키며, 감염은 만성화하는 경향이 있다.

이런 종류의 세균에 대해서는 균을 둘러싸고 있는 대식세포를 활성화 하거나 국소로 끌어들여 대식세포의 살균능력을 높이면 감염을 방어할 수 있다. 감작된 T림프구(T lymphocyte)가 생산하는 lymphokine이 그러한 작용을 한다.

3) 독소생산성

침입국소에서만 증식하는 침습력이 약한 세균임에도 불구하고 미량으로도 극히 유해한 독소(toxin)를 생산하며, 그 독소가 혈중으로 들어가서 특정 표적장기에 도달하면 고유의 작용을 발휘하여 그 독소 특유의 병변을 일으키는 세균이 있다. 파상풍균, 디프테리아균 등의 세포외 기생균이 그 대표적인 예이다.

일반적으로 미생물의 대사산물이나 구성성분 중에 생체에 장애를 주는 것을 독소(toxin)라고 하고, 균체내에서 생산되어 균체외로 분비하는 것을 외독소(exotoxin), 균체성분(주로 Gram 음성균의 세포벽성분)으로서 균체가 파괴되었을 때 유리되는 것을 내독소(endotoxin)라 한다. 단순히 독소라 함은 보통 외독소를 말하며 외독소와 내독소간에는 큰 차이가 있다(표 3-3).

(1) 외독소(exotoxin)

외독소에는 그 독소에 감수성이 있는 세포에 일반적인 독작용을 일으키는 세포독외에 신경 혹은 장관상피에 선택적으로 독작용을 발휘하는 신경독과 장관독이 있

| 표 3-3 | 외독소와 내독소의 특성

특 성	내독소(endotoxin)	외독소(exotoxin)
주요성분	Lipopolysaccharide-protein 복합체 (LPS) 독성은 지질에 있다. (분자량 수백만)	단백질(분자량 수만~수십만)
생성장소	주로 Gram 음성세균의 세포벽 성분으로 세포벽이 깨지면서 체외로 방출된다.	Gram 음성세균과 Gram 양성세균이 증식하면서 체외로 분비한다. 특정한 경우 세포가 깨지면서 방출되는 수도 있다.
독성	약하다. 발열이 공통증상	강하다. 균종에 따라 증상이 다르다.
숙주에 대한 작용	비특이적 반응	특정한 조직에 작용, 백신예방
열 저항성	120℃에서 1시간동안 안정, 내열성	60~80℃에서 불활성화, 이열성
항원성	약하다. 다당체에 항원성을 갖고 있는 부분이 있으나 항독소를 만드는 항원성은 거의 없다.	강하다. 항독소가 생성되기 쉽고, 항독소는 독성을 중화한다. 따라서 혈청요법이 가능하다.
Formalin에 의한 무독화	일어나지 않는다. (toxoid화 안된다)	독성을 소실하고 항원성을 남긴 toxoid가 된다. 따라서 vaccine으로 사용된다.
해당 세균류	장티푸스균, 대장균, 기타 장내세균	파상풍균, 디프테리아균, 이질균, 콜레라균

다. 외독소는 대개 효소자체이거나 또는 효소작용에 깊이 관여하는 물질이다. 예를 들어 웰치균(C. perfringens or C. Welchii)의 α독소는 세포막의 레시틴(lecithin)을 분해하는 phospholipase C라는 효소이다.

① 세포독(cytotoxin)

세포독 중에서 디프테리아 독소는 감수성세포의 단백합성을 저해하므로 심근을 비롯하여 각종 장기·세포에 괴사를 일으킨다. 웰치균의 α독소는 전술한 바와 같이 레시틴을 분해하므로 세포질막을 파괴한다. 이외에 장염 vibrio의 내열성 용혈소, 백일해균독소(기관상피의 괴사), 연쇄상구균의 용혈독(streptolysin) 등이 있다.

② 신경독(neurotoxin)

신경독인 파상풍독소(tetanospasmin)와 botulium toxin은 모두 신경자극전달물질의 방출을 방해하는 점이 공통이나 전자는 중추신경의 억제 뉴론(neurone)에 작용하므로 척수 등의 운동 뉴론의 반사흥분성이 높아져서 강직성 근 마비를 일으키며, 후자는 신경근 접합부에 작용하여 아세틸콜린(acetylcholine)의 분비를 억제하므로 근 마비 등 여러 가지 증상을 일으킨다.

③ 장관독(enterotoxin)

장관독 중에서 콜레라균이 생산하는 choleragen(cholera toxin)과 독소원성 대장균이 생산하는 열에 약한 LT독소는 소장점막 상피세포막에 결합한 후 활성부분이 상피세포막 내측에 도달하여 아데닐산(adenyl acid)의 싸이크라제(cyclase)를 활성화하여, ATP(adenosine triphosphate)에서 cyclic AMP(adenosine monophosphate)를 다량 생산시켜, 전해질과 수분을 세포외로 방출시킴으로써 심한 설사를 일으킨다.

주로 포도상구균이 생산하는 장관독(enterotoxin)은 내열성(100℃, 10분의 가열에 견딘다)이고 흡수되어 중추신경을 자극하여 구토나 설사 등의 소화기 증상을 일으킨다.

④ 기타

기타 **A군 연쇄상구균의 발적독소**(erythrogenic toxin)는 성홍열의 발진을 일으키며, **포도상구균의 exfoliatin**은 피부박탈증후군(staphylococcus scalded skin syndrome)을 일으킨다. 또한 최근 월경때에 특정의 탐폰(tampon)을 사용한 젊은 여성에서 나타나는 독성쇼크증후군(toxic shock syndrome)은 포도상구균이 생산하는 **장관독소** F (enterotoxin F)에 의한다는 것이 확실해졌다.

파상풍, 디프테리아, 보툴리눔 독소증(botulism), 가스 괴저병(gas gangrene) 등 강력한 외독소에 의하여 생기는 감염증은 독소에 대응하는 항체(항독소)에 의하여 확실히 방지할 수가 있다. 그러나 독소가 일단 세포에 결합되면 항독소는 효력이 없다.

(2) 내독소(endotoxin)

내독소는 장내세균이나 백일해균 등의 Gram 음성균의 세포벽 구성성분의 하나인 지질다당류(Lipopolysaccharide ; LPS)이며, Gram 음성균이 죽으면 세포벽이 파괴되면서 이 지질다당류의 당 부분이 균체항원(O항원)의 항원성을 결정하며 lipid (lipid A)가 독성을 나타낸다. 일부의 Gram 음성균은 증식하는 중에도 Lipopolysaccharide toxin 을 분비하기도 한다.

이 독성은 생산하는 균에 관계없이 미량에서는 발열증상이 나타나고, 다량에서는 내독소 쇼크(endotoxin shock)를 일으킨다. 그러나 이들은 일반적으로 비병원성

Gram 음성균에도 존재하므로 감염증의 성립에 관여하는 내독소의 역할은 분명하지 않다.

(3) 바이러스의 세포독성(Cytopathic effects of virus)

바이러스가 숙주세포 내에서 증식하는 도중에 숙주세포의 정상적인 기능을 파괴 또는 방해하는 물질을 만들어 낸다. Polio virus는 숙주의 세포핵 또는 세포질 내에서 세포내 봉입체(inclusion body)를 형성하여 숙주세포의 기능 이상을 나타낸다.

또한 measles virus는 숙주세포의 핵과 세포질에서 호산성 봉입체(acidophilic inclusion)를 형성하며, rabies virus는 세포질 내에서만 호산성 봉입체를 형성한다. Adenovirus는 핵 내에서 호염기성 봉입체(basophilic inclusion)를 형성하며, measles virus와 herpes virus와 같은 몇몇 바이러스에 감염된 세포는 서로 융합하여 다핵거대세포(multinuclear giant cells)를 형성하기도 한다.

4) 숙주세포의 상해

세포 외에서는 증식할 수 없고 세포 내에서만 증식할 수 있는 미생물(편성 세포내기생체)인 바이러스(virus), 리케차(*Rickettsia*), 클라미디아(*Chlamydia*), 원충(protozoa)은 증식장소인 숙주세포에 변성·괴사를 일으킨다.

Virus가 증식함에 따라 숙주세포는 대개 파괴된다. 이 세포에 대한 병원성은 확실히 virus의 병원성의 기반이기는 하지만, 이것이 곧 개체 수준의 병원성을 나타내는 것은 아니다. 세포 수준에서는 병원성을 나타내더라도 개체 수준에서는 불현성 감염에 그치고 병원성을 나타내지 않는 경우가 많다.

현재 소화관이나 호흡기 세포에 병변을 일으키는 virus가 많이 분류되고 있으나, 그 중에는 아직 어떤 병을 일으키는지 확실치 않은 것이 많다. 이와 같은 virus는 병을 부모로 보고, 부모가 없는 virus라는 뜻으로 고아 바이러스(orphan virus)라 한다.

Virus는 각각 고유한 표적장기 또는 조직에 친화성을 가지고 감염되는 경우가 많다. 이들 표적장기에서의 증식이 virus가 병원성을 나타내는 큰 인자가 된다.

Virus에 감염된 세포는 세균에 감염된 세포와는 달리, 세포 표면의 막이 변화하는 일이 많아서 감염되지 않는 세포와는 다른 성질을 나타낸다. 따라서 virus 감염 때에는 virus 입자 자체와 그 virus가 감염된 숙주세포가 모두 이물로 작용하여, 숙주의 면역반응의 표적이 된다. 이들 면역반응은 감염방어에 중요한 역할을 하는 반면에, 세포와 조직을 손상시켜 질환을 일으킬 때가 있다.

5. 숙주의 저항력

미생물의 감염에 대항하여 숙주는 면역반응을 나타내며, 크게 비특이적 감염방어기구(선천면역)와 특이적 감염방어기구(획득면역)을 갖추고 있다. 이 내용은 4장 면역에서 자세히 다루도록 하겠다.

선천면역(자연면역, 비특이면역)은 태어날 때부터 생체가 가지고 있는 감염방어시스템으로 특이성이나 기억성이 없다. 반면 후천면역(적응면역, 특이면역)은 특정 이물질에 대해 특이성을 보이고 숙주가 동일한 항원에 다시 노출되었을 때 면역기억으로 일차 노출 때보다 빨리 강한 반응을 보인다. 후천면역은 다시 능동면역(active immunity)과 수동면역(passive immunity)으로 구분한다(그림 3-2).

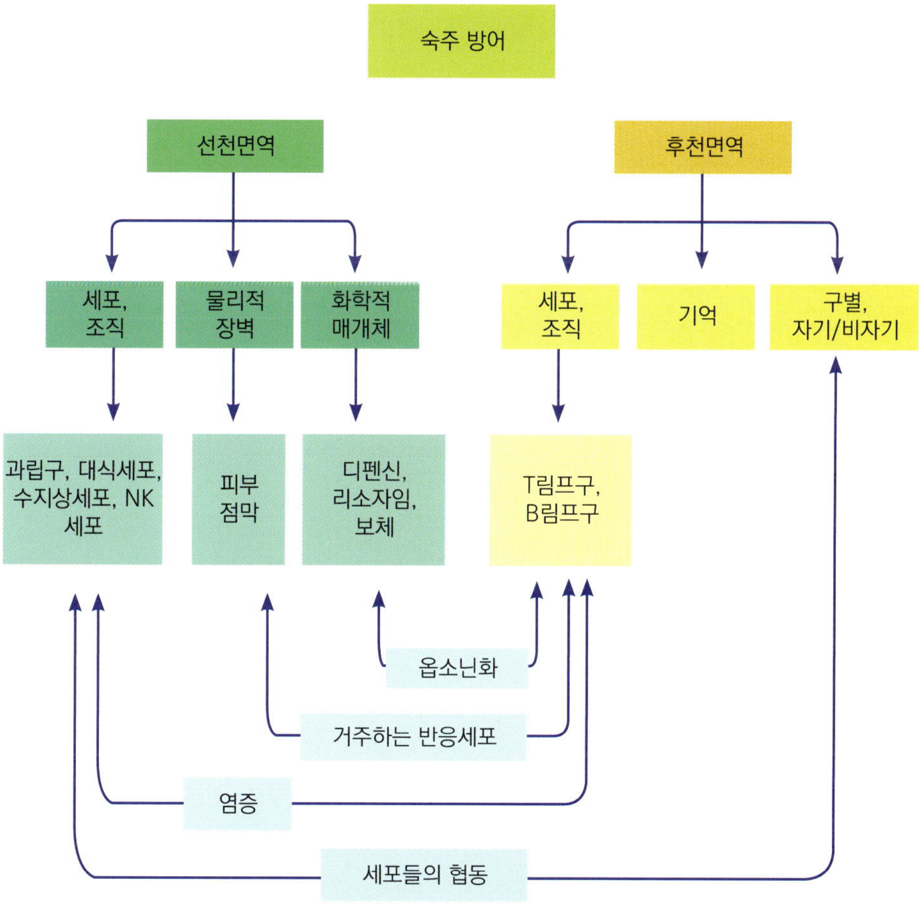

그림 3-2 포유류의 면역계를 구성하는 주요 성분

Chapter 4

면 역

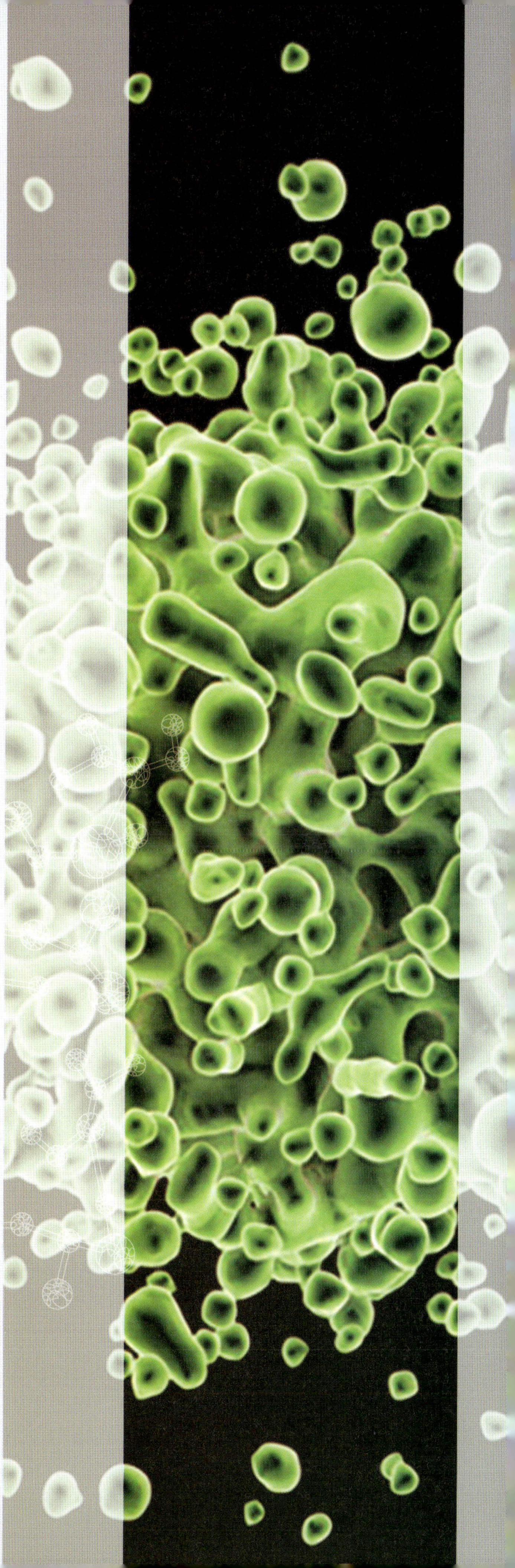

학습목표

선천면역과 후천면역의 특징을 설명할 수 있다.

수동면역과 능동면역의 특징을 설명할 수 있다.

항체(면역글로불린)의 종류와 특성을 설명할 수 있다.

면역에 관여하는 세포의 종류와 특성을 설명할 수 있다.

체액성 면역과 세포성 면역의 특징을 설명할 수 있다.

Contents

1. 면역의 정의

면역(immunity)이란 숙주가 자신과 자신이 아닌 것을 구별하고 자신과 다른 것을 제거하고 스스로 보호하는 것이다. 이러한 이물질에 대한 숙주의 자연면역을 연구하는 학문을 면역학(immunology)이라 한다. 면역학 이론에 대한 지식은 미생물이 질환을 일으키는 발병 기전의 연구에 있어서 필수적이다.

생체의 면역반응에 관여하는 것은 림프성 기관, 조직, 세포이며 이것을 총칭하여 면역계(immune system)라 한다. 면역계는 모든 면에서 상호작용을 하며 서로 연관이 있다. 이는 주로 사이토카인(cytokine)에 의하여 이루어진다. 면역은 "자기(self)"와"비자기(non-self)"를 식별한다. 1900년 독일의 Ehrlich는 우리들 자신의 몸을 구성하는 성분에 대해서는 우리들 몸을 상해하는 면역반응은 일어나지 않는다는 자기관용(self tolerance)의 원칙을 발표하였다. 일반적으로 비자기-자기의 차이가 이물로 인식되고 이에 대하여 면역반응이 일어난다. 미생물의 감염의 경우도 미생물을 우리 몸이 이물질로 인식하여 면역반응이 일어난다.

인체의 면역계는 크게 선천면역과 후천면역으로 분류한다(그림 4-1).

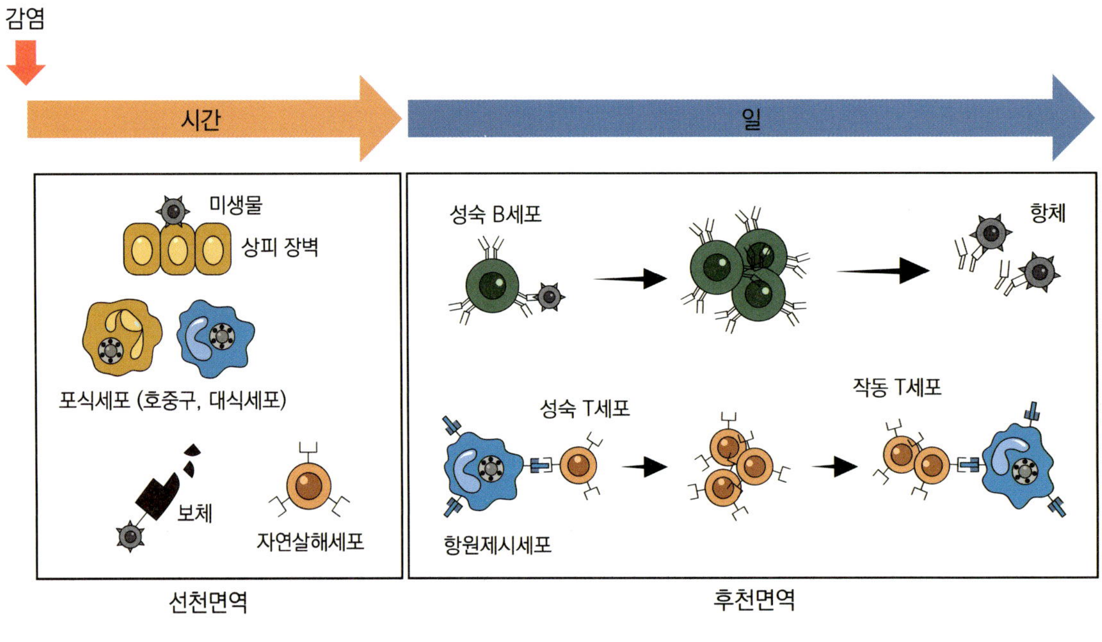

| 그림 4-1 | 선천면역과 후천면역

2. 선천면역(natural immunity, innate immunity)

선천면역(natural immunity, innate immunity)이란, 인간이 선천적으로 가지고 있는 면역으로 감염에 대한 저항력을 말한다.

선천면역은 이물질이 숙주 내부로 침입하지 못하도록 하는 물리적인 방어기구가 먼저 작동하고 이 체계가 무너졌을 때 숙주 내부의 면역세포와 면역물질들이 작동한다. 선천면역 기전은 그림 4-2에 요약되어 있으며, 숙주의 반응은 그림 4-3에 요약되어 있다.

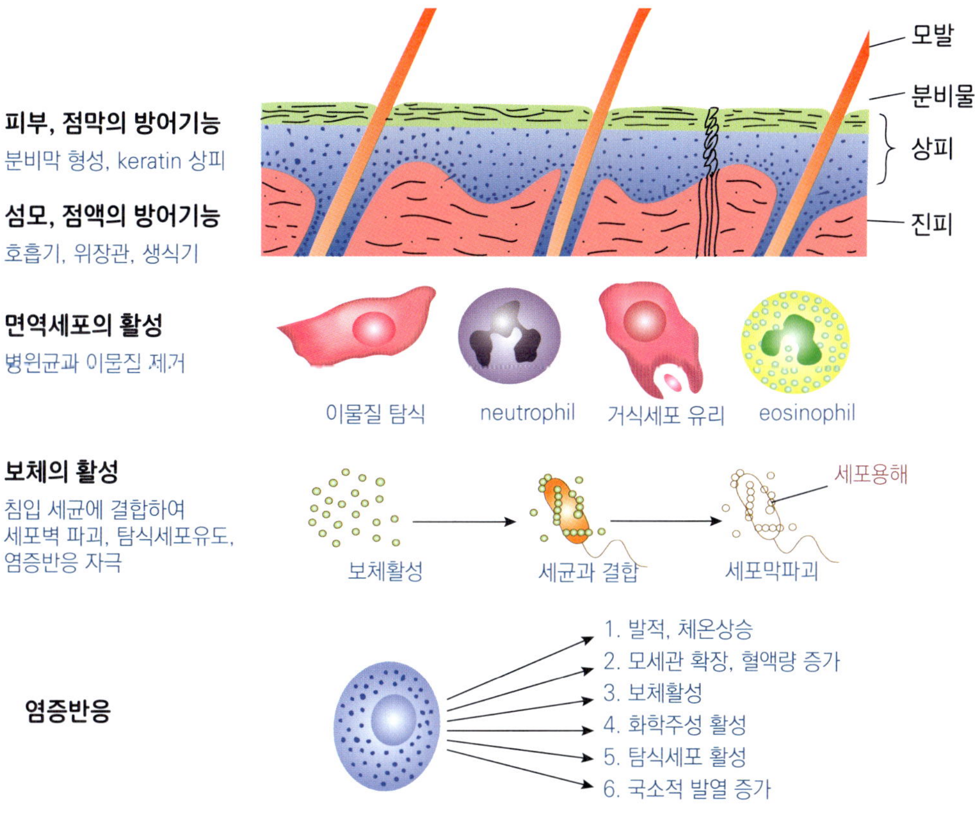

그림 4-2 선천면역 기전

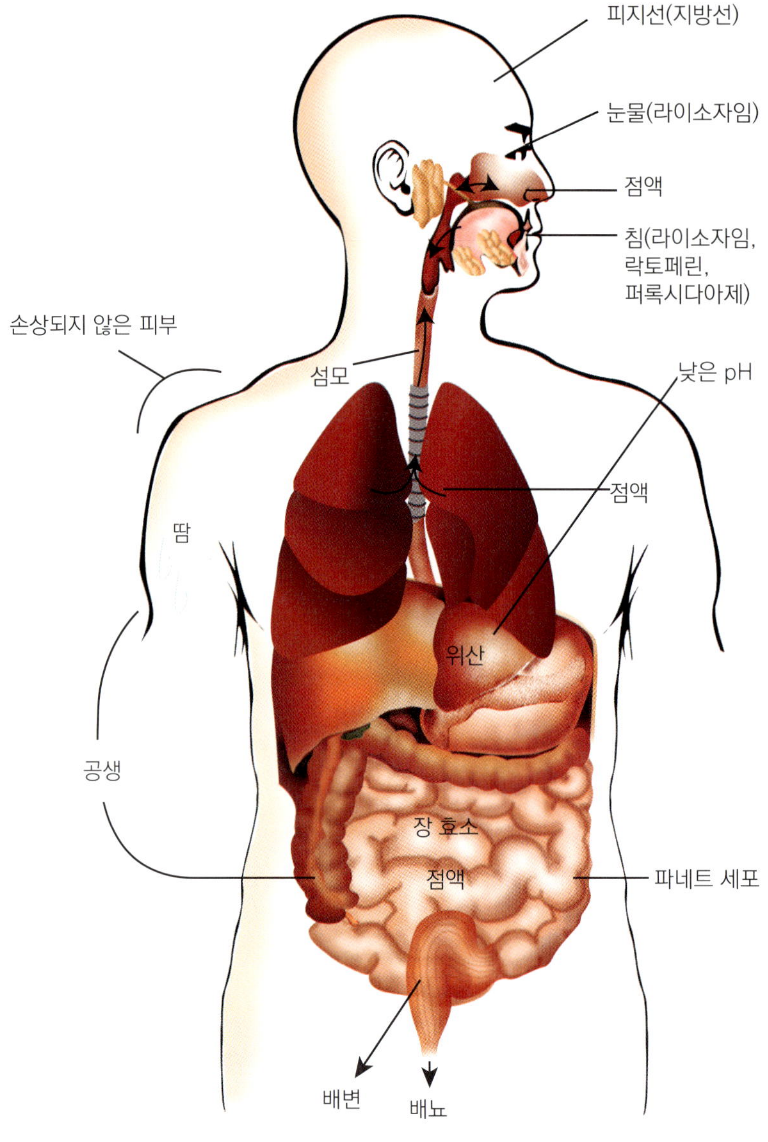

그림 4-3 숙주의 물리적 방어

1) 비특이적 방어기구(자연 저항성)

(1) 피부·점막

피부나 점막의 표면에 도달한 미생물에 대해서는 먼저 생체에서 분비되는 물질이 항균작용을 발휘하거나 또는 상재균(정상세균총)이 외래미생물의 정착과 증식을 방해한다. 그 실예로서는 다음과 같은 것들을 들 수 있다.

① 한선(sweat gland)이나 피지선(sebaceous gland)의 분비물에는 살균작용이 있는 지방산이 함유되어 있다. 따라서 피지선이 없는 발바닥에는 곰팡이가 증식하기 쉽다.

② 눈물, 콧물, 타액 등의 분비액에는 라이소자임(lysozyme)이란 효소(enzyme)가 함유되어 있어 Gram 양성균의 세포벽을 용해하는 작용을 한다.

③ 위액은 강산성이므로 많은 미생물들을 살균한다(위절제를 한 사람이나 저산증의 경우에는 콜레라균 등에 감염되기 쉽다).

④ 사춘기 이후의 질(vagina)에는 glycogen이 많아서 유산간균(*lactobacillus*)이 정상세균총으로 정착하여 유산(젖산, lactic acid)을 생산하므로 pH가 낮아서 다른 균의 정착·증식을 방어하고 있다(질의 자정작용이라 한다).

⑤ 피부나 점막이 물리적인 방벽으로 작용한다. 즉 외부에 각질층을 가지고 있는 피부는 특히 건조할 때에 미생물의 부착·침입을 방어하는 기능이 뛰어나다.

또한 기도(respiratory tract)의 점막에서는 흡인된 미생물이 점막 표면의 점액에 흡착되고, 기관상피의 섬모운동으로 인두로 옮겨져 배출된다. 또 influenza virus가 세포에 흡착하는 것을 방해하는 점성단백(mucoprotein)이 분비된다.

(2) 조직세포

피부·점막의 방어선을 돌파하여 조직내로 침입한 미생물에 대해서는 라이소자임이나 보체(complement) 등의 체액성 인자가 살균적으로 작용하고, 또 다형핵백혈구(호중구)나 macrophage 등의 세포성 인자(식세포)가 균을 세포로 둘러싸서 처리한다(식균). 또 숙주는 염증반응을 일으켜 그 감염을 국소에 두려고 한다.

즉 C_1~C_9의 9개의 단백성분으로 되어 있는 보체는 균과 결합한 항체(항원항체결합물)에 각 성분이 일정한 순서로 결합하여 활성화하는(고전경로) 것이 보통이나, 균체 표층의 lipo 다당체 등으로 인하여 항체(antibody)를 개입하지 않고 그 제3성분(C_3) 이하를 결합하여 활성화할 수가 있다(대체경로). 그 결과 용균이 일어나는 외에 호중구(neutrophil)를 감염국소로 유도하여 균체 표면에 부착한 C_3가 식세포 표면의 C_3 receptor에 결합함으로써 식균작용이 촉진된다.

세균 그 자체도 물론 식균작용을 받으나, 이와 같이 보체성분이 결합하거나 후술하는 바와 같이 균체 표면에 항체가 결합하면 식균하기 쉽게 되며, 더구나 그 항체에 보체가 결합하면 식균은 더 한층 촉진된다. 이것을 opsonin 작용이라고 한다.

(3) 조직액이나 혈액(세망내피계)

조직액이나 혈액 중에 들어간 미생물 등의 이물입자는 신속히 특정 세포에 둘러싸여 처리된다. 이와 같은 특정 세포를 식세포라 하며 형태와 염색소견에 따라 크게 두 가지로 분류한다.

① 다형핵백혈구(polymorph)

혈액(blood) 중의 다형핵백혈구는 호염구(basophil)와 호산구(eosinophil) 호중구(neutrophil)가 있는데, 그 중에서도 호중구가 식균작용이 가장 강하다. 세포에 탐식된 균은 phagosome내에 잡히고, 그것이 여러 가지 살균효소나 가수분해효소를 가진 과립백혈구(granulocyte)의 세포질에서 분비되는 리소좀(lysosome)와 융화하여, phagolysosome이 되고 그 속에서 소화되어 배출된다.

식균작용에 수반하여 호중구의 산소 소비가 많아지기 때문에 강력한 산화작용을 가진 여러 가지 활성효소를 생산하는데 이것이 살균작용을 하기도 한다.

기초질환이나 약물이나 방사선치료 등의 부작용으로 백혈구가 감소하거나 백혈구의 살균력이 저하되는 만성육아종과 같은 질병이 있는 경우에는 기회감염이나 화농성 감염이 반복적으로 일어나게 된다. 이러한 증상도 면역저하의 일종이다.

② 대식세포(macrophage)

일반적으로 대식세포(macrophage)라고 불리우는 세포군으로 혈중을 순환하는 유리형 단핵구(monocyte)와 조직 중에 고정된 세망내피계(Reticuloendothelial System)가 있으며 이들을 단핵식세포계(MPS)라 부른다. 골수에서 혈중으로 들어온 단핵구는 1~3일 순환한 후 조직에 고정하여 세망내피계를 구성한다.

이 고정형의 macrophage는 결합조직 중의 조직구, 비장, 림프절, 흉선의 내피세포(thymic endotheliocyte), 간장의 쿠퍼세포(Kupffer cell), 폐의 macrophage, 중추신경의 microglia 등이 있다(그림 4-4).

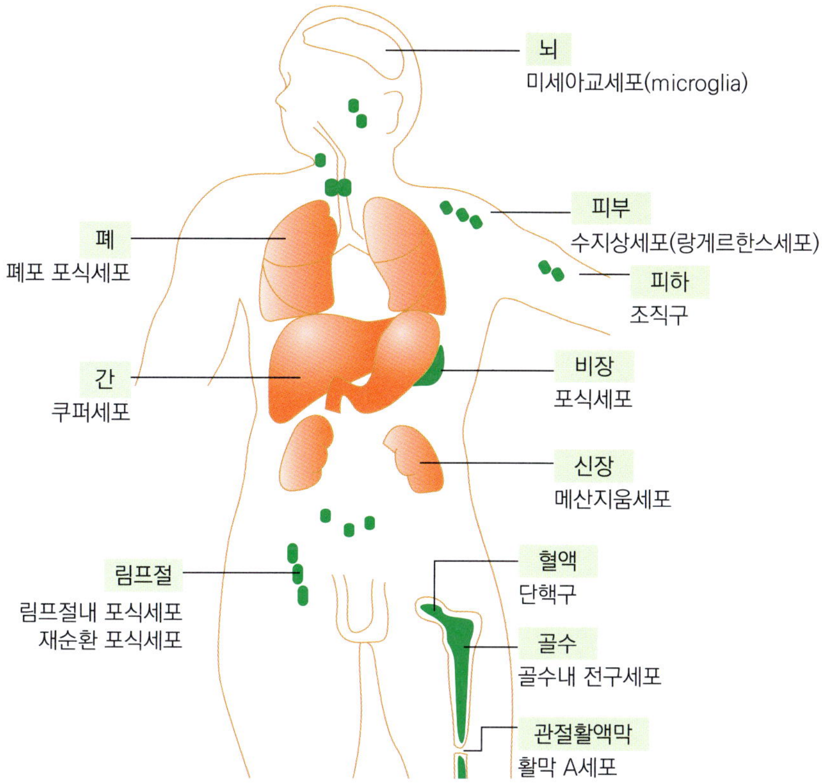

그림 4-4 세망내피계의 방어기전

*** macrophage의 중요 역할**

① **세포내 탐식작용** : 고형 입자나 가용성 물질을 활발하게 섭취한다. 이 때 고형물의 탐식을 식작용(phagocytosis), 가용성물질의 탐식을 음작용(pinocytosis)으로 구분한다. 이 작용으로 미생물 등 혈액중의 이물(異物)은 빠르게 제거된다. 따라서 만약 혈중에 미생물이 검출되면(균혈증, virus혈증) 병소에서 미생물이 끊임없이 혈중으로 흘러나온다는 것을 의미한다.

② **세포내 소화작용** : 섭취(탐식)한 물질을 세포내에서 소화하고 분해한다.

③ **항원 제시작용** : macrophage는 호중구(neutrophil)와는 달리 이물을 처리하는 과정에서 생긴 물질, 즉 항원(antigen)을 림프구(lymphocyte)에 전달한다. 그러면 항원의 자극을 받은 림프구(T세포 및 B 림프구)는 분열하여 각각 감작림프구 및 형질세포(plasmocyte)로 분화하여 각각 lymphokine(macrophage 활성화 인자 등) 및 항체를 생산한다.

이와 같이 세균에 감염되었을 때에는 감염국소에 다형핵백혈구(polymorphonuclear leukocyte) 및 macrophage가 모여 식균작용을 발휘한다. 이것만으로는 처리되지 않을 경우에는 면역이라는 방법을 사용하고, 또한 보체까지도 동원하여 대항한다.

(4) Virus 감염

Virus 감염에 대한 비특이적 방어기구로는 virus 입자 및 virus 감염세포에 대하여 macrophage가 세균의 경우와 같은 작용을 발휘한다. 또 virus 감염세포에 대해서는 NK세포(natural killer cell)가 파괴적으로 작용하여 interferon이 virus의 증식을 저지한다.

NK세포는 림프구의 일종이지만 T세포나 B세포, macrophage와 달리 종양세포나 virus 감염세포에 상해적으로 작용한다. 그 후 액성 및 세포성의 면역기구가 동원되는 것은 세균의 경우와 같다(그림 4-5).

인터페론(interferon)

여러가지 세포는 virus가 감염되면 새로운 어떤 단백을 생산하여 그 단백이 다른 세포의 표면에 결합하하게 함으로써 그 세포에서는 virus가 증식할 수 없게 한다. 이러한 작용을 하는 단백을 interferon(IF)이라고 한다.

우리의 정상적인 세포는 IF을 생산하는 유전자를 갖고 있어 살아 있는 virus를 비롯하여 여러 가지 IF 유발물질에 자극을 받으면 IF을 생산한다. IF은 virus에 대한 생체의 비특이적 방어기구의 하나이며, virus 감염 후 항체보다 훨씬 빠르게 생산되어 virus 침입부위에서 virus 감염이 이웃 세포로 퍼져나가는 것을 방지하는 역할을 한다.

IF은 직접 virus를 죽이지는 않고, virus가 세포에 침입하는 것도 방해하지 못하나, IF이 감염세포에 결합함으로서 virus 감염세포의 단백합성을 억제하므로 그 결과 virus의 증식도 저지되는 것이다. 사람의 세포가 만든 IF은 사람의 세포에 대해서만 유효(종특이적)하며 virus에 대한 특이성은 없으므로 넓은 범위의 virus에 대해서 유효하다.

IF은 항virus작용 이외에도 항종양작용 등 여러 가지 생물학적 활성이 있는 것으로 알려지고 있다. 인터페론은 항virus의 범위가 넓다는 장점이 있는 반면 효과의 지속성이 2~3일로 짧고 고단위로 다량투여가 필요하며, 비용이 비싸다는 단점이 있다. 그러나 최근에는 유전공학의 발달로 인터페론의 유전자를 효모균에 주입하여 생산되고 있어 가격의 저하를 기대하고 있다.

사람이나 쥐의 IFN은 항원성의 차이에 의해 백혈구가 생산하는 α형(IFN-α), 섬유아 세포가 생산하는 β형(IFN-β), T림프구가 생산하는 γ형(IFN-γ)의 3종류로 분류된다.

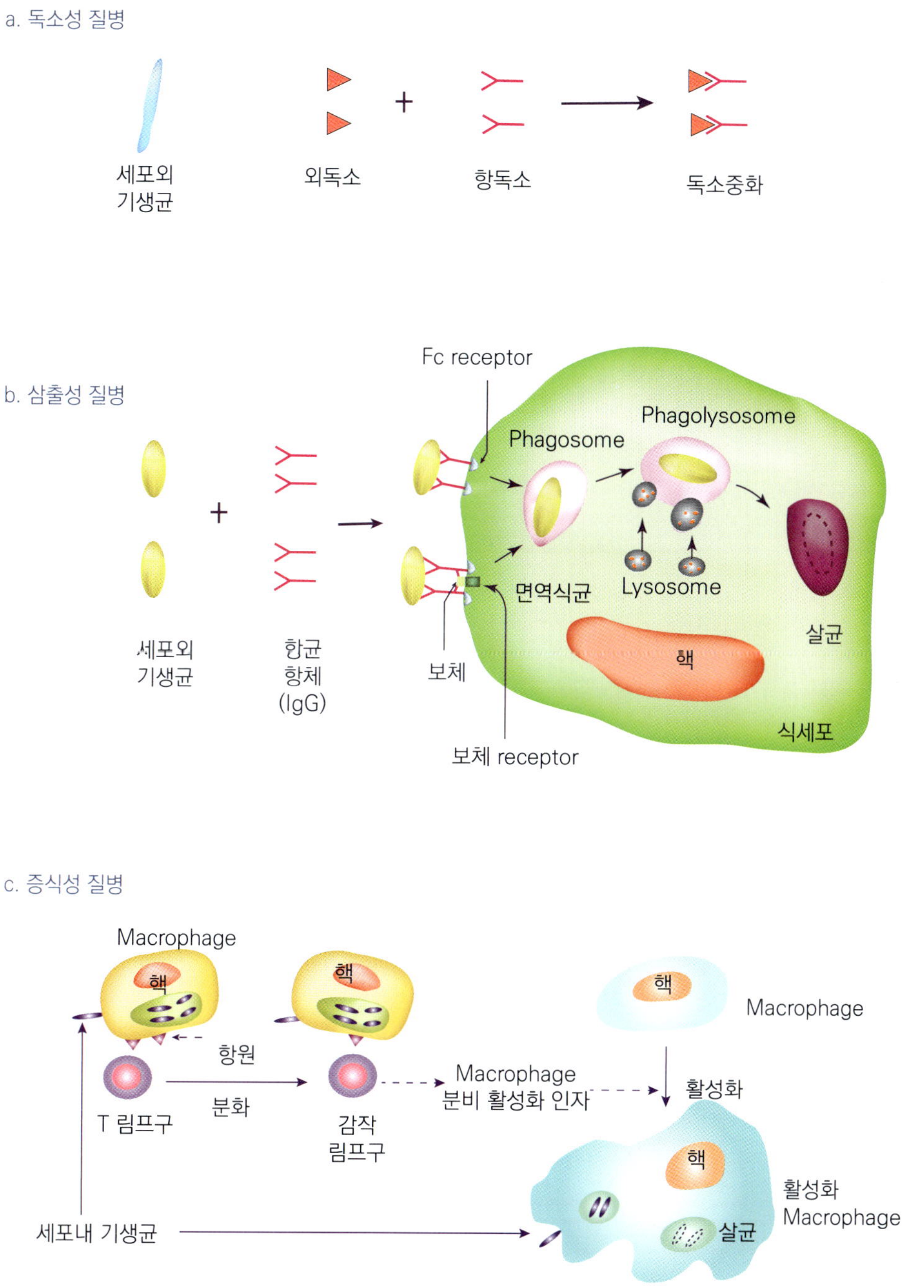

그림 4-5 세균감염증의 감염방어 면역

2) 선천면역에 관여하는 세포

(1) 대식세포

대식세포는 외부세포를 잡아먹어 죽이는 커다란 세포로, 일부 특이면역 반응에 전략적으로 중요한 역할을 한다. 식작용(phagocytosis)은 리소좀 효소, 초과산화이온 라디칼, 과산화수소 등으로 병원균을 인식하고 잡아먹어 파괴시키는 과정이다. 주요 식세포로는 호중구, 혈액의 단핵구, 조직의 대식세포가 있다. 탐식된 미생물의 세포내 사멸은 산소의존기전 또는 산소비의존기전을 통해 이루어지며, 식세포 작용은 그림 4-6과 같다.

(2) 호중구

호중구는 주요한 혈액 내 식세포로서 세균을 활발하게 잡아먹어 죽이는 역할을 한다.

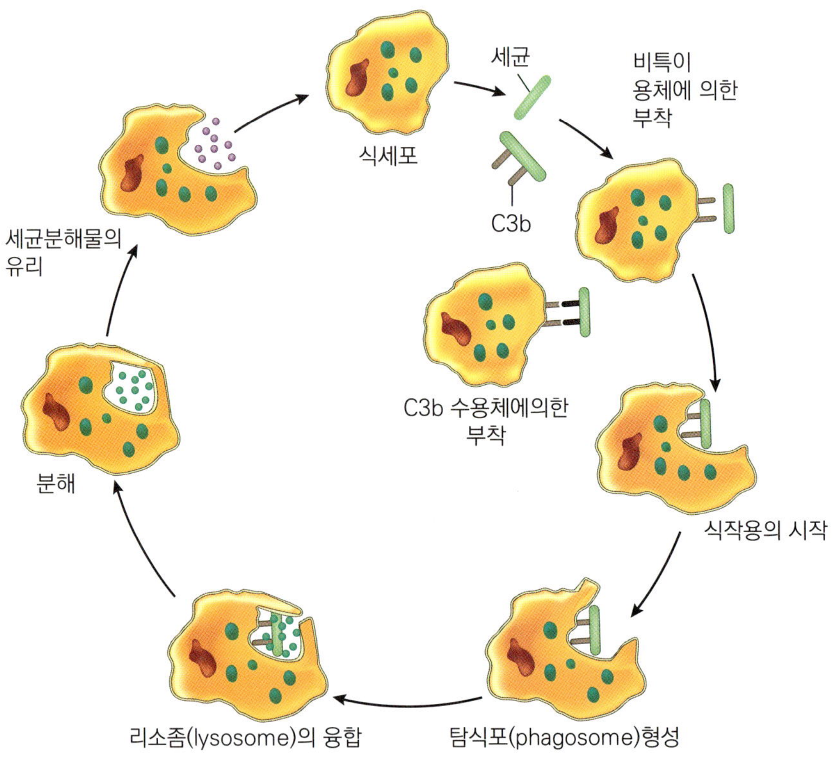

그림 4-6 식세포 작용(phagocytosis)

(3) 수지상세포

수지상세포는 조직과 망상내피계에 걸쳐서 살고 있는 대식세포의 친척으로서 외부 물질을 처리하여 림프구에 제시하는 작용을 한다.

(4) 자연살해세포

자연살해세포는 식세포 작용을 하지 않는 커다란 림프구 집단으로 암세포와 미생물에 감염된 세포를 파괴시킨다.

3) 보체

보체(compelment)는 선천 및 후천면역에서 많은 기능을 나타내는 혈장단백질들이다. 이들은 Gram 음성세균의 용해, 이물질의 식작용 촉진 및 림프구의 화학주성을 촉진하고, 여러 염증반응에 관여한다. 이러한 보체는 자기와 비자기를 구분하는데 중요한 역할을 한다.

4) 인터페론

인터페론(interferons, IFN)은 면역반응의 초기에 생성되는 사이토카인(cytokine) 중 하나이다. 이들은 바이러스에 감염된 세포로부터 생성되며 주위세포에 작용하여 이들 세포가 바이러스에 대해 내성을 지니게 한다. 즉 바이러스 감염 및 세포 내에서 성장할 수 있는 병원균 등에 대해 방어적으로 반응한다.

5) 염증반응

염증은 병원균에 의한 조직손상에 대한 숙주의 비특이적 방어기전의 하나이다. 다시말해서 면역계의 세포 및 활성화된 성분들이 감염 또는 조직손상 부위에 집중화되는 과정을 염증(inflammation)이라 한다. 염증반응의 주목적은 감염제거 및 손상된 조직의 회복이며, 혈액공급량 증가, 면역계의 수용성 매개물질(보체)의 이동증가, 모세혈관으로부터 손상된 조직으로 백혈구의 이동증가 등의 세 가지 주요반응을 수반한다(그림 4-7).

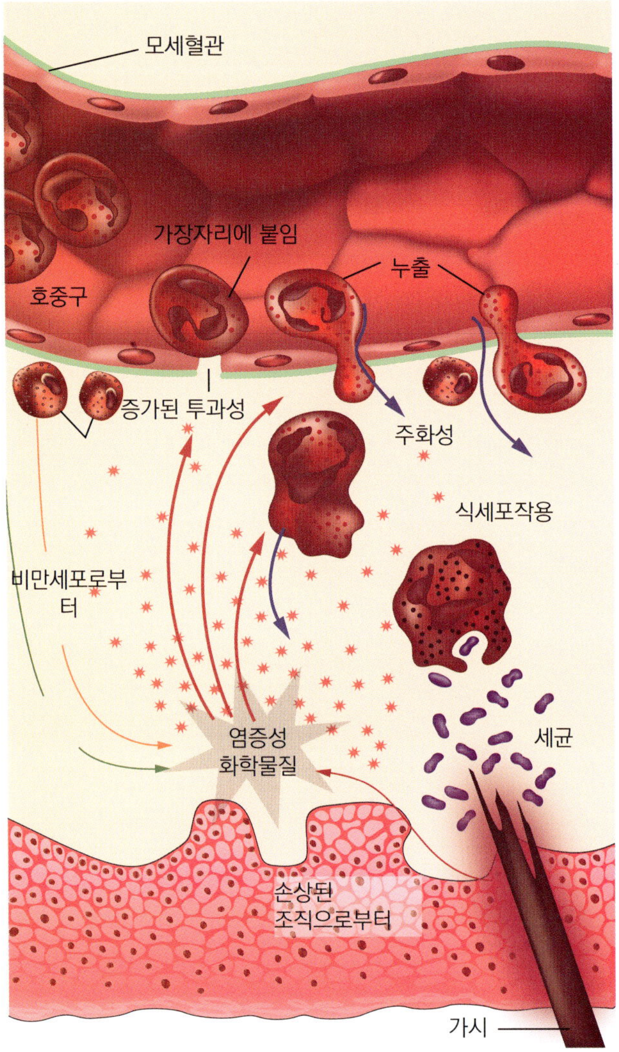

| 그림 4-7 | 급성염증반응의 생리적 현상

3. 후천면역(acquired immunity, adaptive immunity)

후천면역(acquired immunity, adaptive immunity)이란, 선천면역으로 제거되지 않은 미생물을 제거하는 면역계의 2차방어기전이다. 후천면역은 항원에 특이적이며, 면역학적으로 기억할 수 있다는 두가지 점에서 선천면역과 차이가 있다. 즉 후천면역은 특이면역 및 적응면역이다. 이러한 후천면역에서 가장 중요한 세포는 림프구이다. 후천면역은 B림프구에 의해 생성된 항체가 체액을 통해 이동하면서 면역반응이 나타나는 체액성 면역(humoral immunity)과 T림프구에 의해 면역반응이 나타나는 세포성 면역(cellular immunity)으로 구분한다(그림 4-8). 일반적으로 체액성 면역은 항체매개 면역반응으로서 세균과 같은 감염인자에 대한 면역을 담당하며, 세포성 면역은 주로 세포에 결합한 바이러스항원에 대한 면역을 담당한다.

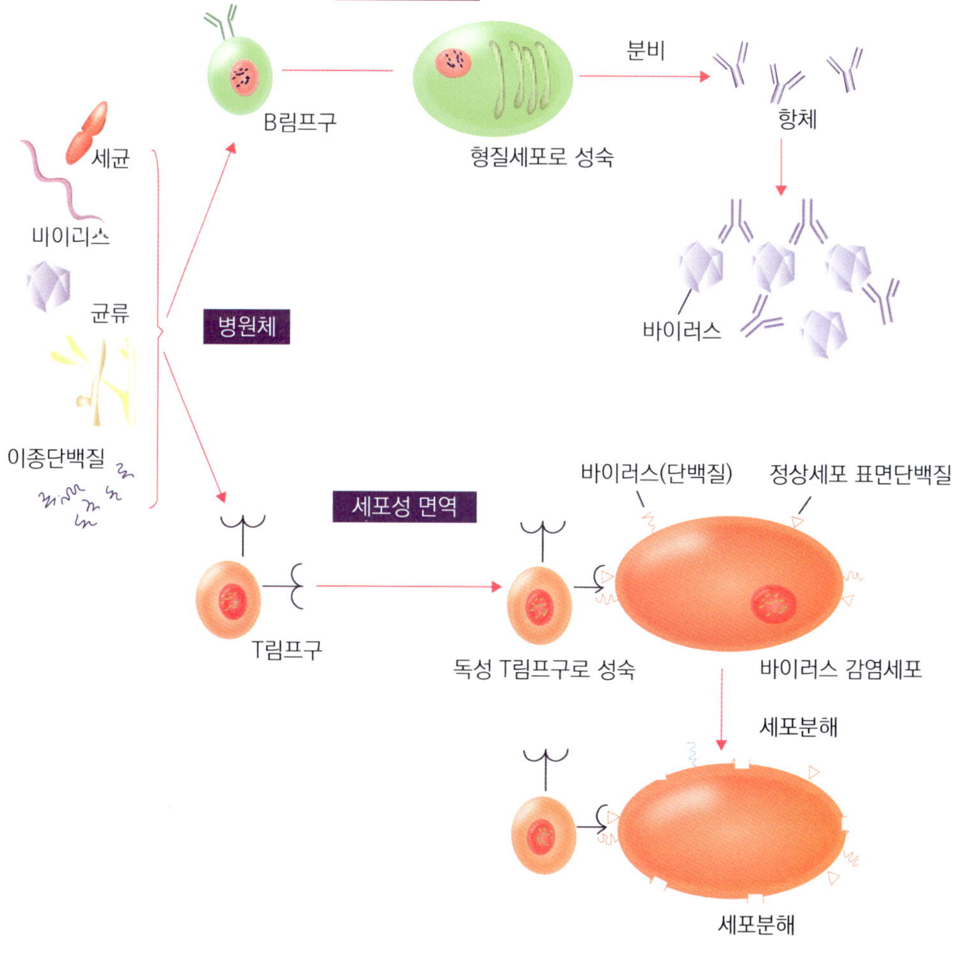

그림 4-8 체액성 면역과 세포성 면역

1) 후천면역의 특징

(1) 면역학적 기억

일단 "비자기"라고 인식되면 생체에 면역학적으로 기억된다. 예방접종에 의해 한 번 면역된 개체가 다시 동일한 "비자기"가 침입·출현할 때에는 처음보다 더욱 신속하게 효율적으로 면역반응이 일어나서 그 "비자기"의 처리가 행하여진다. 이것을 면역학적 기억(immunological memory)이라고 한다.

(2) 면역반응의 특이성

즉 A라는"비자기"에 대한 항A라는 면역반응은 A에 대해서만 반응하고 B에 대해서는 반응하지 않는다. 이와 같이 면역반응은 "비자기"에 대하여 "열쇠와 열쇠구멍"과 같은 관계(이것을 면역학에서는 특이성이라 함)로 일어나며 화학적으로는 판별이 매우 어려운 약간의 차이 밖에 없는 두 물질도 식별할 수가 있다.

2) 후천면역에 관여하는 세포

면역반응에 관여하는 세포의 기원은 모두 골수의 줄기세포이다. 면역계의 세포들은 그림과 같다. 그중에서 주역은 림프구로서 면역반응의 특이성을 담당한다(그림 4-9).

림프구(lymphocyte)는 후천면역의 주요 세포이다. 림프구는 T림프구(T림프구)와 B림프구(B림프구) 그리고 자연살해세포(natural killer cell, NK세포)로 분류한다. 림프구는 태아발생시 골수의 줄기세포(stem cell)로부터 유래된다. T림프구는 흉선에서 B림프구는 골수에서 성숙한다. 림프구는 항원의 자극에 의하여 각각 세포성 면역을 발현시키는 감작 T림프구와 항체를 생산하여 체액성 면역을 발현시키는 형질세포로 분화한다(그림 4-10, 11, 표 4-1).

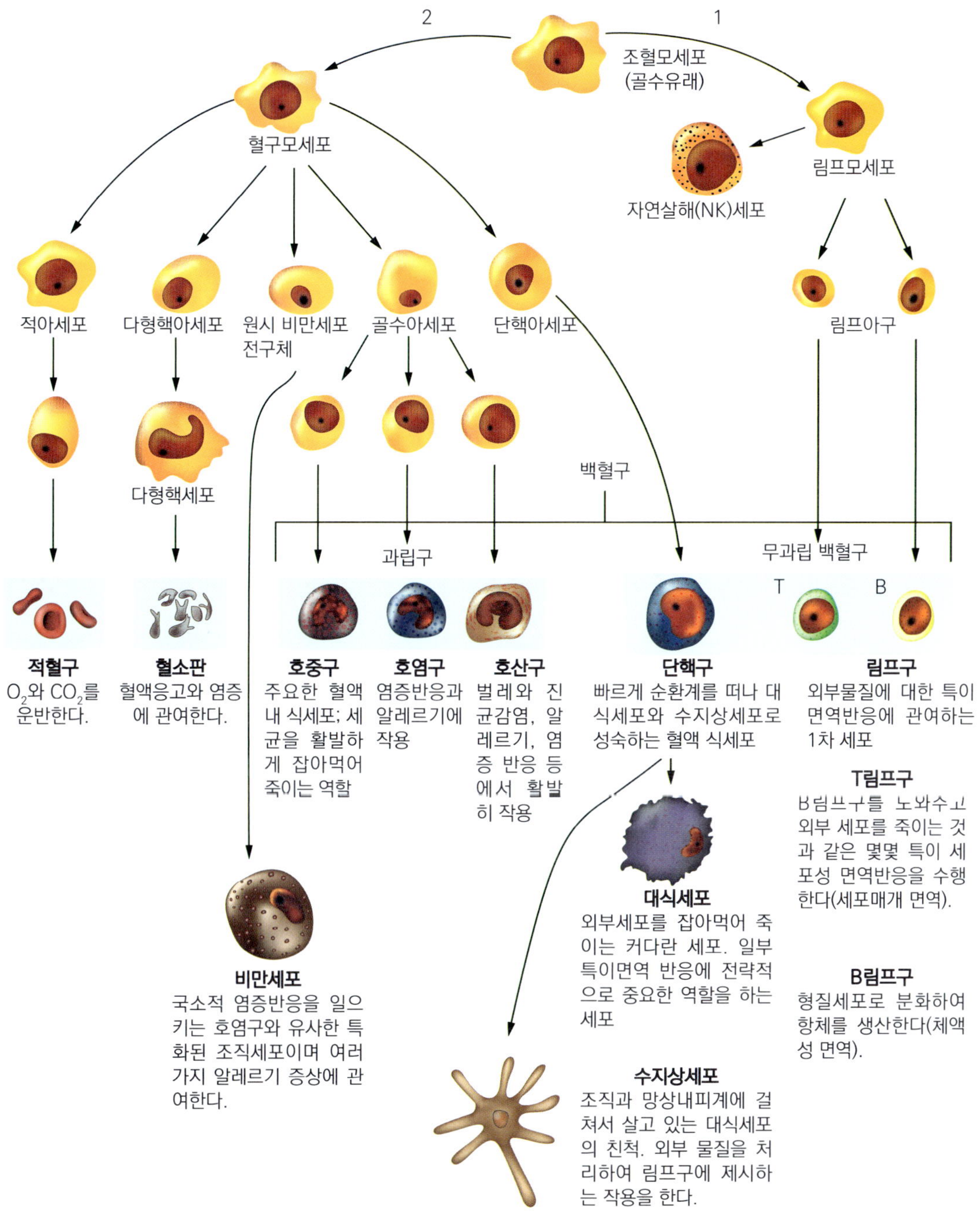

| 그림 4-9 | 다양한 형태의 사람 혈액세포

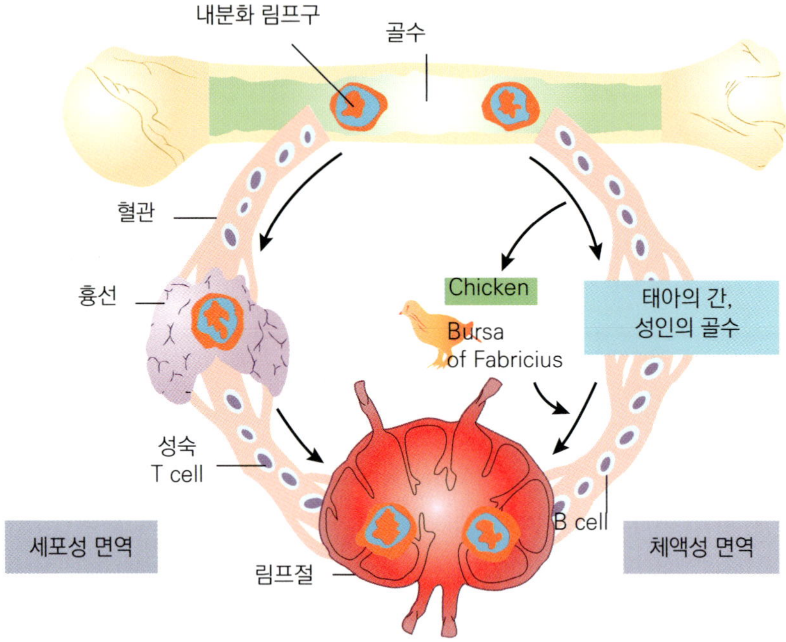

그림 4-10 T림프구와 B림프구의 분화

표 4-1 B림프구, T림프구 및 대식세포의 특징

특 징	B림프구	T림프구	대식세포
성숙위치	Bone marrow(태아의 간)	흉선 또는 흉선호르몬	
면역의 종류	체액성(humoral)	세포매개성(cellular) 체액성 면역 보조	체액성, 세포매개성
세포유형	형질세포와 기억세포	세포독소성, helper, 억제자, 기억세포 지연형과민반응	고정 또는 유주성
표면항원의 존재 외래표면항원의 존재 원수용체의 존재 평균수명 분비물질	있다 없다 있다 짧다 Antibody	없다 없다 있다 길거나 짧다 Lymphokines	없다 있다 없다 길다 Interleukin-1

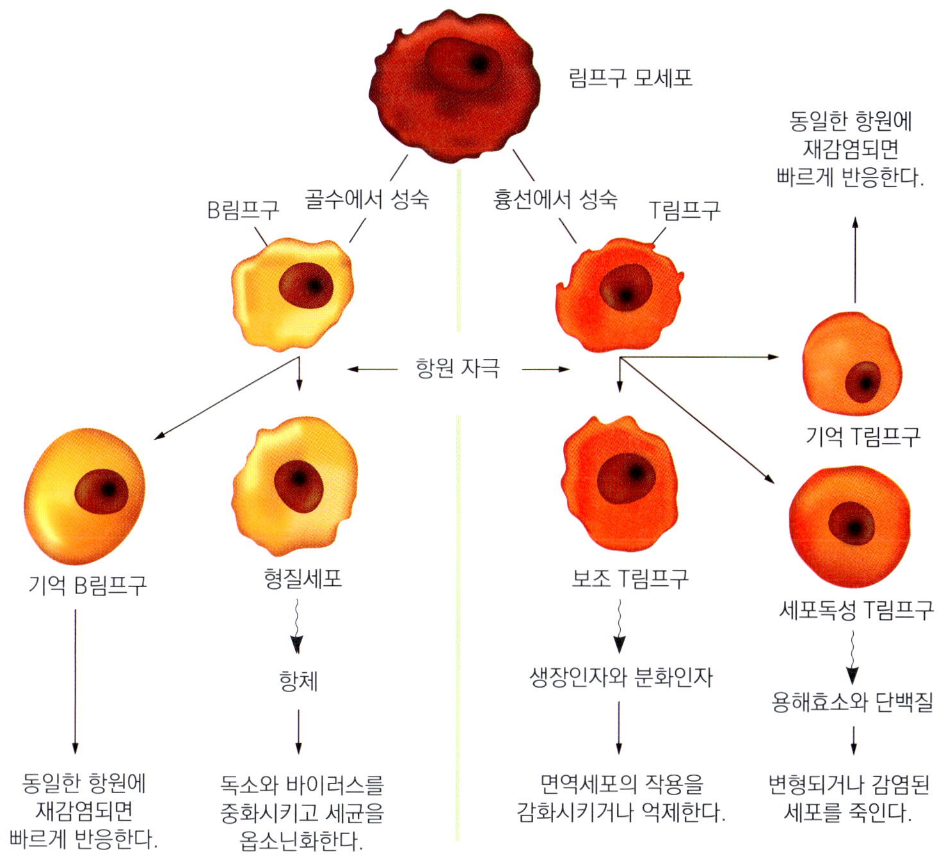

| 그림 4-11 | B림프구와 T림프구의 발달과 기능

(1) T림프구

T림프구는 조직적합복합체분자(major histocompatibility complex(MHC) molecules)와 결합된 비자기항원을 인식할 수 있는 성숙한 T림프구이다. MHC는 세포표면분자로서 class I 및 class II의 두가지 형태가 있다. T림프구는 세포표면분자인 T림프구 수용체(T cell receptor(TCR))를 이용해 항원을 인지한다.

(2) B림프구

B림프구는 표면의 항체를 이용해 항원을 인식한다. 각 B림프구는 다른 항원과 반응한다.

3) 후천면역의 유형

(1) 체액성 면역(humoral immunity, antibody-mediated immunity)

체액성 면역이란, B림프구가 항체를 분비하여 분비된 항체가 세포의 미생물을 제거하는 면역이다.

① 항원(antigen)

항원(antigen)이란, antibody+generator, 즉 '항체를 유발시키는 물질'이라는 뜻이다. 항원은 '이물질'이며 항체와 결합하는 분자량이 큰 물질이다. 이들은 '비자기(non self)'로 인식된다. 또한 생체 내에 침입하여 항체를 생산하게 하고, 그 항체와 특이적으로 반응하는 물질이 항원이다. 이때 그 항원과 특이적으로 반응하는 면역혈청단백이 항체(antibody)이다.

항원에 따라서는 항체를 생산하는 체액성 면역보다도 그 항원과 특이적으로 반응하는 감작림프구를 유도하는 세포성 면역을 초래하는 것과, 이와는 반대로 그 항원에 대해서만 특이적으로 면역반응이 일어나지 않는 면역관용의 결과를 가져오는 것이 있다. 이와 같은 여러가지 면역반응을 총칭하여 면역응답이라 한다.

여기서 항원이란 적당한 조건하에서 특이적인 면역응답을 유도하며(면역원성), 그 면역응답에 의하여 생긴 항체나 감작림프구와 특이적으로 반응하는(반응원성) 물질이라고 정의할 수 있다. 한편 면역원성과 반응원성의 양 성질을 가진 것을 완전항원이라 하나 그 중에는 면역원성은 없으나 반응원성을 가진 것도 있어 이것을 hapten이라 한다. 일반적으로 hapten은 분자량이 적은 저분자 물질의 불완전항원이지만 분자량이 큰 고분자 단백(carrier protein)과 결합하면 항체 생산기능(면역원성)을 갖게 된다.

어떤 물질이 면역원성을 발휘하기 위한 조건은 다음과 같은 네 가지가 있다.

(1) 분자량이 클 것. 적어도 분자량이 10,000 이상이면 면역원성을 갖는다.

(2) 복잡하고 강고한 분자구조를 가질 것. 고분자라도 단순한 구조단위의 반복이면 면역원성은 없다.

(3) 액체 중에서 용해되어야 한다.

(4) 이물이어야 한다. 면역응답에 관여하는 림프구의 이물로서 가령 해부학적으로 자신의 조직이라도 평소에 림프구와 접촉하지 않던 것은 그 균형(value)이 깨지면 면역원성을 나타낸다. 눈의 수정체, 포도막, 뇌, 정소 등은 그 예이며, 그들에 대한 면역응답은 자가면역질환을 일으킨다.

의료에서 환자에게 투여하는 의약품이나 삽입하는 장치 등은 이 네 가지 성질을 모두 갖추고 있으면 안된다. 예를 들어 항독소를 가진 말의 혈청을 치료에 이용할 경우 말의 혈청은 (1)~(4)의 모든 조건을 갖고 있으므로 혈청병이라는 위험한 부작용이 생긴다. 그러나 plastic으로 만들어진 인공장기는 (1), (4)의 조건은 충족시키나, (2), (3)의 조건은 충족시키지 못하므로 사용할 수 있음을 이해한다.

즉 항원이란 생체의 면역계에 대해서는 이물질이며 체액에 용해되는 화학적으로 복잡하고 강고한 구조를 가진 고분자 물질이다.

② 항체(antibody)

항체(antibody) 및 면역글로불린(immunoglobulin, Ig)는 동의어로서 IgG, IgM, IgA, IgD, IgE의 다섯 가지 종류가 있다. 모두 활성화된 B림프구(형질세포)에서 생성되며, 항원과 특이적으로 반응한다.

면역글로불린의 기본적인 구조는 4개의 peptide로 구성되며, 긴(무거운) peptide(H사슬)와 짧은(가벼운) peptide(L사슬)가 짝을 이루고, 그 사이는 -S-S-결합으로 연결되어 Y자형을 하고 있다(그림 4-12).

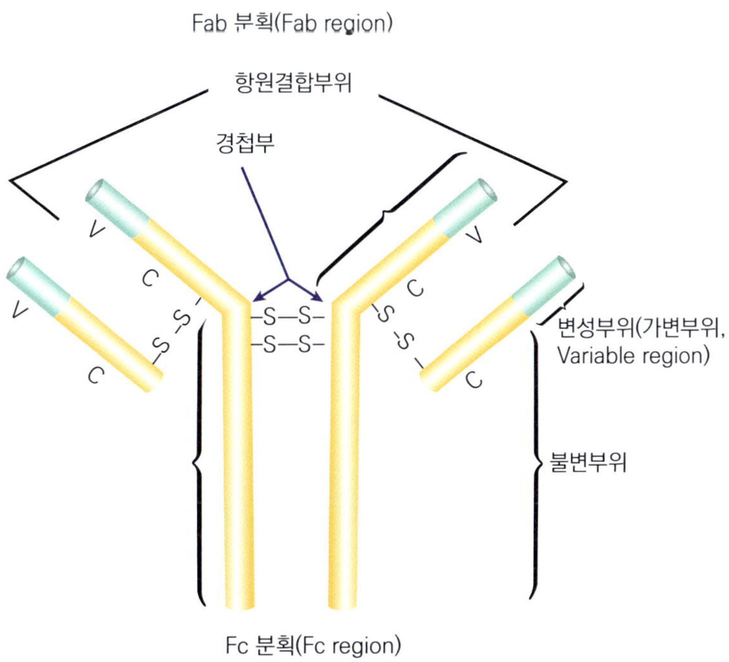

그림 4-12 **항체의 기본구조와 항원, 세포, 보체와의 반응부위**

그림은 IgG의 경우이며 다른 면역 globulin은 약간씩 다르다.

H사슬과 L사슬은 각각 amino기가 있는 말단측에서 항원과 상보적으로(열쇠와 열쇠구멍이 맞는 것과 같이) 결합한다. 따라서 각 항원에 대응하기 위해 이 부분의 amino산 배열은 일정하지 않으며, V(variable)영역이라 한다. 기타의 부분은 amino산 배열이 면역 globulin마다 거의 일정하며 C(constant)영역이라 한다.

항체는 Y 형태의 단량체이며, Y의 팔부분에는 항원결합부위(Fab)가 꼬리부분에는 효과기능을 가진(Fc)부위가 있다.

이들 두 개의 항원결합부위는 각각 항체분자와 두개의 생물활성을 분담하고 있다. 즉 Fab(fragment antigen binding)는 여러 가지 amino산 배열을 가지며 항원과 특이적으로 결합하며 항체의 기능을 분담한다. Fc(fragment crystallizable)는 일정한 amino산 배열을 가지며 결정화(crystallizable)가 가능하고, 비특이적으로 보체(complement)를 결합하여 활성화한다. 또 세포(cell)의 표면에 흡착하며, IgG의 경우에는 태반을 통과(cross)하는 등의 생물활성을 담당하고 있다(표 4-2).

| 표 4-2 | 항체의 종류와 특징

종류 (isotype)	중쇄유형 (class)	분비형 구조	특징
IgA	알파(α)	monomer dimer	• 중화반응을 보인다. • 점막조직인 구강, 눈, 호흡기, 위장관, 비뇨생식기, 모유로 sigA 형태로 분비되어 이들 조직을 보호한다. • 모유의 sigA는 유선(젖샘)을 통해 분비되어 미생물로부터 영아의 감염을 막는다. • 구강의 sigA는 타액선(침샘)을 통해 구강으로 분비된다.
IgD	델타(δ)	monomer	• B림프구의 막에 존재하는 항원 수용체이다.
IgE	엡실론(ε)	monomer	• 알레르기반응이나 기생충 질환이 있는 경우 혈청 내 수치가 증가한다. • 비만세포(mast cell)와 호염기구(basophil)의 표면에 결합한다. 이들 세포막에 존재하는 항체에 항원이 결합하면 히스타민이 유리되어 알레르기반응이 일어난다.
IgG	감마(γ)	monomer	• 혈청이나 조직액에 가장 많이 존재한다. • 중화반응, 식균작용 촉진, 항체-의존 세포-매개 세포독성, 보체 활성화(고전경로)를 유도한다. • 태반을 통과한다.
IgM	뮤(μ)	pentamer	• 항원 노출 후 가장 먼저 생성되는 항체이다. • 중화반응, 보체 활성화(고전경로)를 유도한다. • B림프구의 막에 존재하는 항원 수용체이다.

③ 각종 면역글로불린의 특징

가. 면역글로불린G(IgG)

정상인의 혈청 중에 가장 다량(약 9 mg/ml)으로 함유되며, 성인 혈청에 있는 면역 globulin의 약 75%에 해당한다(그림 4-13). 태반을 통과하는 유일한 면역 globulin이며, 따라서 신생아의 혈중에는 모체 유래의 IgG가 많이 함유되어 있다. 출생 후에는 서서히 감소되어 3~6개월에 최저로 되며 그 후에는 신생아 스스로가 생산하는 IgG가 증가된다.

항원이 침투하면 IgM보다 늦게 생산되나(1차응답), 다시 한번 같은 항원이 들어오면, 짧은 잠복기(보다 빨리)에, 다량으로(더 높게), 장기간(더 오래) 생산된다(2차응답).

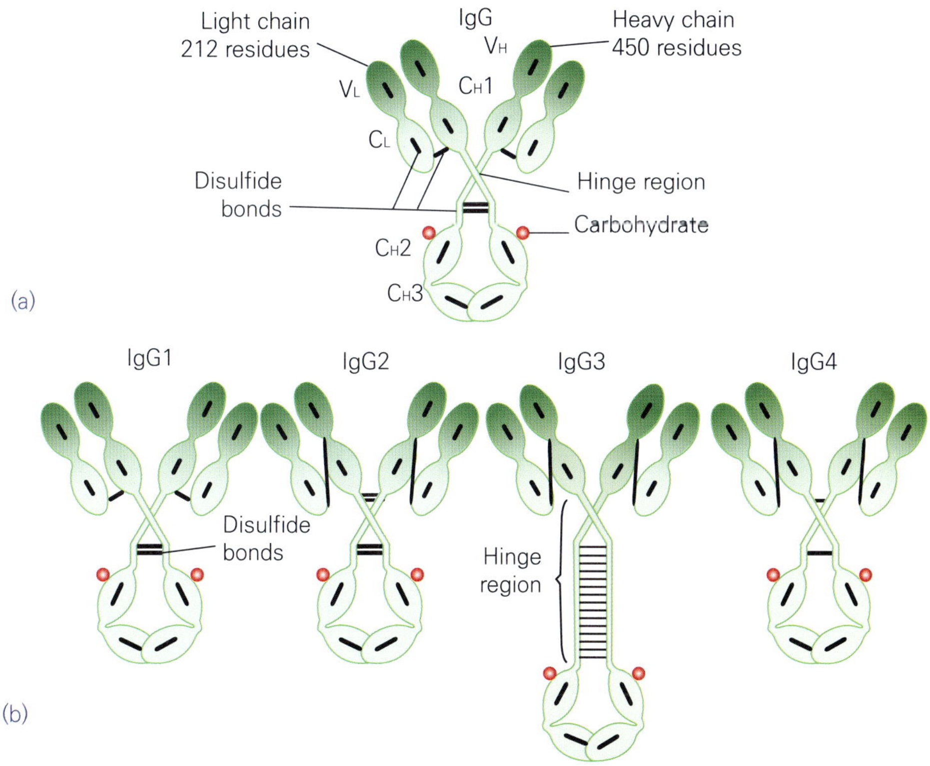

그림 4-13 Immunuglobulin G(IgG)의 기본구조(a)와 4개의 subclass(b)

나. 면역글로불린M(IgM)

4가닥의 peptide로 된 기본구조 5단위와 한 개의 J사슬로 된 5량체(pentamer)이다. 따라서 분자량은 최대(900,000)이고, 항원결합부위도 10개(10가의 항체)이다(그림 4-14). 그러므로 적혈구나 세균의 응집능이 높다. 동종응집소(항A, 항B), Gram 음성균의 O항원에 대한 항체, 이호항체(heterophil antibody ; 면양 적혈구를 응집하는 항체), rheumatic 항체(관절 rheumatism 때에 나타나는 항 IgG 자가항체) 등이 이에 속한다.

항원자극 때에 가장 빨리 일과성으로 생산되므로 IgM 항체를 검출함으로써 감염증의 초감염의 진단이 가능하다. 그 목적으로 2 mercaptoethanol 처리(IgM 항체 파괴목적)나 전술한 protein A 처리(IgG 항체 제거) 등의 전처리를 한 후 항체가를 측정한다. 이 방법으로 IgG와 IgM 항체를 단계별로 측정할 수 있다. 또 태반을 통과하지 않으므로 신생아의 혈청(제대혈청) 중에 IgM 항체가 검출되면 그 미생물로 인한 자궁내 감염을 진단하는 유력한 근거가 된다. IgG와 함께 순환기계감염 예방에 중요한 역할을 한다.

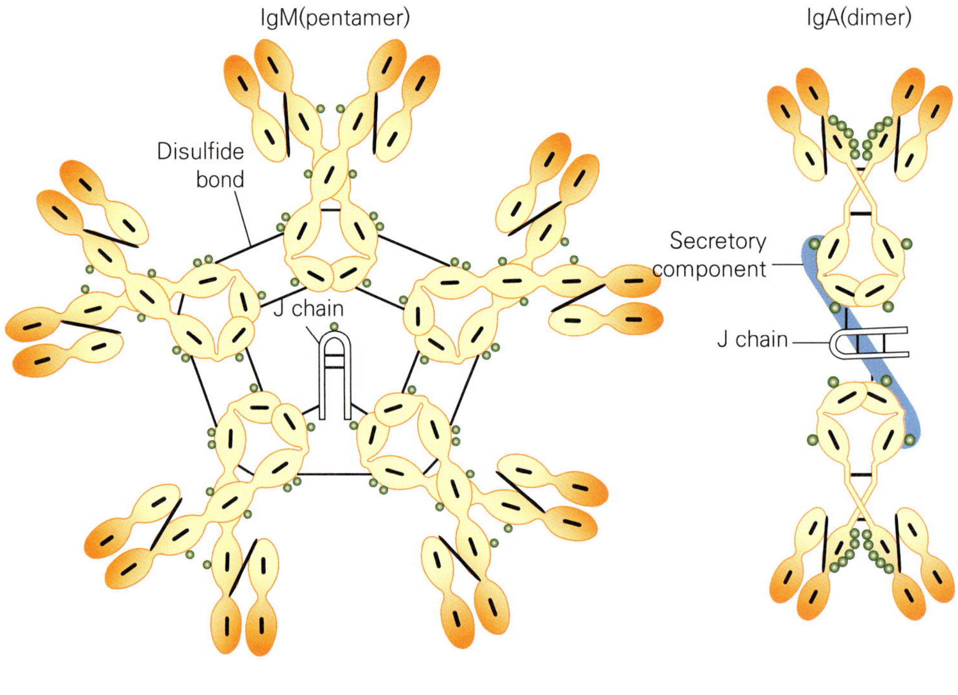

그림 4-14 IgM(좌)과 IgA(우)의 기본구조

다. 면역글로불린A(IgA)

혈청 중의 IgA(혈청형 IgA)는 하나의 분자로 된 단량체(monomer)이다. 유즙(특히 초유), 타액, 눈물, 기도, 소화관, 비뇨생식기의 점액 등의 외분비액 중에 IgA(분비형 IgA)는 2분자의 IgA를 J사슬이 결합한 2량체(dimer)에 다시 분비편이 결합한 것이다(그림 4-14).

분비편은 분비선의 상피에서 만들어져, IgA를 외분비액 중에 분비함과 동시에 단백분해효소작용을 막고 있다. 분비형 IgA는 점막면의 감염방어 면역의 주역이다.

라. 면역글로불린D(IgD)

혈중에 소량(0.04 mg/ml 이하)이 함유되어 있으나, 그 생물활성은 확실하게 알려지지 않고 있다. B림프구 표면에 존재하고 있으며 B림프구의 분화에 기여한다(그림 4-15).

마. 면역글로불린E(IgE)

혈청 중에 극히 미량(0.00005 mg/ml 이하)이 존재한다. Fc 부분에서 비만세포와 호염기구에 부착한다. 이것에 항원(allergen)이 결합하면 이들의 세포에서 히스타민 등의 물질이 방출되고, Anaphylaxis형(I형)의 즉시형 과민증(allergy)을 일으킨다.

한편 이 반응은 히스타민 등 혈관을 확장시키는 물질의 작용 때문에 혈관의 투과성을 높이므로 면역이 성립되어 있는 숙주 미생물의 국소침입에 IgG항체, 보체, 백혈구, 림프구 등을 삼출·유출시키는 작용이 있어서 감염방어의 역할을 한다(그림 4-15).

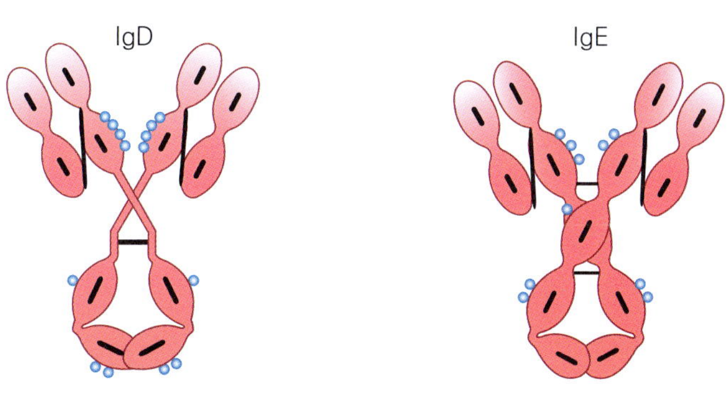

그림 4-15 IgD와 IgE의 기본구조

④ 항체의 생산: B림프구의 활성화

맨 처음, B림프구가 항원을 인지하면, 이는 항체를 생성하는 형질세포(plasma cell)로 증식 및 분화한다. 항원과 처음 접촉하는 경우, B림프구가 형질세포로 성장 및 분화를 하여야 하므로 항체는 서서히 생산된다. 생체가 처음으로 항원(A)를 받으면, 약 1주일 후에 항체(항A)가 생산되고 곧 최고에 달하는 수주 후에는 항체생산은 그치고 항체는 점차로 소실된다. 이때 먼저 IgM 항체가 생산되고, 그 다음에 IgG 항체가 생산된다(그림 4-16).

처음에는 주로 IgM이 생성되며, 항체가 최고에 달한 후, 일부 B림프구는 기억세포(memory cell)로 남게 된다. 이러한 항체의 생성형태를 1차응답 또는 일차면역반응(primary immune reaction)이라 한다. 동일한 항원과 다시 접촉하게 되면, 즉 이차반응에서는 기억세포의 증식으로 항체생성은 보다 빠르고 강하게 일어나며 오랫동안 지속된다. 이때 기억세포의 증식으로 주로 IgG가 생성되는데, 이것을 2차응답 또는 이차면역반응(secondary immune reaction)이라 한다.

그러면 2차응답은 1차응답과 어떻게 다른 것인가?

2차응답에 있어서는 1차응답에 비교하여 보면 다음과 같다.

a. 보다 빨리 항체생산이 시작되며 더욱 급속히 항체의 농도가 상승한다.
b. 보다 많은 양의 항체가 생산된다.
c. 보다 장기간 항체생산이 계속된다.
d. 보다 적은 양의 항원에서도 항체가 만들어진다.
e. 보다 강하게 항원에 결합하는 항체가 만들어진다.
f. 항체는 주로 IgG이다.

같은 감염증에 두번 다시 걸리지 않는다. 혹은 한번 걸리고 나면 두번째는 가볍게 넘어간다는 것은 이 2차응답의 혜택이며, 상당기간 동안 걸리지 않는다.

이 원리는 예방접종에도 응용되고 있다. 즉 백신을 반복하여 주사해서 추가면역을 하는 것은 면역을 확실하게 함과 동시에 2차응답을 일으키는 것을 목적으로 한다. 이것을 부스터 효과(booster effect)라고 한다.

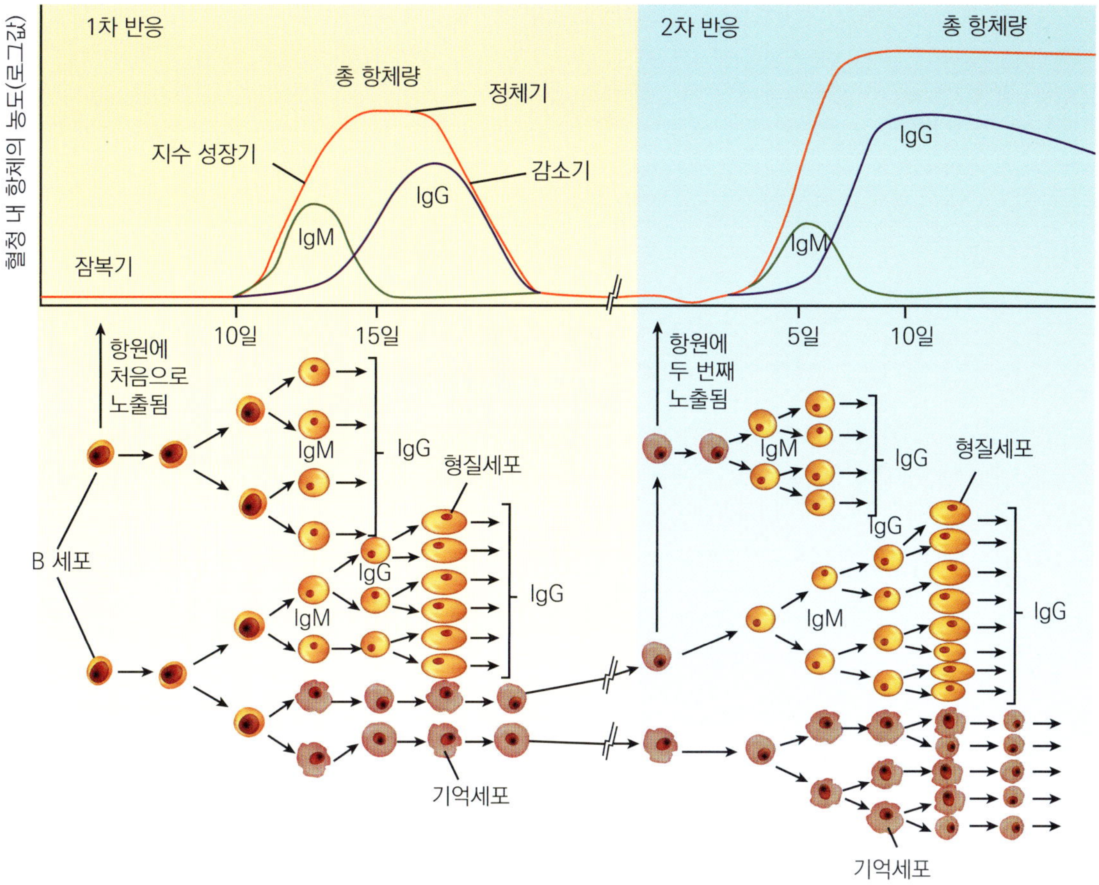

그림 4-16 항원 투여 후의 항체생산

⑤ 항원항체반응

항원과 항체가 반응하면 항원항체복합체(immune complex)를 만든다. 이것을 항원항체반응(antigen-antibody reaction)이라 한다. 항체마다 적어도 2개의 Fab 부분이 있으므로 항체는 2개의 항원분자와 결합하여 커다란 면역복합체를 만든다. 이때 항체의 기능은 다양하다. 우선 항원과 결합하여 항원의 작용을 억제한다. 즉, 독소의 중화, 가수분해효소의 불활성화, 세균의 부착억제, 세균의 영양소섭취억제를 야기한다. 다음으로 바이러스 또는 세균을 응집시켜 식작용을 촉진시키고, 바이러스의 수용체 결합을 저해한다. 이러한 항체는 항원을 직접 손상시키지는 않는다. 식세포를 포함한 많은 세포들은 Fc부분에 대한 수용체를 가지고 있으므로, 이들 세포는 면역복합체를 효과적으로 잡아먹을 수 있다(그림 4-17).

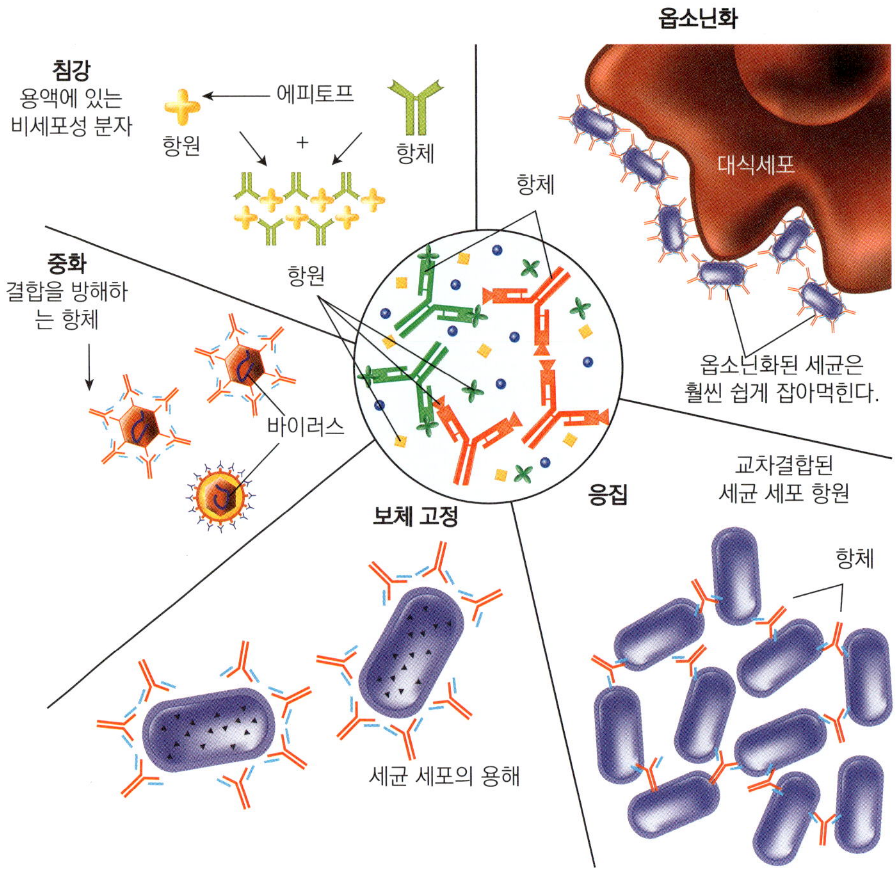

| 그림 4-17 | 항원 항체 결합의 결과

가. 침강반응(precipitation reactionprecipitation reaction)

가용성의 항원과 항체를 반응시키면, 양자가 일정한 비율로 모두 결합하여 불용성의 항원항체결합물이 생겨 육안으로 볼 수 있는 백탁의 침강물이 된다. 이 반응을 침강반응이라 하며 가장 잘 침강반응을 일으키는 항원과 항체의 비율을 최적비(optimal ratio)라 한다.

나. 응집반응(agglutination reaction)

세균이나 적혈구 등의 입자성의 항원과 항체를 반응시키면 항원표면에 결합한 항체로 인하여 항원은 육안으로 볼 수 있는 응집된 덩어리를 만든다. 이것을 응집반응이라 한다. 단백 등의 가용성 항원도 적혈구(또는 latex 입자) 표면에 부착시키면 가용성 항원에 대한 항체와의 반응을 응집반응으로 관찰할 수가 있다. 이것을 수동적 혈구응집반응이라 하며, 침강반응보다 훨씬 감도가 높다(TPHA 참조). 또 반대로 적혈구에 항원이 아닌 항체를 부착시켜 항원에 의한 적혈구가 응집되는 것을 관찰할 수도 있다. 이것을 역수동적혈구응집반응이라 한다.

ABO식 혈액형

적혈구응집반응을 일으키는 항체를 혈구응집소라 한다. 정상 동물의 혈청에 존재하는 혈구응집소를 정상혈구응집소라 하고, 이 중에서 동종 동물의 적혈구를 응집하는 것을 정상동종혈구응집소라 한다. 사람의 혈청중에 있는 ABO식 혈액형에 관한 응집소는 그 하나의 예이며, IgM 항체이다.

적혈구는 항체 이외에도 virus 및 균체성분 등의 적혈구응집소에 의해서도 응집되는데, 이 것은 항원항체반응이 아니라 비특이적반응이라고 한다.

ABO식 혈액형은 오스트리아의 Karl Landsteiner가 최초로 발견(1901년)하였으며, 정상동종혈구응집반응에 의해 사람의 혈액은 A, B, O, AB의 4가지 형으로 분류한다.

ABO식 혈액형은 ① 자신의 혈청 중에는 자신의 적혈구(응집원)에 대응하는 항체(정상동종적혈구응집소)가 없다. ② 자신의 혈청 중에는 자신의 적혈구에 대응하지 않는 항체가 있다고 하는 Landsteiner의 법칙에 따른다. 예를 들어, A형은 응집원 A를 갖고 있으나, 응집소 α(항A)는 갖지 않으며, 응집소 β(항B)를 갖고 있다. ABO식 혈액형의 유전은 멘델의 법칙에 따라 A와 B의 유전자(양자간에 우열은 없다)는 O에 대하여 우성이다(표 4-3).

이에 반하여 면역에 의해서 생기는 응집소를 면역혈구응집소라 하며, 항 Rh항체는 그 예이다.

표 4-3 혈액형에 따른 응집반응

혈액형		A	B	AB	O
	응집소 응집원	A	B	AB	없음
A	β	−	+	+	−
B	α	+	−	+	−
AB	없음	−	−	−	−
O	α, β	+	+	+	−

Rh식 혈액형

1940년 Landsteiner와 Wiener는 붉은털 원숭이(rhesus monkey)의 적혈구로 면역시킨 토끼의 항혈청이 원숭이의 적혈구 뿐만 아니라 대부분의 사람의 적혈구도 응집한다는 것을 발견하여, 응집되는 적혈구를 Rh 양성, 응집되지 않는 적혈구를 Rh 음성이라 하였다.

사람의 항 Rh항체는 정상응집소와는 달라 자연에는 존재하지 않으며, 다음과 같은 두 가지 경우에 생산되는 면역항체이다. 그 하나는 Rh 양성자의 혈구를 Rh 음성자에 수혈했을 때(부적합수혈)이고, 다른 하나는 Rh 음성의 여성이 Rh 양성 남성과의 사이에서 Rh 양성의 태아를 임신했을 때(부적합임신)이다.

항 Rh항체는 IgG 항체이므로 태반을 통하여 체내에 들어가서 태아의 적혈구를 파괴하여 태아적아구증(신생아의 중증 용혈과 황달에 의한 장애)를 일으킬 위험이 있는데, 이 때 신생아는 교환수혈로 구조할 수 있다. 또한 Rh 양성의 신생아를 분만한 산모에게 항 Rh항체를 주사함으로써, 태아에서 모체로 들어간 Rh 양성의 혈구와 결합시킴으로써 모체에 항 Rh항체가 생산되는 것을 예방할 수도 있다.

Rh 음성자의 빈도는 한국인은 0.4%, 백인종은 13~17% 정도이다.

혈액형과 수혈

수혈은 공혈자와 수혈자의 ABO형과 Rh형이 같은 형인 경우에 실시한다. 실제로 수혈할 때는 먼저 ABO형과 Rh형을 검사하여 혈액형을 결정하고 같은 형의 공혈자와 수혈자를 선정한다. 다음에 이 두 혈액에 대한 교차시험(cross-matching)을 해야 한다. 왜냐하면 혈액형에는 ABO형과 Rh형 이외에도 M, N, P형 등 여러가지 혈액형이 있으며, 그들의 부적합 수혈에 의한 부작용을 방지하기 위해서이다.

교차시험에는 ① 공혈자의 적혈구와 수혈자의 혈청을 혼합하여 수혈자의 혈청중에 공혈자의 적혈구가 반응하는 항체가 없는지 조사하는 주시험과 ② 반대로 수혈자의 적혈구와 공혈자의 혈청을 혼합하여 공혈자의 혈청중에 수혈자의 적혈구와 반응하는 항체가 없는지 조사하는 부시험이 있으며, 양 시험이 모두 음성이면 그 수혈은 적합한 것이다.

다. 중화반응(neutralization reaction)

(외)독소, 효소, hormone, virus 등의 항원에 그에 대응하는 항체가 결합하면 그들 항원이 갖고 있는 생물학적 활성이 소실된다. 이 항원-항체반응을 중화반응이라 하고, 그 항체를 중화항체라 한다.

⑥ 단일클론항체

인위적으로 항체를 생성하는 형질세포(plasma cell)와 골수종세포(myeloma cell)를 융합시켜, 영구적으로 살 수 있으면서 특이 항체를 생성할 수 있는 세포(clone)를 만든다. 이들 세포로부터 얻은 항체를 단일클론항체(monoclonal antibody)라 한다(그림 4-18).

즉, 분자생물학과 유전자 공학의 눈부신 발전에 힘입어 1개의 항체생산세포와 종양세포를 융합한 잡종종양세포(hybridoma)에서 무제한으로 동일한 항체면역글로불린을 생산할 수 있게 된 것이다. 이 항체는 단일항원결정기에 대한 단일 항체이기 때문에 종래의 항혈청으로는 검출이 어려웠던 많은 항원의 검출이 가능해졌다.

⑦ 사이토카인

다양한 형태의 세포에서 분비되는 저분자량 단백의 거대 집단 중의 하나로 세포대 세포간의 전달, 항체생산조정, T면역세포의 상호작용, 면역반응의 증폭기능을 갖고 있다. Cytokine은 림프구에서 분비되는 interferons, interleukins, lymphokines과 같은 자극인자 클론을 포함한다.

Cytokine은 항원과 마찬가지로 T림프구와 B림프구에 자극을 주는 작용을 한다. 실제로 cytokine은 T림프구에 항바이러스성과 항암기능을 지시하며, 알레르기 반응을 촉진시키는 역할을 한다(그림 4-19, 표 4-4).

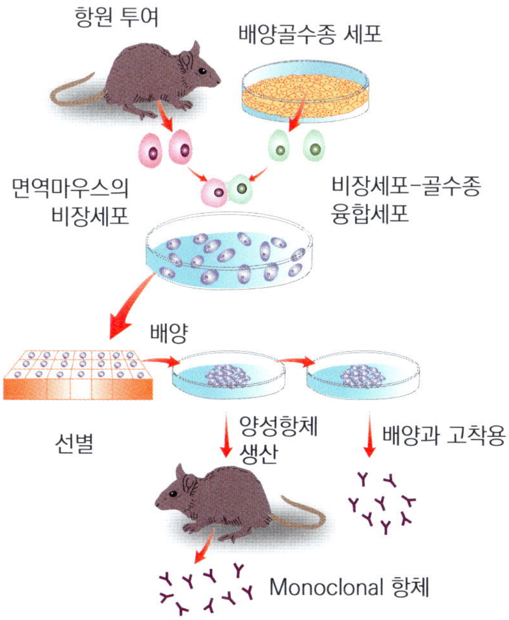

그림 4-18 단일클론성(monoclonal)항체 생산 과정

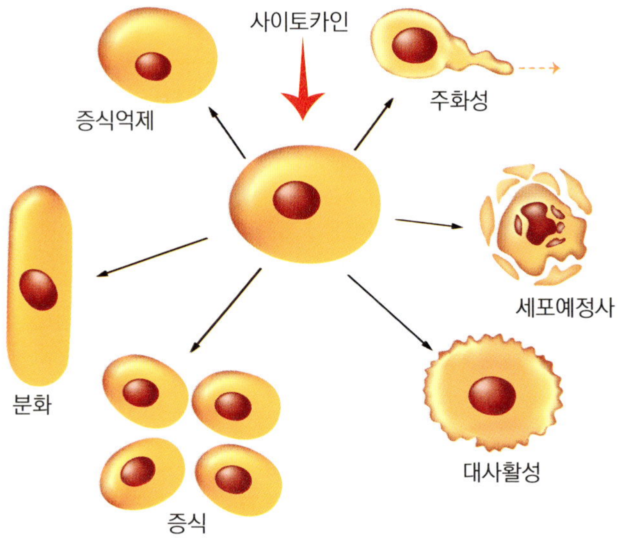

| 그림 4-19 | 사이토카인이 진핵세포에 미치는 생물학적 작용

| 표 4-4 | cytokine의 예

모노카인(monokines)
Interleukin-1(IL-1), Endogenous pyrogen(EP)
Tumor necrosis factor(TNF)
Interferon alfa-2a(leukocyte)(IF)
Granulocyte-colony stimulating factor(G-CSF)
Granulocyte/macrophage-colony stimulating factor(GG-CSF)
Interleukin-6(IL-6)
림포카인(Lymphokines)
Macrophage activating factor(MAF)
Macrophage inhivition factor(MIF)
Interferon gamma(immune)(IF)
Interleukin-2, T-cell growth factor(IL-2)
Interleukin-3, multi-CSF growth factor(IL-3)
Interleukin-6, B-cell differentiation factor(IL-6)
Chemotactic factor(CF)
B-cell growth factor(BCGF)
Tumor necrosis factor(TNF)
Lymphotoxin(LT)

(2) 세포성 면역(cellular immunity, cell-mediated immunity)

세포성 면역은 주로 T림프구의 활성화 과정이다. 즉 T림프구는 성장, 분화하여 다른 림프구의 기능을 조절하는 다양한 사이토카인(cytokine)을 생성하게 된다.

항원에 의해 자극이 가해지면 항체를 주체로 하는 액성의 면역반응이 일어나는 것은 전술하였으나, 경우에 따라서는 항체가 아닌 T림프구가 주체로 되는 세포성 면역반응을 볼 수가 있다. 이것을 세포성 면역이라 한다. 세포성 면역에 속하는 반응으로서는 지연형 과민증반응, 동종이식 면역반응과 그와 유사한 반응이 있으나 감염증의 경우에는 주로 결핵균 등의 세포내 기생체에 대한 감염방어면역이 그 반응으로 들 수 있다.

세포성 면역에서도 체액성 면역과 마찬가지로 특이성과 면역학적 기억이 존재하며 림프구 중의 T림프구가 그것을 담당하고 있다. 세포성 면역에서는 항원이 macrophage(대식세포)에 처리된 후 T림프구에 인계되고, 그 결과 T림프구를 자극하여 분열과 분화를 촉진한다. 이와 같은 림프구는 자극에 사용한 것과 동일한 항원과 특이적으로 반응하는 능력을 획득하게 되므로 감작 T림프구라 한다.

이 감작 T림프구에 의한 면역반응은 두 가지로 대별할 수 있다.

① 그 하나는 감작 T림프구가 대응하는 항원과 특이적으로 반응하고 분열·분화하여 lymphokines이라고 총칭되는 활성물질을 생산, 이 물질이 macrophage를 활성화하는 등 여러 가지 현상을 일으키는 반응이다. 이런 형의 반응은 tuberculin 반응을 전형으로 하는 지연형 과민반응이나, 결핵균, listeria균 등의 통성세포내기생균에 대한 감염방어면역 때에 볼 수 있다. Lymphokines은 T림프구가 항원이나 cytokine에 감작되어 생산하는 단백으로, macrophage activating factor(MAF), macrophage inhivition factor(MIF), interferon gamma(immune)(IF) 등 다수가 포함된다.

② 다른 하나는 감작 T림프구가 다른 세포 표면에 있는 항원과 결합하여 그 세포를 파괴하는 반응으로, 동종이식면역 때에 볼 수 있다. 이와 같은 T림프구를 killer T림프구 또는 세포상해성 T림프구라 한다(homograft transplantation immunity).

그 외의 세포성 면역반응도 이 두 가지 반응의 배합으로 일어난다.

① T림프구의 활성화

B림프구와 다르게 T림프구는 항체를 합성하지 않는다. 다만 T림프구는 항원을 인지한 후, 활성화 단계를 거친다. 이러한 T림프구는 기능에 따라 CD4^{+}T$_{H}$2세포, 억제 T림프구(TS), CD8^{+}T림프구(세포독성T림프구), CD4^{+}T$_{H}$1세포(보조T림프구)로 분류한다.

MHC에 결합된 항원이 TCR에 전달되면 T림프구가 활성화되며 활성화된 T림프구는 사이토카인(cytokine)을 만든다. TCR은 T림프구의 표면에 존재하며 두 개의 폴리펩타이드로 구성된 이형이중체(heterodimer)이다. TCR 옆에 항상 CD3분자가 존재하며 이는 TCR에 항원이 결합할 때 세포내 신호를 전달하여 사이토카인(cytokine)을 만들게 한다(그림 4-20).

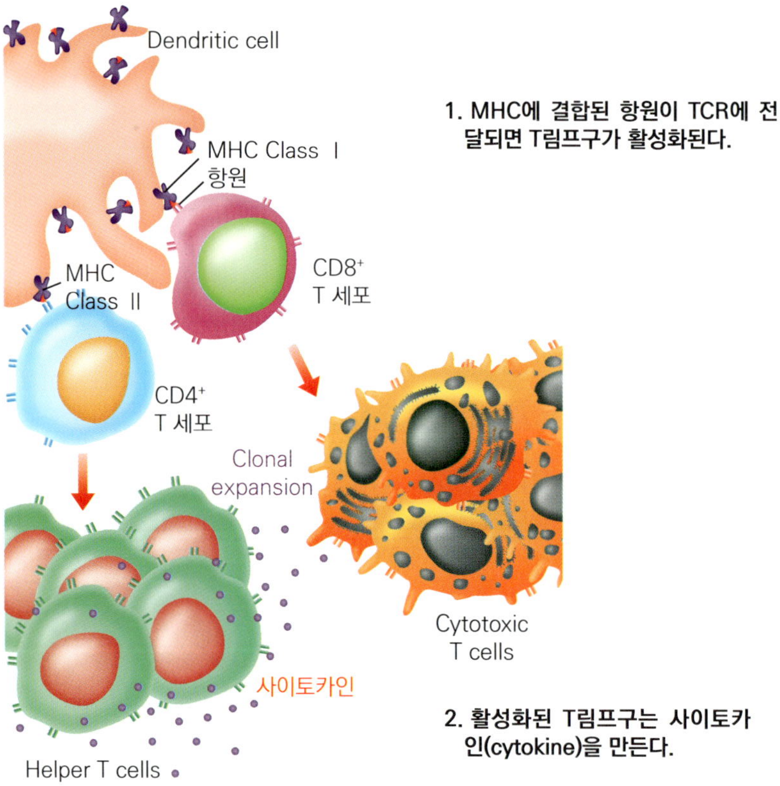

| 그림 4-20 | T림프구의 활성화

② 슈퍼항원

포도상구균 장독소(staphlococcal enterotoxin)와 독성쇼크증후군독소-1(toxic shock syndrome toxin)과 같은 일부세균의 항원은 다른 항원과 다르게 항원분해 및 전달과정 없이 직접 MHC분자에 결합하여 T림프구로부터 cytokine을 바로 유도한다. 이를 슈퍼항원(superantigen)이라 한다.

③ 전신적 염증/쇼크

전식적 염증반응 및 쇼크(shock)는 세균의 내독소(LPS)에 의한 반응이다. 미생물 성분 중 특히 Gram 음성세균의 내독소(lipopolysaccharide, LPS)에 의해 활성화되는 대식세포는 T림프구 이외에 또 다른 중요한 사이토카인(cytokine) 생성원이다. 이때 생성되는 가장 중요한 사이토카인(cytokine)은 tumor necrosis factor α (TNF-α)이다. 이는 대식세포에서 IL-1과 IL-6의 생성을 유도하며, 전신적 염증반응과 쇼크 증상을 유발한다.

④ 이식면역

이식이란 장기나 조직을 다른 장소나 다른 개체에 옮기는 것을 말하며, 장기나 조직 등의 이식편(graft)의 공여자(donor)와 수용자(recipient)의 관계에 따라 이식은 다음 4가지로 분류된다.

가. 자가이식(autograft)

자신의 조직을 자신의 다른 부위에 이식하는 것으로, 열상(熱傷)후에 자신의 건전한 피부를 열상부위에 이식하는 것이 이에 해당한다.

나. 동계이식(isogenic graft)

유전적으로 동일한 개체간의 이식으로, 사람에서는 일란성 쌍생아 사이의 이식, 동물에서는 근교계 동물간의 이식이 이에 속한다.

같은 부모를 둔 형제 자웅간의 교배를 20대 이상 반복하면 유전적으로 거의 동일한 개체가 나타나는데, 이러한 동물을 근친교배계(순계)동물이라고 한다.

다. 동종이식(homograft)

동일종 내에 유전적으로 다른 개체간의 이식으로, 통상 행해지는 것은 신장이식과 골수이식 등이 이에 해당한다.

라. 이종이식(heterograft)

이종의 개체간의 이식으로, 통상적으로는 행하지 않는다.

이 중에서 이식이 성립하여 이식편이 생착하는 것은 자가 및 동계이식의 경우 뿐이며, 동종 및 이종이식의 경우는 이식편은 2주 전후에 괴사하여 탈락하는 거부반응을 나타낸다. 이러한 현상을 이식면역(transplantation immunity)이라고 하며, 종특이성과 세포기억이 관여한다.

동종이식 때 거부반응을 일으키는 원인이 되는 이식편의 세포표면에 존재하는 항원을 조직적합 항원(histocompatibility antigen)이라 하며, 그 중에서도 이식의 성립 여부에 가장 밀접하게 관계하는 것을 주조직적합 복합체(major histocompatibility complex ; MHC)라 한다. 주조직적합 복합체는 적혈구 이외의 세포표면에 존재하는 당단백으로, 사람의 백혈구항원(Human Leucocyte Antigen ; HLA)과 mouse의 H-2 항원이 이에 해당한다.

동계이식의 경우에는 donor와 recipient의 조직적합항원이 동일하므로 거부반응은 일어나지 않는다. 본래 이식이 불가능한 사람 사이의 신장 혹은 골수 등의 동종이식을 성립시키기 위해서는 HLA가 비슷한 사람 사이에서 이식을 해야 하고 이식 후에는 면역억제제(부신피질호르몬, emulan, cyclospollin 등)를 투여하여 거부반응을 억제하는 등의 방법을 동시에 사용하고 있다.

이러한 이식면역은 체세포의 핵을 이종 세포의 핵과 대치하는 방법으로 이론적으로 극복하려는 노력이 행해지고 있으나 아직은 유전공학적으로 시험단계에 있다. 그러나 머지 않은 장래에 인간의 장기를 다른 동물에게서 배양하여 인체에 이식하는 방법이 실현될 것으로 기대되고 있으며, 다양한 유전공학적인 성과가 기대되고 있다.

⑤ 종양면역

정상세포는 여러 가지 원인에 의해 종양세포로 변화하는데, 정상세포의 항원은 종양으로 변형되어도 그대로 보존 된다. 그러나 종양과 관련된 새로운 항원이 나타나기도 하는데, 이와 같이 정상세포에는 없고 종양세포에만 있는 변화된 항원을 종양획득항원이라 하며, 그 중에서도 동계의 숙주에 이식하였을 때 거부반응을 일으키는 항원을 종양특이적 이식항원(Tumor-Specific Transplantation Antigen ; TSTA)이라고 한다.

이 항원은 기존의 항원과는 다른 특이한 것으로 세포표면에 분포하며, 세포성 면역을 형성하여 종양에 대항하게 된다. 임상적으로 드물게 어떤 암은 치료를 하지 않았는데도 자연적으로 사라지는 경우가 있는데, 이러한 현상은 세포매개성 면역반응에 의한 대식세포의 탐식작용의 결과이다.

숙주는 이식면역과 같은 반응으로 종양발생에 대한 면역감시(immunosurveillance)를 하고 있다고 생각된다. 왜냐하면 선천성 면역결핍증 환자의 암발생율은 전체의 5% 정도로, 일반인에 비해 200배 가량이나 높기 때문이다. 또한 후천성면역결핍증(AIDS)환자나 장기이식수술 후 면역억제상태의 환자에서는 악성림프종이 많이 발생한다.

그러나 대부분의 암은 면역결핍이 없는 경우에도 발생한다. 따라서 종양세포가 면역정상(immunocompetent)개체 내에서 면역계의 감시를 피하는 어떤 기전이 있을 것으로 생각된다.

일반적으로 종양세포의 항원성이 약하고, 종양세포가 면역억제작용을 갖고 있으므로 숙주의 대항력이 약해질 경우에는 종양이 형성되며, 면역감시를 피하여 과증식한다.

4) 후천면역의 성립

면역력은 자연적인 방법으로 얻을 수 있다. 감염에 의한 능동적 방법과 초유를 통한 방법과 같이 이미 만들어진 항체를 수동적으로 받는 방법이 있다(그림 4-21, 표 4-5). 면역력은 또한 인위적인 방법으로 얻을 수 있다. 면역을 통한 능동적인 방법과 항혈청과 같이 미리 만들어진 항체를 수동적으로 받는 방법이 있다. 다시 말해서 능동면역(active immunization)은 항체생성 및 세포매개 면역반응과 관련이 있으며, 수동면역(passive immunization)은 다른 숙주로부터 항체를 공급받아 생기는 면역이다. 이러한 후천면역은 자연후천면역과 인공후천면역으로 나뉘며, 각각은 자

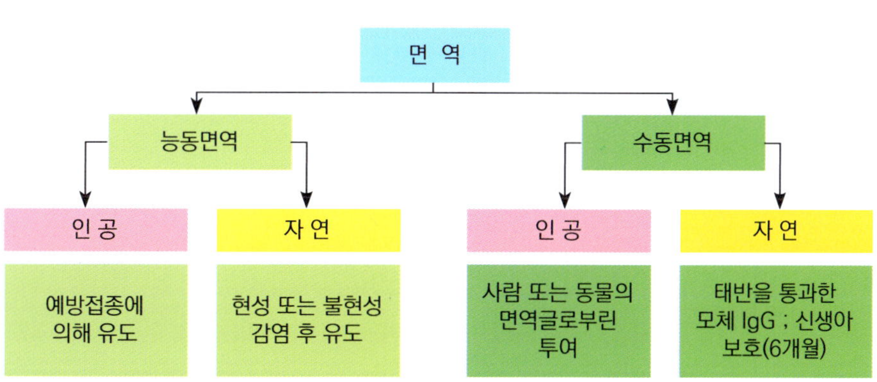

그림 4-21 면역의 종류

연수동획득면역, 인공수동획득면역, 자연능동획득면역, 인공능동획득면역으로 나뉜다.

(1) 수동면역(passive immunity)

일반적으로 수동면역법은 많이 사용되지 않으나 특별한 환경에서는 생명을 구하는데 유용하게 사용된다.

(2) 능동면역(active immunity)

능동면역은 숙주 면역계의 활성화 과정을 통해 나타나는 면역이므로 특정감염원에 대한 면역이 생기기까지는 몇 달이 걸린다. 유도된 면역은 장기간(수년간) 지속되어 이후의 자연감염시 빠르게 항체를 만든다. 세균 및 바이러스에 대한 백신(vaccine)의 형태는 생백신(live vaccine), 사백신(killed vaccine), 톡소이드(toxoid)를 함유한 백신의 3가지가 있다. 생백신은 증상을 일으키지 않는 독성이 약화된 미생물을 투여하는 방법으로서 투여한 미생물은 체내에서 증식하여 자연감염과 유사한 형태로 항체생성을 유도한다. 한번의 투여로 장기간의 지속적인 면역이 유도되며 추가접종으로 면역을 강화시킬 수 있다. 사백신은 보통 3번 접종해야 하며, 체내에서 감염원이 증식하지 않으므로 접종량도 많다. 톡소이드를 함유한 백신은 파상풍(tetanus)처럼 한 종류의 외독소에 의하여 야기되는 감염에만 효과적이다.

| 표 4-5 | 면역의 종류

면역의 종류	획득 방법
자연수동획득면역	1. 모체의 태반이나 모유를 통해 획득한 면역 2. 모체에 면역된 질병에 대해서만 방어 3. 면역기간이 짧다.
인공수동획득면역	1. 백신 주사로 획득한 면역 2. 면역기간이 짧다. 3. 독소성 질병에 대해 효과적으로 작용한다. (예; 파상풍, 디프테리아) 4. 감염력이 높은 질병에 노출되었을 때 치료에 사용된다.
자연능동획득면역	1. 병원미생물에 자연 노출된 후 획득한 면역 2. 기억시스템이 작동되므로 대부분 면역기간이 길다.
인공능동획득면역	1. 병원미생물에 인위적으로 노출시킨 후 획득한 면역 2. 기억시스템이 작동되므로 대부분 면역기간이 길다. 3. 예방주사(vaccination)로 예방이 가능하다.

5) 예방접종

예방접종은 항원(antigen)인 백신(vaccine)을 접종하여 면역을 얻게 하는 소위 능동면역(active immunity)법으로 접종(vaccination) 후 사람이 면역상태가 될 때까지는 일정한 시간(보통 1~3주간)을 필요로 하며, 그 대신 면역 지속시간은 긴 특징을 갖는다.

이에 반하여 면역이 성립된 동물에서 항체(antibody)를 가진 혈청(serum)을 채취하여, 이것을 질병예방 및 치료목적으로 주사하는 수동면역(passive immunity) 요법인 혈청요법에서는 접종 직후부터 면역상태를 얻을 수 있으나 그 지속기간은 짧다.

백신이 유효한 감염증은 비교적 한정되어 있으며, 병후 면역이 성립하기 어려운 감염증에는 접종을 하여도 그 효과는 기대할 수 없다.

(1) 백신의 종류

① 사백신(불활화 백신)

세균 또는 virus를 가열, 포말린(formalin) 처리, 석탄산처리, 자외선처리 등으로 살균한 것으로 뇌염 백신, 광견병 백신, 장티푸스 백신, 파라티푸스 A와 B 백신, 발진티푸스 백신, 콜레라 백신 등이 있다.

② 생백신(약독화 생균 백신)

사균으로서는 충분한 면역을 얻기가 어려우므로 여러 가지 방법을 사용하여 분리한 약독 또는 무독변이균주를 사용한다. 현행 백신 중에 세균 백신으로는 BCG만이 이 부류에 속하나 virus 백신으로는 폴리오(polio) 홍역, 풍진, 유행성이하선염, 황열 백신 등이 있다.

③ 무독화 독소(toxoid) 및 성분(component) 백신

포말린(formalin)을 사용하여 세균독소를 무독화시킨 것을 톡소이드(toxoid)라 한다. 보통 항원성을 강화하기 위하여 명반(alum)을 가하여 침전하여 만든 톡소이드가 사용된다. 잘 사용되는 diphtheria toxoid, 파상풍 toxoid 외에 botulinum toxoid, 사독(뱀독) toxoid 등도 만들고 있다. 성분 백신은 백신에 의한 부작용을 가능한한 억제할 목적으로 세균 또는 virus로부터 감염 방어에 필요한 부분만을 빼내어 만든 것으로, influenza의 HA 백신, 개량 백일해 백신 등이 있다.

④ 기타

Influenza나 polio와 같이 같은 병이라도 항원적으로 다른 병원체가 있을 때에는 백신도 각 항원형에서 만든 것을 혼합해 둘 필요가 있다. 이것을 다가백신(polyvalent vaccine)이라 한다. 한편 접종의 번잡을 피하기 위해 2종류 이상의 다른 병원체에 대한 백신을 혼합하여 사용하는 경우도 있다. 이것을 혼합백신(mixed vaccine)이라 한다. Diphtheria, 백일해, 파상풍의 3종혼합백신인 DPT가 그 대표적인 것이다.

(2) 예방접종(vaccination)

현재 예방접종은 감염병의 예방 및 관리에 관한 법률에 의하여 정기 예방접종과 임시 예방접종으로 구분하고 있으며 정기예방접종을 받아야 할 감염병의 종류는 디프테리아, 백일해, 파상풍, 결핵, 폴리오, 홍역 및 기타 보건복지부장관이 감염병 예방을 위하여 필요하다고 인정되는 감염병으로 되어 있으며 임시 예방접종은 장관의 명령이 있거나 감염병 예방상 필요할 때 시행하도록 규정하고 있다. 정기 예방접종의 대상이 되는 감염병은 접종이 적당치 않다고 판단되는 일부의 사람을 제외하고는 일정한 연령에 달한 모든 국민이 의무적으로 받도록 되어 있으며 매년 일정한 시기에 접종한다.

임시예방접종은 평상시 우리 나라에 없는 감염병의 침입 때 등 긴급시에 접종하는 것으로 콜레라, 페스트 등이 대상이 될 수 있다.

① 예방접종의 방법

보통의 백신은 주사기를 사용하여 피하에 접종하나 BCG나 종두와 같이 피부를 천자하여 접종하는 경피접종과, 폴리오와 같이 입으로 먹어 접종하는 경구접종이 있다.

백신의 종류에 따라서는 한번 만으로 충분한 것도(홍역, 풍진 등) 있지만 초회접종의 경우는 대부분 한번 만의 접종은 불충분하여 2~3회의 접종을 필요로 한다. 또 접종 후 수 년 또는 수 년 경과하면 면역상태가 없어지는 것이 많으므로 재접종(추가접종)의 필요성이 생기게 된다.

접종할 때는 백신의 용기를 흔들어 침전물을 균등하게 한 후 멸균한 주사기로 무균적으로 흡취한다. 피부는 alcohol로 충분히 소독하여 alcohol이 건조된 후 접종한다. 백신이 혈관내에 들어가지 않도록 주사침을 찌른 후 일단 주사기의 내통을 당겨 혈액이 역류하지 않는 것을 확인할 필요가 있다. 또 B형 간염 등의 전파를 막기 위하여 한 번 사용한 주사침은 멸균하지 않은 이상 타인에게 사용해서는 안 된다.

② 백신의 부작용

백신은 사람에게 접종하는 것이므로 인체에 부작용을 일으키지 않도록 노력을 하고 있으나 완전하게 부작용을 제거하기는 곤란하다. 특히 흔히 볼 수 있는 것은 접종국소의 발적, 종창, 동통 등으로, 때로는 발열, 두통 등이 일어나나 2~3일이면 회복된다.

그러나 때로는 심한 부작용으로 알러지(allergy) 체질자, 임신, 기타 생백신 접종 후 1개월 이내인 자, 기타 의사가 부적당하다고 인정한 자는 예방접종을 하지 않는다.

③ 예방접종시 주의사항

예방접종 전에는 체온을 측정하고 육아수첩을 검토하여 적정일을 엄수한다.

표 4-6 백신의 주요 부작용

예방접종 종류	국소 부작용	전신 부작용
BCG	국소 궤양, 국한성 화농성 림프절염	희소성 파종형 결핵, 골염
디프테리아	통증, 발적, 경결	현기증, 식욕부진, 구토, 발열, 경과성
파상풍, 백일해(DTaP)		저긴장, 경련, 희소성 과민형 쇽
폴리오	-	희소성 마비
B형 간염	통증, 종창, 경결	발열, 권태, 구토, 관절통, 피부 발진
홍역, 유행성 이하선염 풍진(MMR)	-	발열, 발진, 중추신경계 이상반응(경련, 뇌염, 뇌증), 혈소판 감소증, 소양감, 무균성 뇌막염, 이하선염, 림프절종창, 관절통, 뇌증, 과민성 쇽
일본뇌염	통증, 종창, 발적	발열, 두통, 권태감, 중추신경계 이상반응(뇌염, 뇌증)
인플루엔자	통증, 발적	발열, 근육통, 관절통, 불쾌감, 과민성 쇽
장티푸스	통증, 발적	발열

접종 후에는 하루동안 목욕이나 과격한 운동을 삼가하고 고열, 발진, 경련 등의 부작용이 있을 때에는 즉시 의사의 진찰을 받는다.

④ 예방접종시 금기사항

a. 급성열성질환이나 심혈관계, 간질환이 있는 환자
b. 면역결핍증 환자나 악성 종양환자
c. 임산부나 극도의 허약자
d. 재접종 기간이 지나지 않은 경우
e. 과거에 알러지 등 과민반응을 일으킨 백신
f. 최근 3개월 이내에 수혈을 받았거나 혈액제제를 주사맞은 경우

4. 과민반응(알레르기)

생체 내에 있어서 면역반응은 대부분이 감염방어반응이나 종양면역과 같이 생체에 유리하게 방어적으로 작용하는 경우가 많으나, 다음과 같이 생체에 불리하게 상해적으로 작용하는 경우도 있다. 과민반응(hypersensitivity) 또는 알러지반응(allergy)은 정상적인 후천면역반응이 과도하게 일어나 숙주에 해를 준다.

알러지를 일으키는 항원을 알러젠(allergen)이라 하며, allergen에 대하여 과민하게 되어 있는(allergy를 일으킬 준비가 되어 있는) 개체의 상태를 감작되었다고 표현한다. 두번째의 항원자극에 의해 반응이 몇 분 내에 나타났다가 몇 시간 안에 소멸되는 것을 즉시형 과민증(immediately hypersensitivity)이라 하고, 반응이 몇 시간 후에 나타나서 24~48시간에 최고로 되었다가 서서히 소멸되는 것을 지연형 과민증(delayed hypersensitivity)이라 한다.

즉시형은 항체에 의해 일어나는 체액성 면역이며, 지연형은 항체와 무관하여 T림프구 및 대식세포에 의해 일어나는 세포성 면역이다. 면역학적인 조직상해가 일어나는 방식에 따라 과민증은 I~IV형으로 분류한다(표 4-7, 그림 4-22).

Gell과 Coombs는 즉시형 과민증 3가지 ① I 형 과민증(anaphylactoid형) ② II 형 과민증(세포독성형) ③ III형 과민증(면역복합형)와 지연형 과민증 1가지 ④ IV형 과민증(지연과민형)의 4가지형으로 분류하였다.

표 4-7 과민반응의 종류

	Ⅰ	Ⅱ	Ⅲ	Ⅳ형
반응형태	아나필락시반응	세포상해반응	면역복합형	지연과민형
반응주역	IgE	IgG, IgM	IgG, IgM	감작 T림프구
알러지원	이종항원	동종항원	이종 혹은 동종항원	이종 혹은 동종항원
반응세포	비만세포 호염성세포	적혈구, 백혈구 혈소판	숙주의 조직세포	숙주의 조직세포
작용기전	활성물질 방출	보체의 작용	조직이나 혈관 상해	리포카인의 생성
보체필요성	무	유	유	무
과민반응증	아나필락시 쇼크 두드러기 천식, 화분증 식물 allergy	수혈 부작용 Rh인자 부적합 용혈성 빈혈 혈소판 감소증	전신성홍반성낭창 혈청병 사구체신염 알러지 폐렴	감염 알러지 접촉성피부과민증

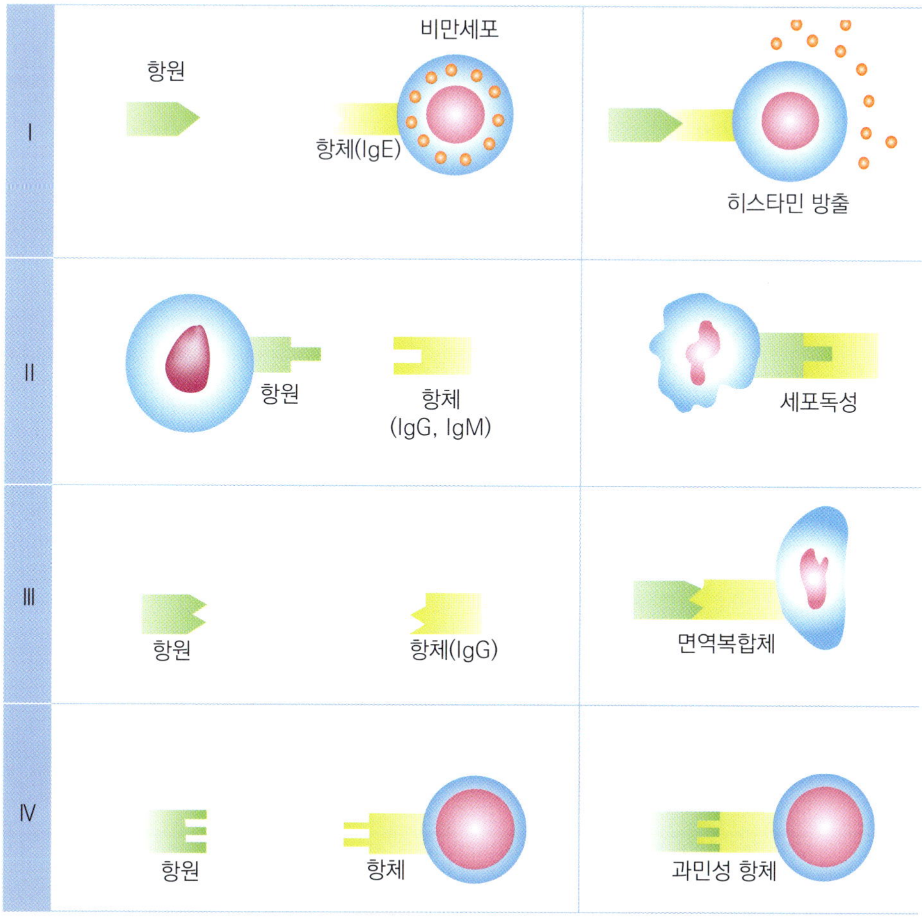

그림 4-22 Allergy의 분류와 작용기전

1) 제 I형 과민반응: 아나필락시스(anaphylaxis) 및 아토피(atopy)

(1) anaphylaxis

항원(allergen)과 반응하는 항체(antigen)는 IgE 항체이다. 최초의 allergen의 자극으로 생산된 IgE 항체는 조직의 비만세포나 혈중의 호염기구 표면의 Fc 부분에 결합한다(감작상태). 재차 침입한 allergen이 이 IgE 항체와 반응하면 비만세포내의 과립에 있는 histamine 등의 활성물질이 방출되고, 이로 인하여 평활근의 수축, 모세혈관의 투과성 항진을 일으켜 급격한 쇼크(shock)증상을 나타낸다. 이러한 증상을 anaphylaxis반응이라 하고 전신성 및 국소성으로 일어난다.

전신성 anaphylaxis에는 penicillin shock이 있으며 국소성 anaphylaxis에는 기관지천식, 비염, 결막염, 담마진, 장염 등이 있다.

(2) atopy성 allergy

IgE 항체의 생산은 유전적인 요소가 우세하며, 가계적 또는 유전적원인으로 나타나는 알러지를 atopy라고 한다. 기관지천식, 화분증(pollenosis), 담마진(두드러기), 습진 등이 포함된다. 원인 allergen은 꽃가루, 곰팡이, 진드기, 실내먼지 등 다종다양하며 환경인자도 중요하다.

Allergen을 확인하려면 원인으로 생각되는 물질을 피부에 바르거나 피내에 주사하는 등으로 발적종창을 볼 수 있다. 이것을 allergen test라고 한다.

한편 환자의 혈청을 건강한 사람의 피내에 주사하여 24시간 후에 그 부위에 allergen을 주사하면 수분 후에 발적종창을 볼 수 있는 것으로써 IgE 항체를 증명한다. 이 반응을 Prausnitz-Kuestner(P-K)반응이라 한다.

Allergy 환자에게 미량의 allergen을 반복하여 주사하면 allergy의 발현을 억제할 수가 있다. 이것을 탈감작요법(desensitization)이라 한다. 일반적으로 치료에는 항히스타민제가 사용된다.

2) 제 II형 과민반응: 세포독성 과민반응(cytotoxic hypersensitivity)

Rh부적합성 신생아 적아구증, 자가면역성 용혈성 빈혈, 부적합수혈로 인한 용혈 등과 같이 세포막 표면의 항원에 항체(IgG 및 IgM)와 보체가 결합하여 세포막을 파괴하는 과민반응을 말한다. 혈소판 감소성 자반증, 류마티스성 열, Goodpasture증후군과 자가면역질환의 일부가 여기에 속한다.

다음 3가지 기전 중에 하나에 의해 세포막이 상해되어 세포가 용해함으로써 생긴다.

(1) 보체의 세포용해 기전

세포표면의 항원에 결합한 항체에 보체성분이 차례로 결합하여 C5b~9복합체가 형성되면, 그 효소의 작용에 의해 세포막에 구멍이 생기고 세포는 용해를 일으킨다. IgM은 한 개의 분자라도 보체를 활성화하지만, IgG의 경우 2분자의 IgG가 세포막 표면에 근접하여 존재할 필요가 있다.

(2) 탐식세포의 세포파괴 기전

대식세포나 다형핵 백혈구 등의 식균세포는 IgG의 Fc부분이나 보체 제3성분(C3)에 대한 수용체를 가지고 있다. 따라서 세포막 표면의 항원에 IgG가 결합하거나 또는 보체 C3이 결합하면 대식세포나 다형핵백혈구는 Fc 수용체 또는 C3수용체를 매개로 하여 표적세포를 포식하여 파괴한다.

(3) 항체의 세포파괴 기전

표적세포와 결합한 IgG항체의 Fc부분에 K세포가 결합해서 일어나는 세포파괴이다. 이러한 현상을 항체의존성 세포매개성 세포독성(ADCC ; antibody dependent cell mediated cytotoxicity)이라고 한다. 체액성 면역과 세포성 면역에서 공통적으로 나타나는 세포독성 작용으로서 세포독성형 알러지 중에서도 중요시된다.

특히 혈액형이 Rh(-)인 여성이 Rh(+)의 태아를 임신한 경우나, O형 여성이 A형, B형, 또는 AB형 태아를 임신한 경우, 태아의 적혈구가 태반을 통하여 모체로 이행하면 태아적혈구 표면항원에 대한 항체가 모체에서 생산된다. 이들 항체 중 IgG항체가 태반을 통하여 태아로 이행하면 태아의 적혈구가 파괴되어 다양한 장애가 일어난다.

3) 제 III형 과민반응: 면역복합체질환(immune-complex disease)

체내에서 가용성의 항원에 항체가 결합하여 항원항체결합물(이것을 면역복합체라 한다)이 생겨, 이것이 혈관벽에 침착하여 보체를 활성화한다. 그 결과로 혈관의 투과성 항진, 백혈구의 유주촉진이 일어나서 면역복합체의 탐식에 따른 단백분해효소가 방출되어 조직이 상해된다.

이러한 면역복합체가 원인으로 되어 생기는 질환군을 면역복합증(immuno

complex disease)이라 한다. 사람의 혈청병은 그 대표적인 것이다. 즉 디프테리아나 파상풍 등의 혈청요법 때에 말의 항독소 혈청을 주사하면 말의 혈청(이종단백)이 항원으로 작용하여 항체가 생산되고, 그것이 체내에 남아 있는 말의 혈청과 반응하여 면역복합체를 형성하여 보체를 활성화시키기 때문에 조직 상해를 일으킨다. 그 결과로 혈청 주사 후 7일 경부터 발진, 담마진, 관절통, 혈중보체가의 감소, 단백뇨 등이 생긴다.

최초의 말 혈청 주사로 인한 항체가 아직 남아 있는 동안(10~40일 후)에 말의 혈청을 다시 주사하면 곧 심한 전신성의 anaphylaxis shock를 일으킨다. 이 때에는 IgE에 의한 Ⅰ형 과민증 이외에 보체활성화 과정에서 생성되는 보체성분(C3, C5)의 분해산물이 anaphylatoxin으로 비만세포에 작용하여 histamin을 유리시키는 것도 생각할 수 있다. 말의 항체가 없어진 후에 다시 주사하면 2차반응(기왕반응)으로 최초의 주사 때 보다도 빨리 항체가 생산되므로 증상이 빨리 나타나서 중증이 된다.

이 혈청병을 예방하기 위하여 최근에는 사람의 항혈청의 정맥내 주사를 할 때는 혈청주사의 기왕력, allergy 체질 등의 문진을 충분히 하여, 혈청을 소량 피내에 주사하거나 또는 점안하여 반응이 일어나지 않는 것을 먼저 확인하고 구급처치를 할 수 있도록 적은 양을 천천히 주입하여야 한다.

4) 제 Ⅳ형 과민반응: 지연형 과민반응(delayed-type hypersensitivity)

Allergen과 allergen에 대해 반응하는 T림프구(감작림프구)가 생체내에서 결합하면, 그 감작림프구는 분열, 분화하여 lymphokines라고 총칭하는 여러 가지 생물활성을 가진 물질을 방출한다. 그 중에서 macrophage 주화성 인자는 macrophage를 국소에 모으고 macrophage 유주저지인자는 그들 세포를 반응장소로 유도하며, macrophage 활성화 인자는 macrophage의 활성을 높이는 작용이 있기 때문에 macrophage나 림프구가 집적되어 염증반응이 일어난다.

이 반응을 Ⅳ형 과민증이라 하며, tuberculin 반응이 그 대표적인 예이다. 즉 결핵균에 감염된 사람의 피내에 결핵균의 단백항원인 tuberculin을 주사하면 24~48시간 후에 발적, 종창, 경결 등의 피부 allergy 반응이 주사한 부위에 나타난다.

동일한 지연형 피내반응으로는 lepromin반응(결절형 나병), histoplasmin반응(histoplasmosis), brucella반응(brucellosis) 등과 같은 감염증에서도 볼 수 있다.

또한 화장품, 약제, 화학물질 등의 접촉에도 이들의 물질이 피부조직의 단백과 결합함으로써 항원성을 발휘하여 접촉성 피부과민증을 일으키며, 치료목적으로 대량의 항혈청을 주사할 경우, 주사 후 8일 정도에 발열, 림프절종창, 관절부종 등의 증상을 나타내는 혈청병이 유발된다.

5. 면역결핍

1) 자가면역질환

정상적으로 면역계는 자신의 조직을 자기로 인지를 하여 그들과 반응하지 않는다. 그러나 간혹 이러한 인식에 문제가 생겨 면역계는 자신의 조직을 파괴하는데, 이러한 현상을 자가면역반응(autoimmunity)이라 한다. 대표적인 예로 류마티스관절염(rheumatoid arthritis), 악성빈혈(pernicious anemia), 인슐린의존성당뇨병(insulin-dependent diabetes mellitus), 다발성경화증(multiple sclerosis)이 있다(표 4-8).

표 4-8 주요 자가면역질환과 자가면역반응

질 환 명	자가면역반응의 주역
전신성 홍반성 낭창(SLE)	핵성분에 대한 항체(IgG)[1], 항적혈구, 항림프구항체
만성 류마토이드관절염(RA)	변성 IgG에 대한 IgM항체(류마티스 인자)[2]
류마티스 열	심근, 판막상피에 대한 항체(연쇄상 구균과의 교차반응)
만성 갑상선염	항 siloglobulin항체, 갑상선 여포세포에 대한 T림프구
중증 근무력증	신경-근 접합부의 acetylcholine 수용체에 대한 항체
자가면역성 용혈성 빈혈	항적혈구 항체(IgG, IgM)
교감성 안염	포도막에 대한 T림프구

1) 핵과 항핵항체를 가진 백혈구를 LE세포라고 한다.
2) IgG를 흡착한 적혈구나 라텍스 입자의 응집에 의해 검출한다. 이것을 RA시험이라고 한다.

2) 면역억제

환자가 장기이식을 받은 경우 거부반응을 예방하기 위하여 수여자(recipient)의 면역을 억제시킨다. 또한 면역억제(immunosupression)는 많은 진핵 기생체 감염 시 발생된다. 더불어 면역억제는 치료의 결과일 수도 있다. 종양세포를 죽일 목적으로 사용되는 화학 및 방사선 치료법은 숙주의 백혈구도 같이 파괴하게 되어 부작용으로 면역억제가 나타날 수 있다.

3) 후천성면역결핍증(AIDS)

1980년 경부터 유행하기 시작한 후천성면역결핍증(acquired immunodificiency syndrome; AIDS)은 HIV(human immunodeficiency virus)에 의해 유발된다.

AIDS는 1979년 미국의 Bethesta 병원의 NCIC(National Cancer Institute Center)에서 처음 발견되었다. HIV는 인체내에 침입한 뒤 보조 T-세포(helper T cell)에만 선택적으로 침입하여 증식하므로 치명적인 면역결손을 초래하게 된다. 잠복기는 개체에 따라 수년에서 10여년 이상이 되기도 한다. 발병기에는 특별한 증상이나 증후가 없는 아주 경미한 상태이나 차차 극심해져 결국은 각종 합병증으로 생명을 잃게 된다(그림 4-23).

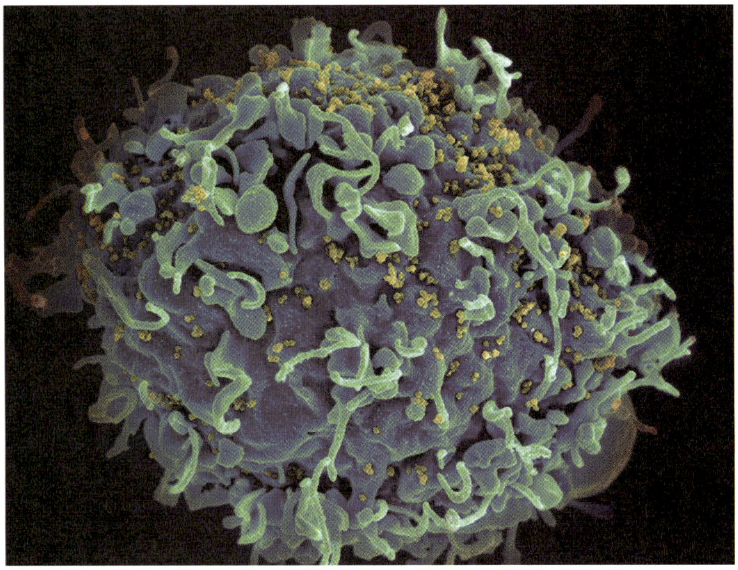

그림 4-23 보조 T림프구를 공격하는 HIV(노란색)

그러므로 AIDS에 의한 질환의 진행과정은 처음 HIV에 감염되고 그 다음 면역능력이 저하되거나 결핍되며 마지막으로 면역결핍 상태에서 여러 가지 병원체가 2차로 감염되어 카포시육종(Kaposi's sarcoma)이나 폐렴 등의 치명적인 상태를 유발하게 되므로 치사율이 매우 높다.

AIDS환자의 치명적인 2차감염은 주로 정상인에게서는 감염증이 거의 나타나지 않는 Cryptococcus neoformans와 Histoplasma capsulatum과 같은 진균감염증이나 Toxoplasma gondii와 Pneumocystis carinii, Cryptospordium parvum과 같은 원충동물감염증인 경우가 많으며, 카포시 육종도 특징적인 증상이다.

HIV는 보균자나 환자의 혈액, 정액, 타액 등의 분비물에 존재한다. 따라서 전파경로는 환자나 보균자와의 성접촉이나 감염된 혈액, 혈액제제의 수혈, 오염된 주사기, 감염된 산모로부터 수직 감염될 수도 있다.

AIDS에 걸릴 가장 큰 위험을 안고 있는 사람은 동성애와 양성애를 하는 남자이고(최근 AIDS 환자의 70%) 이성애의 경우에는 정맥주사 약물 남용자(19%), 감염된 이성과의 성관계자(4%) 등이다. 나머지 7%의 AIDS 환자는 위험성이 높은 부류에 속하지 않고 오염된 혈액이나 혈액제에 노출됐거나 수혈 등에서 나타난다.

특히 최근 들어 수혈로 인한 AIDS 감염이 문제가 되고 있는데 AIDS의 예방이 어려운 것은 HIV가 인체 내로 침입하였더라도 항체를 형성하기까지 수개월에서 수년이나 걸리기 때문에 이 기간에 채혈된 혈액은 항체검사에 의한 감염여부판별이 불가능하기 때문이다.

Chapter 5

화학요법

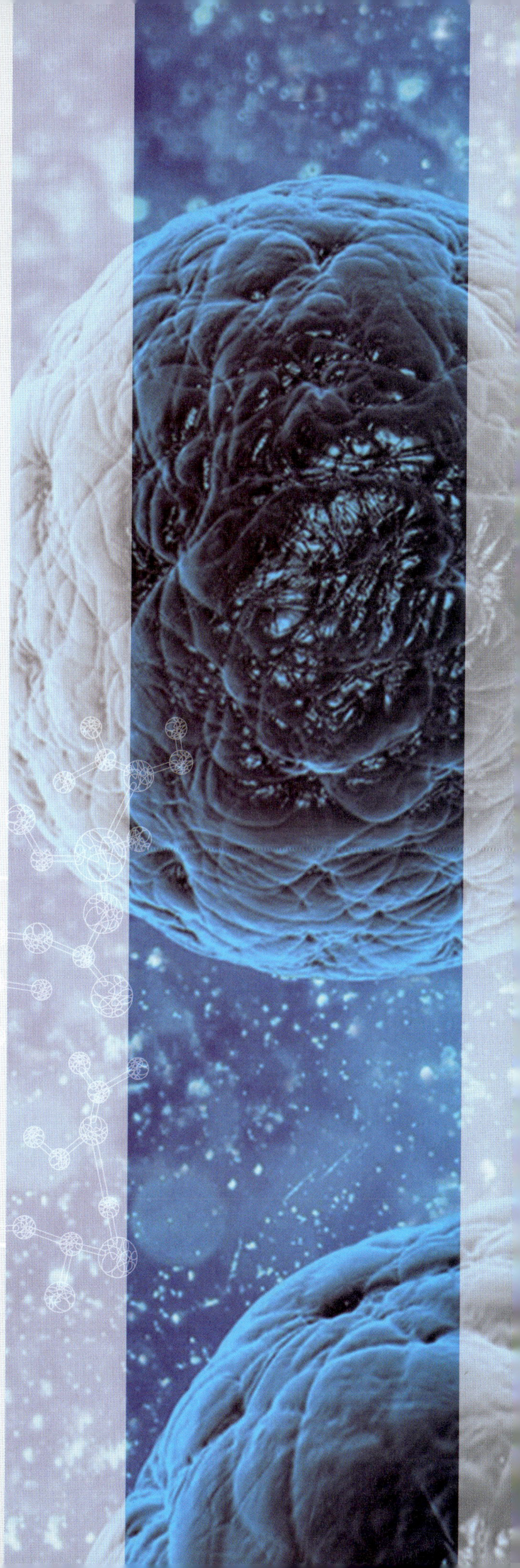

학습목표

- 항미생물제를 설명할 수 있다.
- 페니실린계 제제의 특성을 설명할 수 있다.
- 세펨계 제제의 특성을 설명할 수 있다.
- 테트라사이클린계 제제의 특성을 설명할 수 있다.
- 마크로라이드계 제제의 특성을 설명할 수 있다.

ontents

1. 화학요법(chemotherapy)

화학요법(chemotherapy)에 사용되는 약제는 사람이나 동물의 세포에는 장애를 주지 않으면서, 미생물에 대해서는 강한 친화성을 가지고 유해한 작용을 나타내야 한다. 이와 같이 어느 특정한 생물에 대해서만 장애를 주는 작용을 선택독성(selective toxicity)이라 하며, 선택독성이 강할수록 화학요법제로서 유효하다고 할 수 있다.

선택독성은 대사의 차이에 의해서 다르게 나타난다. 원핵생물(세균; rickettisa, chlamydia 포함)은 사람과 같은 진핵생물과 다른 대사를 하기 때문에 유효한 화학요법제가 많이 발견되고 있다. 그러나 원충이나 진균과 같은 진핵생물은 사람의 세포와 대사기구에 큰 차이가 없다. 그래서 사람의 세포에 영향을 미친다. 또한, 바이러스(virus)는 사람의 세포를 대사기구로 이용하여 증식하기 때문에 강한 선택독성을 가진 약제를 만들기가 어렵고, 약제의 종류도 적으며, 사람의 세포에 대해서도 다소 장애를 주는 때가 많다(부작용).

화학요법에 사용되는 약제는 화학요법제(chemotherapeutic agent; 화학적으로 합성된 것)와 페니실린(penicilin)과 같인 미생물에서 생산된 항생제가 있다. 이 두가지는 명확하게 구별하지 않고 사용되는 경우가 많다.

화학요법제는 병원체를 죽이는 살균작용(bactericidal action)과 병원체의 증식을 저지하는 정균작용(bacteriostatic action) 등이 있다. 살균작용에 의한 것은 페니실린, 스트렙토마이신이 있고, 정균작용에 의한 것은 테트라사이클린, 클로람페니콜 등이 있다. 특히, 정균작용제는 숙주의 면역반응에 의한 방어력이 필요하다. 정균작용에 의한 것은 병원체의 증식을 저지한 후, 숙주의 면역반응에 의해 병원체를 죽일 수 있기 때문이다. 그렇기 때문에 저항력이 약한 환자에게는 효과가 약하다.

1910년 독일의 Ehrlich가 매독에 유효한 살바르산 606(salvalsan 606)을 발견하면서 화학요법의 시대가 열렸다. 1933년 독일의 Domagk가 설파제(sulfonamide)를 발견하고, 1940년 영국의 Florey와 Chain이 페니실린(penicillin; Fleming이 푸른곰팡이에서 발견함)의 정제에 성공하면서, 본격적인 화학요법의 시대가 도래하였다.

이후 각종 미생물에 의해서 생성된 항생물질(antibiotics)의 사용은 20세기 치료 의학을 혁신적으로 발전시켜 왔다(표 5-1). 최근에 의료용으로 사용되는 항생물질들은 미생물 생합성물질을 화학적으로 수정하여 합성한 것이다. 그렇기 때문에 항생물질이라는 용어보다는 항미생물제(antimicrobic agents)라는 용어가 널리 사용되고 있다.

| 표 5-1 | 미생물에 의해 생산되는 주요 항생물질

생산균주(microbe)	항생물질(antibiotics)
Fungi	
Penicillium notatum or pergilli	Penicillin
Cephalosporium species	Cephalosporins
Penicillium griseofulvum	Griseofulvin
Aspergillus fumigatus	Fumagillin
Streptomycetes	
Streptomyces nodosus	Amphotericin B
Streptomyces halstedii	Carbomycin
Streptomyces venezuelae	Chloramphenicol
Streptomyces aureofaciens	Chlortetracycline
Streptomyces erythraeus	Erythromycin
Streptomyces griseus	Streptomycin
Streptomyces kanamycetkcus	Kanamycin
Streptomyces fradiae	Neomycin
Streptomyces niveus, spheroides	Novobiocin
Streptomyces noursei	Nystatin
Streptomyces antibioticus	Oleandomycin
Streptomyces rimosus	Oxytetracycline
Actinomycetes	
Micronomonospora	Gentamycin
Bacteria	
Bacillus subtilis	Bacitracin
Bacillus polymyxa	Polymyxin
Bacillus brevis	Tyrothrich

1) 항 미생물 화학요법제의 작용기전

화학요법제가 병원체에 미치는 영향에 따라 다음과 같이 구분한다(그림 5-1).

① 세포벽 합성 저해제(cell wall inhibitor)

Penicillin계 및 cephalosporin계 항생물질, bacitracin, cycloserine, vancomycin

② 세포막 기능 저해제(cytoplasmic membrane transport inhibitor)

Polymyxin, colistin, nystatin, tricomycin

③ 단백질 합성 저해제(protein synthesis inhibitor)

Aminoglycoside계 항생물질(amino 배당체계 항생물질), tetracycline계 항생물질, macrolide계 항생물질, chloramphenicol

④ 핵산 합성 저해제(nucleic acid synthesis inhibitor)

Rifampicin, 각종 항암요법제

⑤ 경쟁적 대사 저해제(대사 길항제, competitive antagonism)

Sulfa제, 항결핵제[isoniazid, paraaminosalicylic acid (PAS)], 항나병제[diamino-diphenylsulfone (DDS)]

(1) 세포벽 합성 저해제(cell wall inhibitor)

β-lactam계 항생물질

Penicillin계 및 cephalosporin계로 현재 임상적으로 가장 사용빈도가 높은 항생물질이다. 구조의 일부를 화학적으로 변화시켜 많은 종류의 약제가 만들어졌다. 두가지에서 공통적인 화학구조를 가지고 있다. β-lactam 고리라고 하며, 항균작용의 중심적 역할을 한다. β-lactam 고리는 세균의 세포벽 합성을 저해한다. 이러한 기전으로 이 약제의 작용을 받은 세균은 섬유상으로 길게 연장되거나 용균을 일으켜서 살균이 된다.

β-lactam 항생물질은 초기에는 세균에 대한 감수성이 높았으나, 점차 비감수성으로 변한 것도 있다. 이와 같이 약제가 유효하게 작용하지 않는 균을 약제내성균(단순히 내성균이라고도 함)이라고 한다. 이러한 내성균은, β-lactamase (penicillinase, cephalosporinase)라는 가수분해효소를 이용하여, β-lactam 고리를 파

괴하는 것으로 알려져 있다. 최근에 새로 개발되는 β-lactam 항생물질의 대다수는 이러한 효소에 의해서도 분해되지 않도록 개발하고 있기 때문에 β-lactamase를 생산하는 내성균에 대해서도 유효하다.

가. 페니실린계

치과 영역에서 자주 사용되는 페니실린계 항생물질에는 phenoxymethylpenicilln (penicilln V), benzylpenicilln (penicilln G), ampcillin, amoxillin, methicillin, cloxacillin 등이 있다. 페니실린 계통은 살균력이 강하며 경구투여시 부작용이 적기 때문에 치과영역에서 광범위하게 사용되나 과민반응의 문제점이 있다. 발적같은 사소한 반응이 일반적이기는 하나 아나필락시스(anaphylaxis) 같은 심각한 반응이 나타날 수 있으므로 환자의 페니실린 감수성 여부를 미리 확인한 후 투약여부를 결정해야 한다.

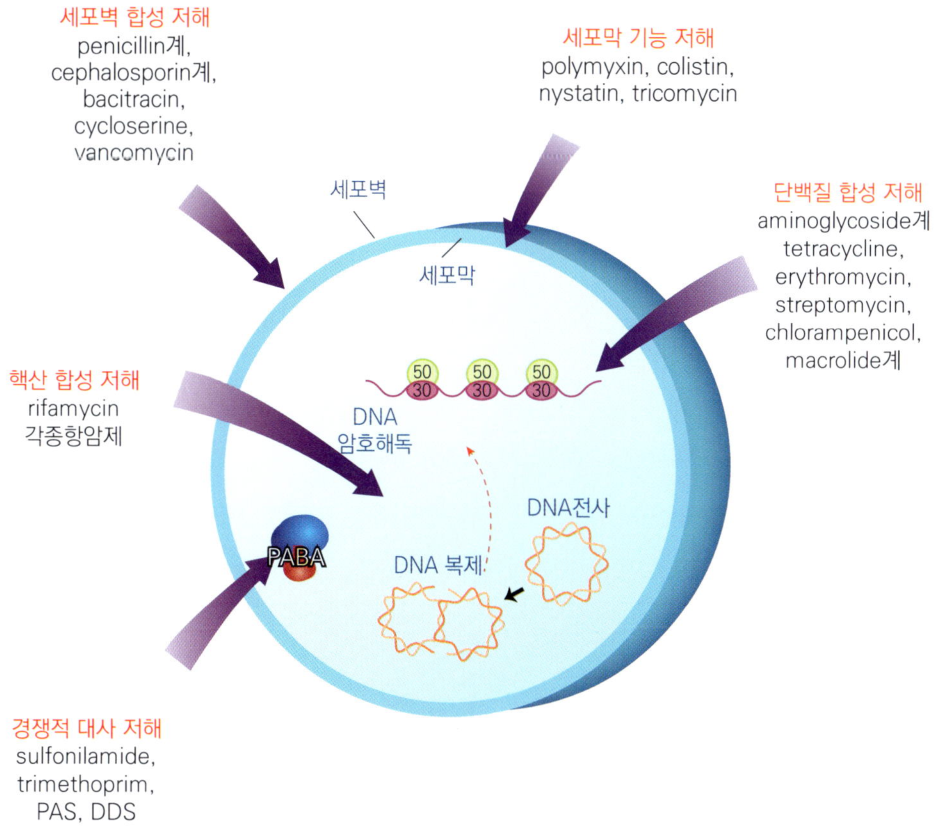

| 그림 5-1 | 항생물질의 작용기전

나. 세펨계

치과 영역에서 자주 사용되는 세팔로스포린계 항생물질에는 cephalosporin, cephamycin, monobactam (aztreonam), carbaprnem 등이 있다. Penicillin에 과민한 환자의 10% 가량은 cephalosporin에 대해서도 교차-과민반응을 보이며 두드러기와 발적 등의 과민반응이 있을 수 있다.

(2) 세포막 기능 저해제

Polymyxin 및 colistin

Gram 음성균의 외막에 작용하여 살균적 효과를 나타낸다. 내복, 외용, 주사 모두에 사용할 수 있다. 녹농균 감염증에 유효한 것이 특징이나 이질이나 기타 Gram 음성 간균 감염증에도 사용할 수 있다.

부작용으로 신장애가 있다.

(3) 단백질 합성 저해제(protein synthesis inhibitor)

Aminoglycoside계 항생물질(amino 배당체계 항생물질)

Streptomycin, kanamycin, gentamicin, amikacin, dibekacin, sisomicin 등의 항생물질의 구조식에 함유되어 있는 아미노당은 세균의 리보솜(ribosome)에 결합하여 단백합성을 저지하거나, 아미노산(amino acid)의 배열순서가 다른 이상 단백을 만드는 작용을 함으로써 세균을 사멸시키는 기능을 가지고 있다.

Streptomycin, kanamycin은 결핵균에 대하여 유효하여 항결핵제로 사용된다. Gram 양성균이나 Gram 음성균 모두에 유효하여 살균적으로 작용한다. 특히, Gram 음성균의 감염증에 대한 사용빈도가 높은 항생물질이다. 그러나 식세포에 식균된 균에는 효력이 약하며, 내성균도 많이 출현하는 결점이 있고 혐기성균에도 효력이 약하다. 내성균의 대부분은 이들 약제에 대한 불활화효소를 생산한다.

부작용은 청신경의 마비와 신장애이다. 투여방법은 장관에서 흡수되지 않으므로 주사에만 의존한다.

Tetracycline계 항생물질

Tetracycline, chlortetracycline, oxytetracycline, minocycline, doxycycline 등의 항생물질이 이 계통에 속한다. 이들 약제도 세균의 단백합성을 저해하지만, 아미노 배당체계의 항생물질과는 달리 살균작용은 없다.

Gram 양성균과 Gram 음성균, 리케차(Rickettsia), 미코플라즈마(Mycoplasma) 등에 폭넓은 항균력을 나타내며, 광역항생물질이라고 한다. 그러나 내균성이 증가추세에 있으며, 내성은 약제의 균체내의 통과성이 약하기 때문에 일어난다.

부작용은 심하지 않으며 때로는 위장애, 간장애, 뼈에 침착하여 치아가 누렇게 변하는 경우가 있다.

Macrolide계 항생물질

Erythromycin, oleandomycin, leucomycin, josamycin, spiramycin 등의 항생물질이다. Gram 양성균, Gram 음성구균에 유효하나 Gram 음성간균에 대한 작용은 약하다. 그 외 스피로헤타(Spirochaeta), 미코플라즈마(Mycoplasma), 리케차(Rickettsia), 클라미디아(Chlamydia)에도 유효하며, 폭넓은 항균활성을 나타낸다. 작용은 역시 단백합성 저해이며 정균적으로 작용한다.

부작용에는 위장장애, 간장애 등이 있다. 이 가운데 어느 것이 한 약제에 대해 내성이 되면 다른 약제에 대해서도 내성이 되는 교차내성이 성립한다.

chloramphenicol

Gram 양성균, Gram 음성균 외에 숙주의 세포내에도 잘 침투하므로 세포내 기생성을 나타내는 리케차(Rickettsia), 클라미디아(Chlamydia)에도 유효하며, 폭넓은 활성을 가진 항생물질이다. 단백합성을 저지하여 정균적으로 작용한다.

부작용으로는 조혈장기의 장애에 의한 재생불량성 빈혈, 과립세포 감소증 등의 심각한 장애를 일으킬 수 있기 때문에 사용이 제한되어 있다. 특효적 효과가 있는 장티푸스 등 특정 질환에만 사용된다.

(4) 핵산 합성 저해제(nucleic acid synthesis inhibitor)

Rifampicin

대부분의 Gram 음성 및 양성균에 폭넓은 항균활성을 나타내는 항생물질이며, 특히 결핵균, 나균에 유효하므로 이들 균에 의한 감염증 치료에 많이 사용되고 있다. RNA의 합성을 저해한다. 이 외에도 각종 항암요법제들은 대부분이 핵산합성 저해제이다.

부작용으로는 알러지, 간기능장애가 있다.

(5) 경쟁적 대사 저해제(대사 길항제, competitive antagonism)

Sulfa제

Sulfonamide제의 유도체이다. 1935년부터 임상에 사용하기 시작하여 sulfadiazine을 비롯하여 많은 유도체가 합성되었다. 그러나, 초기에 감수성이던 균 대부분이 내성화되어 사용가치가 점점 떨어지고 있다. 현재는 trimethoprim과의 혼합제를 제외하고는 일반 세균감염에서 단독으로 사용되는 일은 거의 없다.

Sulfonamide, trimethoprim 모두 엽산의 대사를 저해한다. 특히, 이 두가지는 혼합해서 사용하면 효과가 강력해진다는 것이 알려져 있다(억제 장소가 다름).

Nalidixic acid, pipemidic acid

합성화학요법제로 Gram 음성균, 특히 대장균, 이질균, Klebsiella 등에 유효하며, 장관감염증, 요도감염증 등에 내복으로 사용된다. Norfloxasine은 Gram 양성균에도 유효하다.

항결핵제

항결핵제로는 streptomycin, kanamycin, rifampicin 외에 isoniazid, etham-butol, paraaminosalicylic acid (PAS), ethionamide, viomycin 등이 있다. 이들 약제를 복합적으로 사용한다.

항나병제

Diaminodiphenylsulfone (DDS), rifampicin, sodium acetosulfone 등이 유효하다.

2) 항진균성 화학요법제와 그 작용

Griseofulvin

피부의 사상균증에 내복한다. 이 약제는 내복 후 피부에 잘 축적된다. 진균의 미소관(세포분열 때에 볼 수 있는 방추체)에 작용하여 세포벽 합성을 저해한다.

부작용으로는 신경증상, 위장장애 등 외에 간혹 발암의 원인이 되기도 한다.

Polyene계 항생물질

Amphotericin B, nystatin, trichomycin 등의 항생물질로, 진균이나 원충의 원형질막에 장애를 준다. 부작용이 심하여 amphotericin B 이외에는 주사로는 사용하지 않는다. Trichomycin은 Trichomonas 증의 치료에 사용한다.

Imidazole계 항진균제

합성항진균제로 miconazole, econazole, clotrimazole, ketoconazole 등이 사용되고 있다.

Fluorocitocine

Candida증, Cryptococcus, Aspergillus증 등에 내복으로 사용한다. 부작용은 적으나 내성균이 출현하기 쉽다.

3) 항원충성 화학요법제

Amoeba증의 치료제

Metronidazole, emetine hydrochloride, chloroquine, tetracyclin도 유효하게 사용되고 있다. Metronidazole은 항 amoeba 작용 외에, 항 trichomonas 작용도 있다.

Emetine hydrochloride는 영양형 amoeba에는 강한 작용을 하나 포낭형(cyst)에는 약하므로 만성증에는 잘 듣지 않는다.

항 trichomonas제

Metronidazole외에 aminitrozole, 항신균세인 polyene계의 trichomycin 등이 사용된다.

항 trypanosoma제

Antimony제, aresnical제, suramin제, maralsoprole제 등이 유효하다.

항 leishmania제

Antimony제가 유효하다.

항 malaria제

Chloroquine, primaquine, pentaquine 등의 약제가 많이 사용된다. 특히 choloquine과 primaquine은 병용으로 사용되어 malaria의 제1차 선택제이다. 부작용으로는 시력장애나 용혈, 백혈구감소증 등이 있다.

기타 항 malaria제로는 quinine, pyrimethamine, atabrine 등이 있다.

항 toxoplasma제

엽산합성 저해제의 하나인 primethamine과 sulfa제가 사용되나 만성기의 낭자(cyst)에는 무효이다.

4) 항 virus성 화학요법제

Virus는 증식할 때 숙주세포의 대사기구를 그대로 이용하고 있다. 특정 virus에 대해서만 충분하게 선택독성을 발휘할 수 있는 약은 드물지만, 부분적으로 유효한 약제가 몇 가지 있다. Amantadine은 A형 influenza에, ribavirin은 몇 종류의 RNA와 DNA virus에, idoxuridine (IDU), tri-fluoro-thymidine (TFT), aciclovir (ACV), valaciclovir (VACV), famciclovir (FCV), vidarabine, adenine arabinoside (ara-A), cytarabine (ara-C) 등은 Herpes와 대상포진 등의 바이러스 성 질환에 유효하다.

바이러스는 숙주세포의 대사기구를 그대로 이용하여 증식하고, 다양한 변종이 출현하기 때문에 바이러스성 질병의 치료가 어렵다. 현재로서는 적절한 백신사용과 바이러스를 전파시키는 매개동물을 억제하는 예방이 최선이다.

일반적으로 바이러스성 감염으로부터의 회복은 인체의 자연면역방어작용(natural immune defense response)에 달려 있다.

5) 항암성 화학요법제

Mitomycin C, puromycin, adoliamycin, acracinomycin 등 많은 항생물질이 개발되어 암치료에 사용되고 있다. DNA의 합성을 저해하여 효과를 나타낸다.

이들 약제는 부작용이 강한 것이 많으므로, 사용할 때에는 충분한 주의를 해야 한다.

6) 약제에 대한 균의 감수성

현재 많은 항생물질들이 개발되어 사용되고 있으나 이들 약제의 작용범위, 즉 항균 스펙트럼(spectrum)은 각 항생물질에 의해 정해져 있으며, 어느 감염증에 어떠한 약제를 선택할 것인가를 결정할 때 이 항균 스펙트럼은 중요하다. 그러나 특정 항생물질일 일반적이면서 널리 사용되면 수년 후에는 대부분의 경우에서 내성균이 나타난다. 이것을 약제내성(drug resistance)이라고 한다.

병원균이 어떤 화학요법제에 감수성을 나타내지를 조사하는 것은 화학요법상 매우 중요하다. 그래서 환자에서 원인이 되는 균을 분리/동정하고, 이 균에 대하여 각종 화학요법제에 대한 감수성(sensitive; S)을 조사하는 것이 일반적이다(표 5-2).

감수성을 조사하는 방법에는 몇 가지가 있으나, 그 주된 것은 약제희석법과 Bauer-Kirby 약제감수성 디스크법의 두 가지이다.

(1) 약제희석법

약제희석법은 2배씩 단계적으로 희석된 약제가 함유된 고형배지 또는 액체배지에 각각 일정량의 피검균을 접종한 후 배양하여, 균의 증식유무를 조사하는 방법이다. 균의 증식이 억제되는 약제의 가장 낮은 농도를 최소발육저지농도(minimum inhibitory concentration; MIC)라고 한다. 이 농도가 체내에 투여된 약제의 체내분포농도보다 낮을 때에는 약제가 유효한 것으로 생각해도 좋다.

표 5-2 화학요법제의 항균 스펙트럼

병원미생물(microbe)		sulfa제	penicillins	streptomycin	chloramphenicol	tetracycline	macrolides
Gram 양성균	포도상구균	보통	유효	보통	유효	유효	보통
	연쇄상구균	유효	특효	보통	유효	특효	보통
	폐렴균	유효	특효	보통	유효	특효	보통
	디프테리아균	보통	보통	보통	보통	보통	보통
	장구균	무효	유효	무효	특효	특효	보통
Gram 음성균	임균	보통	특효	유효	유효	유효	특효
	수막염균	특효	유효	유효	유효	유효	특효
	인플렌자	보통	보통	보통	무효	유효	특효
	대장균	유효	무효	유효	유효	유효	무효
	이질균	유효	무효	유효	유효	유효	무효
	살모넬라균	무효	무효	보통	특효	보통	무효
	백일해균	무효	무효	보통	특효	유효	특효
항산균	결핵균	무효	무효	유효	무효	무효	무효
기타	Rickettsia	무효	무효	무효	유효	유효	무효
	Mycoplasma	무효	무효	무효	유효	특효	유효
	Clamidia	무효	무효	무효	유효	특효	유효
	Spirochetes	무효	특효	보통	보통	특효	유효
	Amoeba	보통	무효	무효	무효	유효	보통

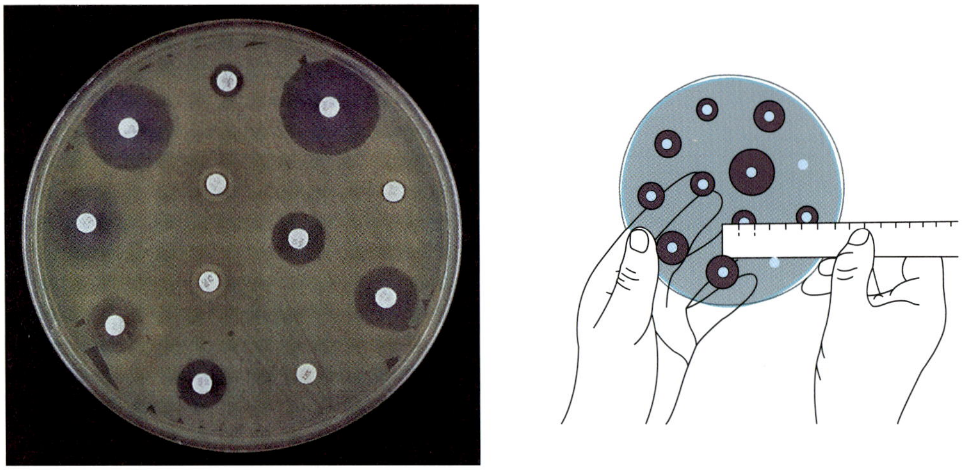

| 그림 5-2 | 3농도 디스크 약제감수성 시험

대장균에 비해 녹농균은 대부분의 약제에 내성이 있다.

(2) 감수성 디스크(disc)법

직경 5 mm 정도의 원형, 또는 정방형의 여지에 약제를 함유시켜 건조시킨 것을 약제감수성 디스크라 한다. 한천배지의 표면에 피검균을 엷게 접종하고 그 위에 이 디스크를 놓은 후 배양한다. 약제는 배지에 침투하여 확산되므로 그 균의 감수성에 따라 발육저지원이 생긴다. 이 저지원의 크기를 측정하여 감수성을 판정하는 방법이다. 간편하기 때문에 임상검사에 널리 사용한다.

실제로는 3농도 디스크법이라 하여, 같은 약제를 다른 농도로 함유한 3배의 디스크(저농도, 중농도, 고농도)를 준비해 놓고, 어떤 농도의 것에서 어느 정도의 저지원이 생기는가를 판정하여 감수성을 결정하는 방법을 쓰고 있다(그림 5-2).

(3) 약제내성(drug resistance)

화학요법제는 감염증 치료에 큰 위력을 발휘하여, 감염원을 감소시킴으로써 감염증 억제에 크게 공헌하였다. 그러나 화학요법제의 사용이 확대됨에 따라 약제내성균이 증가하는 문제가 야기되었다. 약제내성의 기전은 다음과 같다.

① 효소에 의한 약제의 불활화

② 약제의 작용점 변화

③ 세포막(세포벽)의 변화에 의한 약제 투과성의 변화

④ 기타(약제와 길항하는 대사산물의 증가 등)

①의 대표적인 예는 β-lactam 항생물질을 불활화하는 β-lactamase와 aminoglycoside 항생물질에 아세틸(acethyl)기나 인산(phosphoric acid)기를 결합하여 불활화하는 효소가 있다. ②의 예는 aminoglycoside 항생물질인 streptomycin이나 kanamycin 내성균이 있다. 이 약제의 작용점인 리보솜(ribosome)에 변화가 생겨 항생물질이 결합하지 않는다. ③의 예는 tetracycline에 대한 내성으로, 약제가 균체내에 침입할 수 없는 변화가 세포내에 생기는 내성이다.

이와 같은 내성으로서의 변화는 ①번과 같이 돌연변이로 생기는 것, ②번과 같이 R plasmids (resistance plasmids)라고 하는 세포질성의 DNA를 균이 획득함으로써 일어난게 된다. R plasmids(R 인자)는 대부분 균과 균의 접합에 의해 균에서 균으로 전달되기 때문에 문제가 매우 심각하다. 단일 R plasmid는 하나의 약제에 대해 단일내성유전자만 갖는 경우는 매우 드물다. 즉, streptomycin, chloramphenicol, tetracycline, sulfonamide의 네 가지 항생제에 대한 내성유전자가 같은 분자 안에 포함하는 등의 여러 가지 약제에 내성을 나타내는 경우가 일반적이다. 이것을 교차내성(cross resistance)이라고 한다(그림 5-3).

7) 화학요법제의 부작용

화학요법제는 선택독성이 강하므로 그 투여에 의해 생체에 악영향을 미칠 수 있다. 이러한 악영향을 부작용이라 하고, 부작용의 종류는 매우 다양하다. 이러한 부작용의 종류는 ① 장기장애, ② 균교대증(cross resistance), ③ 과민반응(allergy), ④ 비타민(vitamin) 결핍증으로 분류할 수 있다.

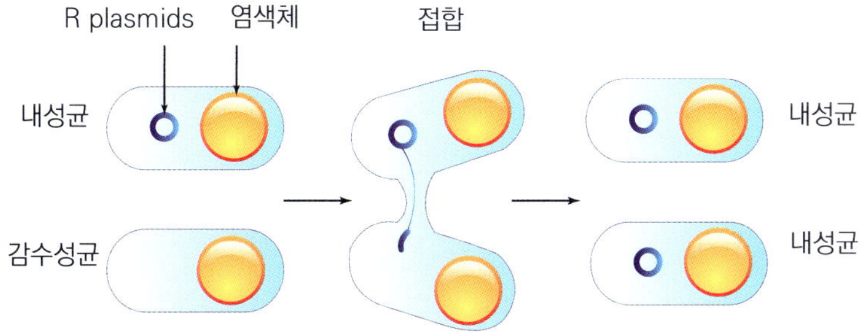

I 그림 5-3 I 접합에 의한 R plasmids(resistance plasmids)

(1) 장기장애

① 감각기와 신경계 장애 : Aminoglycoside계의 항생물질은 제8뇌신경(청신경)에 장애를 주고 난청을 초래한다. Ethambutol은 시야협착, 색각이상 등의 시신경장애를 일으킬 수 있다.

② 신장장애 : Amphotericin B, polymixin B나 aminoglycoside계 항생물질의 장기투여에 의해서 일어난다.

③ 간장애 : Erythromycin 등의 macrolide계, tetracycline계의 항생물질의 대량투여로 일어난다.

④ 조혈기장애 : Chloramphenicol은 재생불량성빈혈이나 과립백혈구감소증(granulocytopenia) 등을 일으킬 수 있다.

⑤ 기타 장애 : Tetracycline의 내복으로 위장장애나 태아에의 영향, 광선과민증 등을 일으킬 수 있다.

(2) 균교대증(superinfection)

화학요법제를 장기간, 대량 투여하면 장관이나, 구강, 질 등의 정상세균총에 변화가 생겨 정상상태에서는 발육이 억제되고 있는 상재균총(normal flora)중에서 그 약제에 저항성의 균이 증식하여 이로 인하여 새로운 감염증이 나타나기도 한다.

이를 균교대증이라 하며, 칸디다증이나 내성포도상구균증, 녹농균증 등이 있다.

(3) 약제 알러지

Penicillin계 항생물질, streptomycin, tetracycline 등에서 볼 수 있다. Penicillin은 anaphylaxis 반응을 유발하여 shock 증상을 일으킬 수 있다. 그렇기 때문에 투여를 할 때에는 반드시 피부 테스트(skin test)를 시행하는 주의가 필요하다.

(4) Vitamin 결핍증

항생물질의 투여로 장내정상세균총의 균형이 깨짐으로 인해서 이들 균이 생산하고 있던 비타민류(B_2, K 등)의 결핍이 일어날 수 있다.

2. 면역요법(immunotherapy)

감염증의 원인요법에는 화학요법과 면역요법(혈청요법)이 있다. 면역요법은 면역이 성립된 동물(말 또는 사람)에서 항체(antibody)를 갖고 있는 혈청(serum)을 채취하여, 환자에게 접종하는 방법이다. 이러한 면역요법은 접종 직후부터 면역상태를 얻을 수 있는 수동면역이다. 주로 치료목적으로 사용되나 예방목적으로도 사용되나 지속기간이 짧다.

말의 항혈청(antiserum)을 사용하는 감염증들은 주로 독소(toxin)가 중요한 역할을 하는 질환으로 diphtheria, 파상풍, gas 괴저, botulinum 식중독 등이 해당된다. 사독(뱀)에 대한 항독소(antitoxin)혈청도 이와 같은 목적으로 사용된다. 그러나 이렇게 생성된 항독소는 말에서 유래하는 것이기 때문에 사람에게는 이종단백이다. 그래서 항독소 자체가 항원성을 나타내어 혈청병이나 anaphylaxis shock를 일으키기 때문에 사용시에는 충분한 주의가 필요하다.

사용시에는 우선적으로 0.1 ㎖로 피부 테스트를 하거나, 눈에 투여하여 반응여부를 확인해야 한다. 과거에 말 혈청을 투여 받은 경력이 있을 경우에는 소량의 항혈청 투여로 시작하여 30~60분마다 점차 양을 증가시켜 anaphylaxis shock이 일어나지 않는 것을 확인한 후에 필요량을 주사해야 한다. 혈청요법은 독소가 세포에 결합한 후에는 효과가 없으므로 즉시 투여해야 한다. Diphtheria나 파상풍에 있어서는 백신(vaccine) 투여로 발병의 예방목적으로 생각해야 한다.

말의 항혈청의 단점을 피하기 위해서, 사람으로부터 얻은 면역 글로블린(globulin)을 사용한다. 홍역, 파상풍, B형 간염(hepatitis) 등의 감염 또는 발병 예방을 목적으로 이들의 병원체나 독소에 대하여 높은 항체가가 있는 사람에서 얻은 γ-globulin 제제가 사용된다. 또한, 저감마글로블린혈증(hypogammaglobulinemia), 무감마글로불린혈증(agammaglobulinemia), 백혈병(leukemia) 등의 면역부전증 환자에게 사람의 γ-globulin을 주사하여 감염증에 대한 저항성을 높이는 방법도 이용되고 있다.

Chapter 6

멸균과 소독

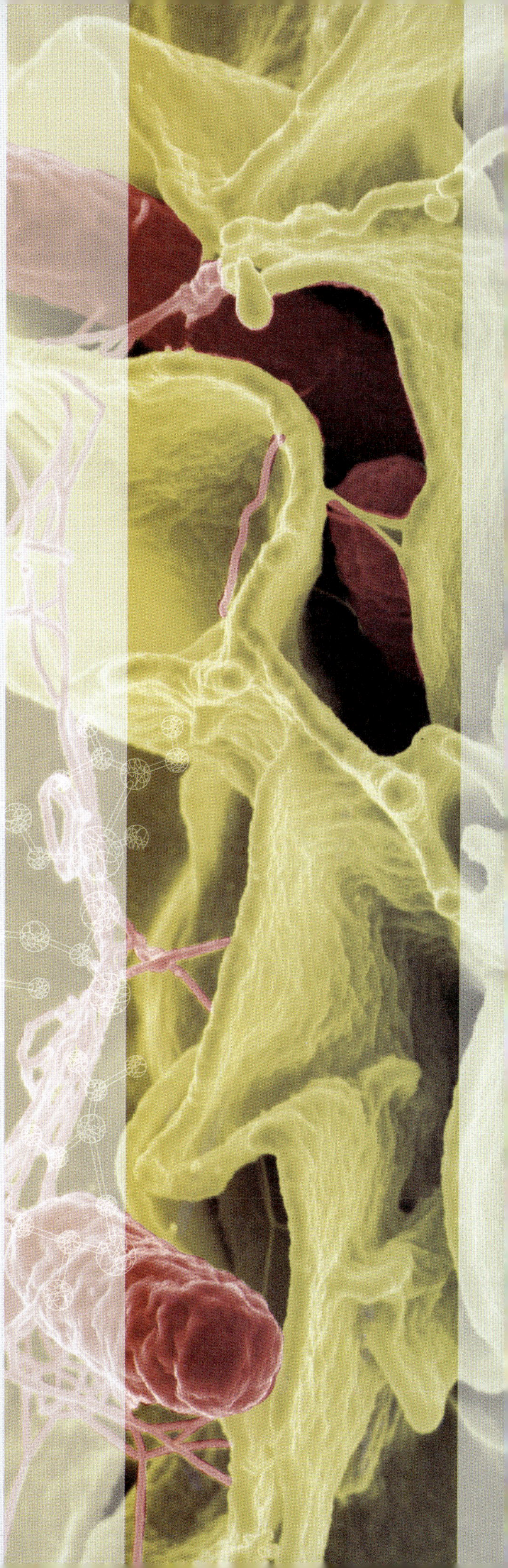

학습목표

- 치과진료실에서 발생하는 미생물접촉과 감염을 설명할 수 있다.
- 치과진료에 주로 사용되는 멸균방법을 설명할 수 있다.
- 치과진료에 주로 사용되는 소독제를 설명할 수 있다.

Contents

1. 치과진료실에서의 미생물 접촉과 감염

치과진료실에 내원하는 환자가 병원균 감염자인지 보균자인지를 판별하기는 불가능하다. 따라서 치과종사자들은 모든 환자가 병원균을 보유하고 있다는 가정 하에 치과진료에 임해야한다. 치과종사자와 환자는 다양한 경로를 통해 미생물에 접촉하거나 교차감염이 될 수 있으므로 치과진료실에서 행해지는 모든 치과위생사의 업무에는 항상 전신감염병의 위험성이 동반된다는 사실을 잊어서는 안된다.

특히, 고속핸드피스를 사용함으로써 노출되기 쉬운 침, 혈액 등은 치과진료실에서 감염을 일으킬 수 있으므로 보호장구를 활용하여 환자와 치과종사자를 보호하고 교차감염을 차단하여야 한다.

미생물의 접촉과 감염의 경로는 아래와 같다.

- 공기 중 오염
- 손과 물체 표면 사이의 오염
- 환자의 감염 전파
- 치과종사자의 감염 전파

치과진료실에서 감염병을 방지하기 위하여 치과위생사는 장갑, 마스크, 가운, 보호모자, 실내화, 보안경 등을 착용한다. 장갑을 끼고 있더라도 혈액이나 타액 등의 감염성 체액이 부착된 상태로 무의식적으로 물품에 접촉하지 말아야 하는데, 접촉한 물품은 감염원으로 취급해야 하므로 주의가 필요하다. 특히, 일상적으로 진료실 내를 소독, 청소하여 청결함을 유지해야 한다. 그리고 치과위생사는 치과진료업무에 임할 때에는 감염병에 대한 전문적인 지식을 활용하여, 전신을 포함한 감염병 대책을 일상적으로 실천할 수 있어야 한다.

2. 멸균과 소독의 개념

토양, 물, 공기 및 사람과 기타 동물 등 우리 주위 환경에는 많은 종류의 미생물들이 서식하고 있으며, 우리들이 사용하는 각종 생활용품이나 병원 또는 실험실에서 사용하는 각종 기자재에도 미생물이 존재한다.

그러므로 미생물학을 연구하고자할 때에는 그것에 사용되는 배지(medium)나 기구는 미생물이 전혀 없는 무균상태로 만들어 놓고 목적으로 하는 미생물만 취급하여야 하며 또 감염증(infectious diseases)의 전파과정 차단 및 감염방지를 위한 병원미생물의 살균, 그리고 치료나 수술에 필요한 기구 등은 모두 무균적이어야 한다. 따라서 병원미생물을 제어하거나 제거하는 멸균(sterilization)이나 소독(disinfection)은 임상에서 대단히 중요하다.

미생물을 제거하는 방법으로는 여과(filtering), 또는 초고속원심분리법이 이용되며, 미생물을 사멸시키는 방법으로는 열을 이용하거나 각종 화학약품, gas, 자외선(ultra violet), 감마선(γ-ray), 기타 물리적 방법(여과, 초고속 원심분리 등) 등이 이용된다.

1) 멸균(Sterilization)

높은 온도와 물리적인 방법으로 강한 살균력을 작용시켜 어느 물체에 있는 병원균, 비병원균, 아포(spore) 등의 모든 미생물을 완전히 멸살 또는 제거하는 것을 말한다. 세균(bacteria)이란 말을 쓰고 있으나 세균이나 진균에만 국한하지 않고 virus, *Rickettsia*, *Chlamydia*, 원충을 포함한 모든 미생물이 대상이 된다. 멸균의 결과는 모든 미생물이 사멸 또는 제거되어 무균적(sterile) 또는 무균상태(asepsis)가 되는 것이다.

2) 소독(Disinfection)

비교적 약한 살균력을 작용시켜 병원미생물을 파괴하여 감염(infection)의 위험성을 제거하는 조작을 말한다. 따라서 멸균과 같이 아포까지 멸살시키는 것이 아니다. 그러므로 소독의 결과는 일부의 비병원성 미생물이나 아포는 살아 남을 수 있다.

예를 들면 세균 배양에 쓰는 배지나 주사약, 수술기구, 봉합사 등은 멸균을 필요로 하고 식품, 우유, 수술부위의 피부나 창상은 소독이 필요하다.

소독에는 주로 열이나 화학약제(소독제)가 이용되며 화학약제는 아포형성 균에는 효과가 없는 것이 대부분이다.

3. 살균작용의 기전

살균작용은 어떤 기전(mechanism)으로 인하여 일어나는가를 이해하고 있으면 적시 적소에서 효과적으로 사용할 수 있다.

1) 단백질의 변성과 응고작용

균체는 원형질로 구성되어 있으며 원형질은 단백질(protein) 성격을 갖고 있다. 단백질은 열을 가하거나 산(acid)이나 2가 또는 3가의 양이온용액(positive ion solution)에 넣으면 응고(coagulation)되어 고체로 된다.

단백질 응고에 의한 살균기전은 물리적 또는 화학적 인자에 의하여 세균세포의 효소단백질이 응고되어 그 기능이 상실되는데 기인한다. 화학적 인자로서는 중금속(Cu, SO_4, $AgNO_3$, $HgCl_2$, ZnS 등)이 소독제로 사용되고 있다.

2) 특이적 화학결합

어떤 화학물질은 세균 세포 내로 침습하여 조효소(coenzyme) 등 특히 활성분자들의 활성을 저해하거나 완전 정지시킨다.

이들 물질들은 비교적 저분자 물질로서 미생물 체내에 들어가 급속히 사멸시키거나 또는 세포와 특이적으로 결합하여 정지상태를 유도한다. 이와 같은 결합능을 이용한 것이 치료에 응용되는 설파제(sulfonamid) 및 항생물질(antibiotics)이다.

3) 비 특이적 화학결합

각종 화학적 활성물질이 단백질과 비특이적으로 결합하여 작용함으로써 효소단백을 불활화하거나 세균의 세포막 또는 세포벽을 파괴시켜 영양물질과 노폐물의 선택적 투과기능을 상실케 하고 또는 원형질을 객출시켜 미생물체를 사멸케 하는 것으로 Cl_2, I, cresol, phenol, formaldehyde 등이 있다.

4) 계면활성제

계면활성제(surfactant)는 표면장력을 변화시키는 물질로서, 그 화학적 성질은 세포와 그 주위 매체간의 중간층에 흡착하는 경향이 있다. 계면활성제의 작용기전은 일반적으로 미생물이나 효소(enzyme)의 표면을 농후하게 피복하여 투과성을 저해하고 다른 물질과의 접촉을 방해함으로써 대사계를 변화시키거나 세포벽과 세포막의 지질(lipid)을 융해 또는 유화시키는 세포벽 상해와 단백질의 변성작용이 있다. 폴리믹신(polymyxin) 등 몇 종의 항생물질과 소독제도 이와 같은 작용을 가진 것이 있다.

4. 살균작용에 관여하는 요인

미생물을 사멸시키는 데 있어서 가열 또는 소독제의 작용비율과 그 효력은 다음과 같은 몇 가지 주요한 요인들이 작용한다. 즉 미생물측의 특성, 살균에 작용하는 물질의 특성, 소독제와 미생물과의 상호작용에 영향을 주는 요인들에 의하여 결정된다.

1) 미생물측의 특성

(1) 비 아포형성 세균의 저항성

결핵균은 아포를 형성하지 않는 균종이지만 소독제에 대해서 비교적 저항성이 강하다. 이 균은 균체가 밀납형 물질(wax)로 둘러싸여 있어서 물을 배척하는 성질이 있기 때문에 소독제가 내부에 잘 침투되지 않으므로 저항성을 갖고 있다.

이와는 반대로 임균(*Neisseria gonorrhoeae*)과 수막염균(*N. meningitidis*)은 자연적으로도 파괴되기 쉽다.

(2) 아포형성균의 저항성

아포는 열과 화학약제에 의한 파괴력에 대한 저항력이 매우 높다. 100℃에서 몇 시간 가열해도 균체는 사멸하지만 아포는 죽지 않으며 일반적인 소독제에 대해서도 저항성이 강하다. 다만 몇 가지 특별한 소독제에 의해서 사멸될 정도이다.

아포를 사멸시키는 방법은 고압증기멸균기(autoclave)로 121℃에서 15~20분간 가열하여 사멸시키거나 건열멸균기(dry oven)내에서 160~170℃로 1~2시간 가열하여 탄화시킨다. 최근에는 산화에틸렌 가스(ethylene oxide gas)를 이용하여 미생물을 파괴시키는 방법이 이용되기도 한다.

그리고 효모의 자낭포자(ascospore)와 진균의 분생포자(conidia), 스트렙토마이세스(*streptomyces*)의 포자는 세균의 아포에 비하여 저항성이 낮기 때문에 100℃에서 15~30분간 끓이면 사멸된다.

(3) 미생물의 농도

환자의 대변(stool), 객담(sputum), 농(pus) 또는 환부의 분비물 등에는 다량의 미생물이 들어 있기 때문에 소량의 소독제로는 미생물을 완전히 사멸시킬 수 없다. 그러므로 소독제의 양을 늘리거나 작용시간 또는 가열시간을 더 연장해 주어야 한다.

이러한 저항성은 미생물이 유기물질의 덩어리로 서로 응집되어 있어 소독제가 모든 미생물체에 침투할 수 없기 때문에 생긴다. 이때 이들 물질 속에 있는 중성 유기물질은 미생물의 표면을 둘러싸고 있는 강인한 포위물로 미생물의 보호작용을 하게 된다.

2) 작용된 파괴물질의 특성

(1) 화학적 성질

미생물을 정균 또는 사멸시킬 수 있는 것은 소독제의 구성성분과 관계된다. 예를 들면 염소(chlorine)는 식염(NaCl)과 같은 중성 염류의 형태로서는 소독제로서 아무 가치가 없다. 그러나 이것이 유리염소로서 습기 또는 액체 속에 녹아 있거나 차아염소산나트륨(NaOCl)의 상태로 있을 때에는 매우 효과적인 소독제가 된다.

한편 식초산(acetic acid)과 같은 유기산은 어떤 미생물에서만 특성을 나타내는 비교적 약한 소독제이다. 이와 같은 소독제는 식품이나 혈청제품 등의 방부제(antiseptics)로 많이 쓰인다. 석탄산(phenol)은 약 1% 농도에서도 단백질 응고작용을 나타내며 피부를 손상시킨다. 이와 같은 강산, 강알카리성 물질은 살균력은 대단히 강하나 부식성이 너무 커서 소독물을 손상시키므로 소독제로 사용하지 못한다.

수은, 은, 동 같은 중금속 염류는 생활세포의 원형질단백을 응고시키고 효소계에 대하여 독성을 나타내기 때문에 소독제로 쓰이며 과망간산칼륨($KMnO_4$)이나 과산화수소수(H_2O_2)는 미생물의 생명력을 발휘하는 부분을 산화시킨다.

(2) 농도

소독제의 취급에 있어서 가장 중요한 점은 각 소독제에 대하여 가장 효과적으로 소독력을 나타내는 농도를 알아야 한다는 것이다. 필요 이상의 농도를 사용하는 것은 소독제의 낭비 뿐만 아니라 생체조직의 손상과 소독물을 훼손한다. 반면 너무 낮은 농도로 사용하면 시간이 오래 걸릴 뿐만 아니라 살균이 되지 않는다.

예를 들면 2% 크레졸 비눗물에서는 모든 영양형 세균은 30분 이내에 사멸되나 20%의 농도로 높이면 살균력은 별 차이가 없고 오히려 생체조직에 대해서 자극이 매우 심하고 유독하며 비 경제적이다.

한편 0.1%의 저농도에서는 소독력이 약하여 시간이 오래 걸리며 더 낮은 농도에서는 시간을 아무리 길게 작용시켜도 사멸되지 않는다. 한정된 범위 내에서만 온도가 일정한 경우 농도가 높으면 높을 수록 살균에 요하는 시간은 짧아진다.

(3) 열의 강도

온천수에서 살고 있는 고온균은 열에 대해서 저항성이 매우 높다. 그러나 결핵균, 장내세균 등은 60℃에서 10분 정도면 사멸된다. 그러므로 아포를 형성하지 않는 세균, *Rickettsia*, virus는 100℃에서 5~10분 정도 가열하면 완전히 사멸된다. 그러나 아포는 몇 시간 끓여도 사멸되지 않는다.

(4) 습도와 응고작용

습열멸균은 건열멸균에 비해서 멸균효과가 높다. 단백질은 건조상태에서 보다 습윤상태에서 훨씬 빨리 응고되므로 단백질 성분인 세균의 원형질도 습열이 더욱 효과적이다. 화학물질(소독제)도 수용성이 균체단백에 대한 응고작용에 주요한 영향을 미친다. 만일 물에 녹일 수 없는 소독제라면 균체 내에 약제가 침투하기 어려우므로 살균작용을 발휘하지 못한다. 그러므로 수분의 존재는 열로써 단백질을 응고시키는 데 있어서나 여러 화학물질로 균체단백질을 응고시키는 데 있어서 매우 중요한 역할을 한다.

(5) 미생물의 생명부위에 미치는 영향

미생물의 생명력을 장악하고 있는 것은 에너지(energy) 방출과 세포기질을 생합성하는 데 사용되는 효소계 또는 이에 관련된 물질들이다. 이런 물질은 대부분이 단백질로 구성되어 있기 때문에 열, 화학약제 그리고 물리적인 방법으로 쉽게 장애를 줄 수 있다. 만일 이 효소계의 활성이 방해된다면 미생물체는 증식이 정지되거나 사멸하게 된다.

(6) 표면장력(surface tension)

미생물이나 조직에 소독제가 침투하기 위해서는 소독제가 가지는 표면장력이 주요한 역할을 한다. 표면장력이란 액체의 표면이 스스로 수축하여 가능한 한 작은 면적을 취하려는 힘이다. 수은(Hg)은 표면장력이 가장 큰(466 dyne/cm) 액체이므로 이런 물질을 소독제로 사용하면 분산된 각 세균과 접촉이 되지 않을 것이다. 이와는 반대로 알코올은 표면장력이 아주 낮아서(약 28 dyne/cm) 아이오딘의 알코올 용액인 아이오딘팅크는 매우 잘 퍼지고 거칠거나 건조된 표면을 잘 적신다. 또한 이보다 높은 표면장력을 가진 수용액 속으로 스며들어가서 좁은 틈에 숨어 있는 세균을 사멸시킨다.

표면장력 강하제(계면활성제; surfactant)로는 비누, 알코올 등이 있으며 크레졸 비눗물은 크레졸에 비누를 표면장력 강하제로 넣은 수용액이다.

(7) 독성

세포를 구성하고 있는 원형질 성분은 모두 비슷하기 때문에 이들 세포를 자극하는 물질들이 표면에 닿으면 독성을 나타낸다. 그러므로 강력한 독성물질 또는 부식성 화학물질은 환자의 변기, 타구, 기타 오염기구 등 부식되지 않는 일반 위생기구는 소독할 수 있으나 인체의 피부조직을 소독하는 데는 사용할 수 없다.

만일 석탄산 원액이나 강산 또는 강알카리성 약제를 사람의 피부소독에 사용했다면 피부조직에 심한 부식현상을 초래해서 오히려 병원체가 오염되어 증식하게 될 것이다. 그러므로 이상적인 소독제는 인체조직에 자극성과 독성이 없어야 되며 또 부식성이나 냄새가 없고 미생물에 대한 살균작용이 커야 한다.

3) 소독제와 미생물과의 상호관련성에 영향을 주는 요인

(1) 접촉

소독제가 미생물을 사멸시키려면 우선 미생물에 소독제가 직접 접촉되어야 한다. 그리고 소독 또는 멸균하여야 할 물체 속에 약제가 충분히 침투되도록 하기 위해서는 유기물질 덩어리와 같은 고체는 적당한 크기로 깨뜨려야 하며 표면장력이 낮은 소독제를 사용하여야만 잘 접촉하고 침투된다.

(2) 시간

멸균 또는 소독에는 작용시간이 가장 중요하다. 멸균 또는 소독에 소요되는 시간의 장·단점은 미생물측의 특성, 소독제의 화학적 성질, 농도, 표면장력, 접촉, pH, 그리고 온도, 유기물질의 양 등 여러 가지 요인에 따라 결정된다.

(3) 온도

열에 의한 멸균시 온도는 시간에 반비례 한다. 즉 온도가 높아지면 멸균에 요하는 시간은 짧아지고 온도가 낮으면 시간은 길어진다. 또한 온도는 소독제와 같은 화학물질의 효력을 증진시키는 데도 주요한 인자로 작용한다. 즉 온도가 어느 정도 상승함에 따라 표면장력이 하강하고 화학반응이 촉진되기 때문에 낮은 온도보다 높은 온도가 효과적이다.

(4) 유기물질의 존재

승홍이나 석탄산과 같이 단백질을 응고시키는 소독제는 혈액, 농, 점액, 객담, 혈청, 대변 등에 내재되어 있는 유기물질을 응고시켜 외막을 형성시키므로 소독제와 미생물체와의 직접적인 접촉이 되지 않아 살균작용을 나타낼 수 없으며, 어떤 소독제는 소독과 관계가 없는 유기물질인 혈액이나 원형질 속에 들어 있는 이와 비슷한 물질들과 쉽게 결합되어 소독제 자체가 불활화되므로 소독작용이 약해진다. 그러므로 이런 경우에는 대량의 소독제를 사용해야 한다.

(5) pH

pH는 미생물의 증식과 밀접한 관계가 있다. 모든 병원체는 대개가 중성(pH 7.0) 전후에서 잘 증식된다. 그러므로 pH가 강산성이거나 강알카리성일 때에는 발육이 정지되거나 사멸하게 된다. 소독제는 pH가 산성쪽은 낮을수록, 알칼리성쪽은 높을수록 살균력은 강하다.

5. 멸균, 소독법

1) 열(heat)

(1) 가열멸균법(dry heat sterilization)

① 화염멸균법(flaming sterilization)

소독물을 직접 불꽃에 접촉시켜 표면에 묻어 있는 미생물을 태워 죽이는 방법이며 알코올 램프, 천연 gas 램프가 이용된다.

소독물로는 주로 실험실에서 사용하는 백금선, 백금이가 사용되며 기타 초자기구, 도자기, 금속기구 등의 표면을 멸균할 때 사용된다.

② 건열멸균법(dry heat sterilization)

건열멸균기(dry oven)를 이용하여 160~170℃에서 1~2시간(160℃에서 2시간, 170℃에서 1시간) 건열로 미생물 또는 아포(spore)를 산화 또는 탄화시켜 완전 사멸시키는 방법이다.

대상물은 실험실에서 사용하는 각종 초자기구와 주사기, 활석 분말(talcum powder), 파라핀(paraffin), 바셀린 거즈(petrolatum gauze), oil 종류 등이다. 이때 주의할 점은 멸균된 물건을 고온에서 갑자기 냉각시키면 초자기구나 유리기기는 파손되기 쉬우므로 서서히 냉각시켜야 한다. 또한 혈액, 농(pus), 객담, 혈청, 배지, 대변이나 이들 물질이 묻어 있는 기구는 건열멸균 방법을 이용해서는 안된다.

(2) 습열멸균법(moist heat sterilization)

① 저온소독법(pasteurization)

포도주의 부패를 방지하기 위하여 Pasteur에 의하여 고안된 방법으로 61~63℃에서 30분간 가열하여 아포를 형성하지 않는 세균을 죽이는 방법이다. 최근에는 대량의 우유를 살균하기 위해 71~72℃에서 15초 , 140℃에서 2초 동안 노출시키는 고온급속살균법(high temperature short time)이 사용되고 있다. 이 방법은 우유의 성분을 변질시키지 않고, vitamin 등의 영양소 파괴가 적으며 우유로부터 감염될 수 있는 결핵균, 살모넬라균, 연쇄구균, *Brucella*균 등의 감염방지를 목적으로 이용된다.

② 자비소독법(boiling disinfection)

100℃로 10~15분간 끓여서 아포를 형성하지 않는 세균을 사멸시키는 방법을 말한다. 일반적으로 영양형의 세균, 진균, 다수의 virus는 50~70℃에서 수분내에 사멸되므로 실제로 이용가치가 높다. 끓는 물의 최고 온도가 100℃이기 때문에 멸균은 기대할 수 없으므로 소독이라고 한다. 소독의 대상물은 주사기, 주사침, 유리제품, 식기류, 도자기, 금속기구, 고무제품 등이며 물 속에 탄산수소나트륨을 1%가 되게 가하면 살균작용이 강화되고 금속의 녹을 방지할 수 있다.

③ 고압증기멸균법(autoclaving, high pressure steam sterillization)

고압솥(autoclave)에서 121℃, 즉 1제곱인치(inch)마다 15파운드(2기압)의 수증기 압을 유지하면서 15~20분간 작용하는 방법으로 아포도 완전히 사멸되어 멸균이 된다. 가압증기는 빨리 수화(hydration)되기 때문에 모든 미생물체를 매우 효과적으로 응고시킬 수 있으므로 현재 가장 많이 사용되는 멸균방법이다(그림 6-1).

그러나 autoclave내에 처음부터 공기가 들어 있기 때문에 수증기가 충만되지 않고 121℃에 도달하지 않으면 완전한 멸균효과는 기대할 수 없다. 그러므로 처음 5파운드(lb) 정도 증기압이 올라갔을 때 가압실 속에 들어 있던 공기를 증기와 함께 배기공(valve)를 통해 배출시킨 후 다시 15파운드로 수증기 압을 올려야 한다.

고압증기멸균시 멸균 여부를 증명하기 위하여는 ⓐ 온도와 시간이 일정한 상태로 유지되었을 때 변색되는 색소, ⓑ 일정한 온도로 상승했을 때에만 용해되는 왁스(wax), ⓒ 세균의 아포가 들어 있는 봉투, ⓓ 멸균계(sterilometer) 등을 함께 사용하여 멸균된 것을 확인한 다음 사용해야 한다.

이러한 확인물질 중에서는 아포 봉투를 사용하는 것이 가장 확실한 방법이나 아포를 배양한 후 생사 여부를 판정하여야 하므로 시간이 오래 걸리는 결점이 있다.

멸균의 대상물은 높은 습열에도 손상을 받지 않는 주사기, 주사침, 수술기구, 수술포, 생리식염수, 거즈, 배지, 의류 등이며 효과적으로 멸균을 하기 위해서는 멸균할 물건의 포장(packing)과 고압증기실 속에서의 위치를 잘 선택하여 수증기가 고루 침투될 수 있도록 해야 하며 용량이 많을 때는 상대적으로 시간을 연장하여야 한다.

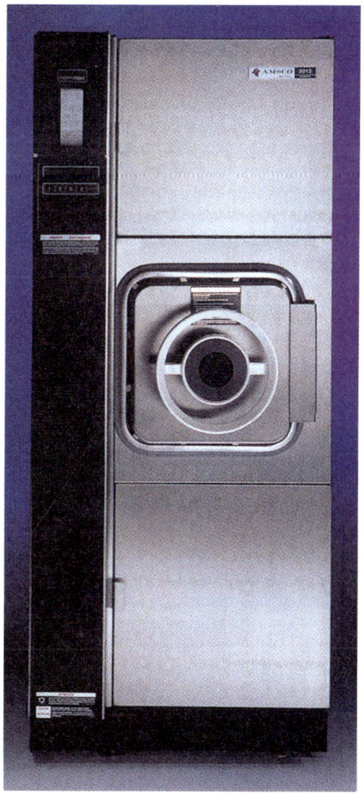

| 그림 6-1 | Autoclave(Steam Sterilizer)

2) 기계적 방법

(1) 여과(filtration)

가열하면 변질을 일으키는 약제나 혈청(serum) 및 요소 배지(urea medium) 등을 여과하여 무균조작을 하는 방법으로, 세균을 파괴하지는 못하나 제거할 수 있다.

여과장치로는 석면판(asbestos)을 이용한 Seitz filter, 규조토로 된 원통 모양의 Berkefeld filter, 백토와 석영사를 혼합하여 만든 Chamberland filter 등이 사용되었으나 현재는 구멍의 직경이 고른 셀루로즈(cellulose)유도체로 만든 막(membrane filter 또는 millipore filter)이나 Ultipor nylon membrane(0.2 ㎛), 또는 polycarbonate membrane(0.4 ㎛) 등이 주로 사용되고 있다(그림 6-2, 6-3). 구멍의 직경 0.2 ㎛의 것이 보통이어서 virus 이외의 미생물은 거의 완전히 제거된다고 할 수 있다.

virus는 여과기를 통과하며 미생물의 흡착으로 filter가 막히거나 성분의 활성이 저하되는 경우가 있기 때문에 사용 도중에 오염되어 실패하는 일이 있으므로 주의를 요한다.

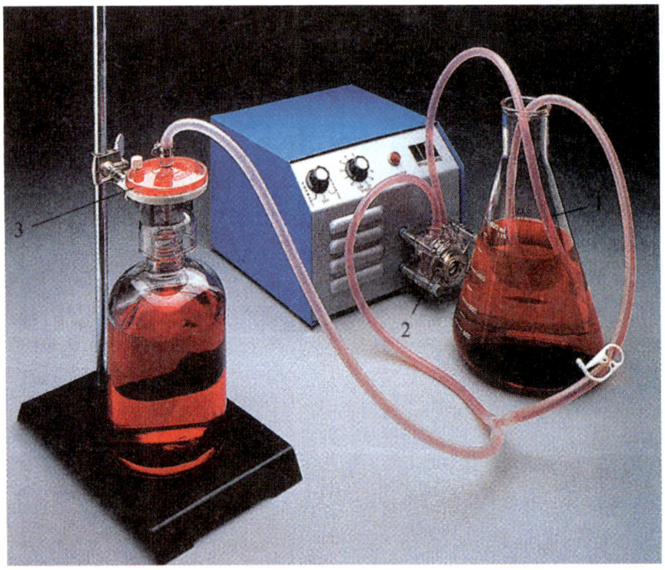

| 그림 6-2 | Membrane Filter Sterilization

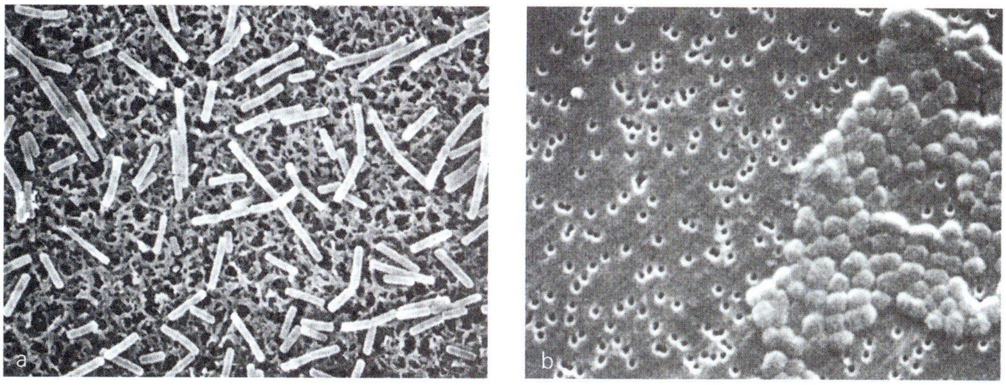

그림 6-3 Membrane Filter Type

a. 0.2㎛ Ultipor nylon membrane(*Bacillus megaterium*)
b. 0.4㎛ hole polycarbonate membrane filter(*Enterococcus faecalis*)

한편 공기 속의 균을 제거하는 데는 특수한 공기 filter(air conditioner)를 사용하여 무균실(bioclean room, 공기청정실)을 만들어 수술실, 화상, 백혈병, 골수이식환자 및 그 외 감염에 대한 저항력이 낮은 환자의 수용실로서 이용된다.

(2) 음파(sound)

매초 10kc(진동수 15,000~100,000/sec)의 초음파에 의하여 단백질을 변성시켜 멸균하는 방법이다. 초음파를 세균이나 virus의 부유액에 강하게 진탕시키면 단시간 내에 균체를 파괴시켜 사멸한다. 이 방법은 현재 균체효소, 항원(antigen)과 균체성분의 추출에 사용된다.

(3) 동결과 융해(freezing lysis)

균부유액을 동결하면 물이 결정 분리되고 함유하고 있는 염류의 농도는 포화에 가깝게 된다. 염농도의 국소적 상승과 얼음 결정은 균체에 장애를 일으키고 동결과 융해를 반복하면 균체의 파괴가 일어난다. 그러나 -78℃(dry ice)와 -180℃(액체질소)로 급격히 동결시키면 물의 결정화와 동시에 염류의 결정화가 일어나기 때문에 균은 장애를 받지 않으며 장시간 동결보존된다. 그러므로 균주의 보존에는 동결상태 그대로 진공건조하는 동결건조(lyophilization)법이 행하여지며 여기에 혈청 등을 첨가하면 균 보존에 효과적이다.

이 방법은 현재 멸균법으로는 사용되지 않고 세포벽이 파괴되어 내용물이 유출되기 때문에 균체성분의 추출방법으로 이용된다.

3) 가스에 의한 멸균

가스(Gas)는 열이나 용액상을 필요로 하지 않기 때문에 수분이나 열에 의해서 변질되는 물품, 즉 고무제품, 플라스틱 제품, 종이제품, 내시경, 수술재료, 의류, 침구 등과 실내전체를 소독하는 등 큰 용적의 물체를 멸균하는 데 이용된다. 그러나 가스는 공기가 유통되고 있는 곳에서는 사용할 수 없고 가스 발생장치를 필요로 한다.

(1) 포름알데하이드(formaldehyde, HC_2O)

알킬화제로서 약전의 포르말린은 포름알데하이드(formaldehyde)의 37% 수용액이다. 가스 또는 용액 어느 상태에서도 강한 살균력을 가진다. 단백질이 공존하고 있어도 효과가 감소되지 않으며 금속 부식성도 적은 이점이 있다. 포름알데하이드 가스는 수증기와 공존할 때 살균력이 더욱 강해지며 포르말린(formalin) 증기는 건조한 표면의 멸균, 즉 병실, 의류, 침구, 책 등의 멸균에 이용하나 자극성이 강하다. 그리고 작용시간은 적어도 24시간 방치하여야 하며 온도(22℃ 기준)가 낮아지면 살균력은 저하된다.

(2) 산화에틸렌(ethylene oxide, C_2H_4O)

10.8℃ 이하에서는 액체이나 그 이상의 온도에서는 기화되며 무색으로 에테르(ether)와 같은 냄새를 낸다. 인화성과 폭발성이 강하기 때문에 단독으로 사용하지 않고 불연성 gas와 혼합하여 튼튼한 밀폐장치 속에서 사용한다. 불연성 가스와의 혼합비율은 일반적으로 산화에틸렌 가스 1에 탄산가스 9(carboxide)의 비율 또는 프레온가스(freon gas) 9(cryoxide)의 비율로 한다.

작용기전은 핵산(nucleic acid)이나 단백질과 결합하여 불활성화 함으로써 살균효과를 나타낸다. 또 멸균에는 어느 정도의 습도가 필요하며 50%의 습도 58℃에서 5시간 450 mg/l에 작용시킨다. 대상물은 보통 가열할 수 없는 플라스틱 제품, 1회용 주사기, 수액 세트, 고무 제품 등 대부분의 의료기구 등에 널리 이용된다. 장점은 plastic 막을 통과하므로 포장하여 멸균할 수 있다. 그러나 돌연변이 원성이 있어 발암성을 나타낼 위험성이 있으므로 멸균 후 방치하여 가스를 충분히 확산 제거할 필요가 있다.

(3) 베타-프로피오락톤(β-propiolactone, $C_3H_4O_2$)

온도 25℃, 비습 75~80%의 조건하에서 용적 매 리터 당 1.5 mg의 베타-프로피오락톤을 사용한다. 20℃에서는 무색 투명한 액체이며 온도가 올라가면 기화되므로 보통 냉장보관한다. 이 약제는 가연성은 없으나 자극성이 심하여 피부에 접촉하면 수분 내에 수포를 형성한다.

또한 실내에서 사용할 수 있는 장점이 있으며, 세포단백과 화합물을 만드는 작용이 강하고 산화에틸렌 가스와 같은 침투력이 없기 때문에 수술실, 연구실, 실험실 등의 건물과 기구, 냉장실 등을 훈연법으로 소독할 수 있다.

특히 이 가스는 액체상태로 소아마비(polio), 공수병 virus와 아포를 멸균할 수 있으며 virus, vaccine, 혈장, 기타 생물학적 제품과 이식용 장기조직도 멸균한다.

(4) 오존

오존(Ozone)은 미생물의 세포질을 산화시키는 강력한 산화제이다. 염소소독 대신에 식수나 수영장물을 살균하는 데 오존을 사용하기도 한다. 염소 소독과는 달리 인체에 독성이 거의 없고 잔여물을 남기지 않는 장점이 있으나 비용이 많이 드는 단점이 있다.

4) 전자파 조사법

전자파는 그 성질과 에너지는 서로 다르지만 미생물에 미치는 장해작용은 비슷하며 어느 것이나 흡수된 세포내에서 고 에 지를 방출하며 이 때문에 이온화(ionization)가 일어나서 멸균효과를 나타낸다.

(1) 자외선(ultraviolet)

자외선은 파장 260~280 nm 부분에서 살균력이 강하다. 살균기전은 핵산에 흡수되어 장애를 줌으로써 살균력을 갖는다. 주로 자외선 등을 쪼여서 멸균하며 용도는 무균실, 수술실의 바닥 표면에 부착된 미생물이나 공기 중에 떠 있는 미생물을 파괴시킬 목적으로 이용된다. 또한 햇빛을 이용한 미생물 파괴방법도 자외선 멸균의 좋은 광원이 된다.

그러나 자외선은 침투력이 약하여 소독물의 내부와 빛이 닿지 않는 그늘진 곳에는 멸균되지 않는다. 또한 아포(endospores)와 같이 휴면상태에 있는 미생물들은 증식하고 있는 미생물보다 광선조사에 더 잘 견디어내는 내성이 있다.

(2) 방사선(radiation)

X선 및 α, β, γ선은 고에너지, 단파장(radiation)으로 모든 생물의 DNA 분자를 변형시키거나 파괴하는 성질을 갖고 있어 멸균에 이용하기도 한다. Cobalt 60 또는 Caesium-137은 건열이나 높은 습열로 멸균할 수 없는 plastic 제품이나 기구류, 특히 1회 용품인 주사기, 장갑, 수혈 셋드 등의 멸균에 이용된다.

최근에는 적절한 방사선 조사를 통한 농산물의 장기보존에도 이용되고 있다.

방사선은 물질에 대한 투과력이 극히 강하여 내부의 미생물도 사멸시킬 수 있는 장점이 있으나, 인체가 방사선에 장시간 노출되면 발암 위험이 있으므로 주의해야 한다.

6. 각종 소독제

소독(disinfection)이란 강력한 살균력으로 미생물을 사멸시키거나 증식을 억제하여 감염의 위험으로부터 인체를 보호하는 것을 말하며, 소독 목적으로 사용되는 화학물질을 총칭하여 소독제라고 한다.

소독제가 갖춰야 할 기본적인 요건은 다음과 같다.

① 소독제는 광범위한 미생물에 확실하고 빠르게 높은 살균력을 나타내야 한다.
② 화학적으로 안정되어야 하며 유기화합물이나 금속에서도 효과적이어야 한다.
③ 가격이 저렴하고 냄새가 불쾌하지 않아야 한다.

소독제는 목적에 따라 여러 가지가 사용되고 있으나 각각의 장·단점이 있으므로 그 특징을 잘 파악하여 두어야 한다.

1) 지방족 화합물

(1) 알코올(alcohol)류

에틸알코올(ethylalcohol)이 널리 쓰이고 메틸알코올(methylalcohol)과 이소프로 알코올(isoprophylalcohol)도 쓰인다. 에틸알코올이나 메틸알코올은 100% 액에서는 탈수작용 때문에 살균력이 저하되고, 70~80% 수용액에서 가장 강하며 이소프로 알코올은 30~70% 수용액에서 살균력이 강하다. 알코올의 살균력은 탄소수가 많을수록 증강된다.

살균작용의 기전은 단백의 변성, lipoid 용해, 효소활성 저해로 살균작용을 나타낸다. 손소독, 주사시 피부소독 등에 많이 쓰인다. 일반적으로 소독력은 약하며(석탄산 계수는 메틸알코올 0.03, 에틸알코올 0.05, 이소프로 알코올 0.1) 어느 농도에서도 아포에는 효과가 없다.

2) 석탄산과 유도체(방향족 화합물)

(1) 석탄산(phenol)

영국의 Joseph Lister가 1852년에 최초로 외과 수술에 사용하였다는 역사적 소독약이다. 그러나 요즘에는 조직에 독성이 있어서 인체에는 잘 사용되지 않고 소독제의 평가기준으로 사용된다. 작용기전은 단백질의 응고작용, 또는 세포를 용해시키는 작용에 의한다. 소독에 사용하는 농도는 3~5% 수용액이며 실험대, 의류, 용기, 배설물, 오염 등의 소독에 쓰이며 세균, 진균 등에는 유효하지만 virus나 아포에는 작용이 약하다.

석탄산의 장점은 열처리나 건조시에도 매우 안정하고 유기물이 있는 곳에서도 활성을 유지하기 때문에 살균제로서 특히 유용하다는 점이다. 단점으로는 인체조직에 유독성이기 때문에 상처 치료에는 사용하지 못하고 금속부식성이 강한 것이 단점이다.

현재 혈청, vaccine 등에 0.5% 비율로 첨가하여 방부의 목적으로도 쓴다.

(2) 크레졸(cresol)

크레졸은 콜타르(coal tars)로부터 추출되는 소독제로 석탄산보다 살균력은 강하나 물에 잘 녹지 않아 보통 비누액에 50%를 혼합한 크레졸 비누액(Lysol)을 사용한다. 세균, 진균 등에는 효력이 있지만 아포, virus에는 작용이 약하다. 1~2% 함유액은 수지, 피부, 기구소독에 이용되며, 3~5%액은 검체, 객담, 분변, 배설물 등의 소독에 사용되나 주로 수지 소독에 많이 이용된다.

병원 특유의 냄새로 상징되는 강한 냄새가 결점이다.

(3) 클로르헥시딘(chlorhexidine)

Gram 양성균과 진균에 살균효과가 현저하며 Gram 음성균에도 효과가 있으나 결핵균, virus, 아포에는 효력이 없다. 0.02~0.05% 용액은 손, 창상면, 방광세척 그리고 0.5% 용액은 기구, 수술피부면의 소독에 쓰인다.

(4) 기타

그 외, 아크리플라빈(acriflavine), 헥실리조시놀(hexylresorsinol), 크레오소오트(creosote) 등이 있다.

3) 산화제(oxidizing agent)

대부분의 산화제는 미생물의 효소계를 불활성화하여 살균작용을 나타낸다. 즉 설퍼하이드릴(SH)기를 산화시킴으로써 세포대사를 중단시키는 약제들이다.

(1) 과산화수소(hydrogen peroxide, H_2O_2)

2.5~3.5% 수용액(oxyful)으로 소독에 많이 사용되며 조직에 접촉하면 즉시 H_2O_2=H_2O+O로 되어서 발생기의 산소를 유리시킨다. 무아포균을 비교적 빠른 시간내에 사멸시킬 수 있고 자극성이 적어서 상처의 표면, 인두염, 구내염 또는 구강 세척제로 이용된다. 그러나 카탈라제(catalase)를 가진 세균은 $2H_2O_2$=$2H_2O$+O_2로 분해되기 때문에 살균효과를 기대할 수 없다. 특히 토양 유래의 혐기성균에 유효하다.

이 약제는 갈색병 또는 암소에 보관해야 한다.

(2) 과망간산칼륨(potassium permanganate, $KMnO_4$)

0.1~0.5% 수용액으로 임질 시의 요도소독, 기타 창상세척제로 사용되나 자주색의 염색성이 있다.

4) 중금속 화합물

수은(mercury), 은(silver), 동(copper) 등의 이온(ion)은 각각 단백질과 결합하는 성질이 있기 때문에 염류상태의 높은 농도에서 단백질 응고와 조직에 상해작용을 한다.

(1) 이염화수은(mercury bichloride, $HgCl_2$)

살균력은 대단히 강하지만 동시에 독성도 강하다. 0.1~0.5% 용액으로 영양형의 세균은 수분내 사멸하며 아포도 2~3시간에 사멸된다. 그러나 혈청이나 단백, 황산염이 공존하면 살균력이 현저히 저하된다. 수용액을 만들 때는 염화칼륨(KCl) 또는 염화나트륨(NaCl)을 같은 양으로 첨가하면 승홍과 복염을 형성하여 용액이 중성이 되고 자극성이 완화된다. 이 용액은 무색이므로 반드시 색소(fuchsin)를 넣어 착색하여 위험을 방지해야 한다.

승홍은 점막면에 대해서 자극성이 강하고 금속을 부식시키며 고무를 경화시키는 결점이 있다. 그리고 단백질을 응고시키므로 혈액, 혈청, 객담, 분변 등의 소독에는 약제가 내부로 침투하기 어려우므로 적당치 않고 또한 금속의 부식성 때문에 수술용 금속기구 등의 소독에도 부적합하다.

피부나 수지 소독에만 이용되나 독성과 환경오염 때문에 사용이 제한되고 있다.

(2) 머큐로크롬(mercurochrome)

적색의 유기수은 화합물로 물에 쉽게 녹고 염색성이 강하다. 유기수은은 해리되지 않는 화합물이므로 단백질이나 식염이 공존해도 침전되는 일이 없으며 또한 조직에 대한 자극성도 없지만 살균력이 약하다. 주로 2% 수용액이 피부나 창상소독에 많이 쓰인다.

(3) 질산은(silver nitrate, $AgNO_3$)

살균력은 승홍의 약 1/4 정도이나 독성이 적기 때문에 0.1~0.5% 용액을 신생아의 임균성 결막염의 예방에 사용하였으나 지금은 항생물질로 대체되고 있으며 점막 소독에 이용된다.

(4) 기타

그 외,이메티올레이트(merthiolate), 단백은(argyrol, protargol), 크리스탈 바이올렛(gentian violet, crystal violet) 등이 있다.

5) 할로겐 및 그 화합물

할로겐(halogen) 원소란 염소(Cl), 브로민(Br), 아이오딘(I), 플루오린(F) 등을 말하며 이 순서대로 강한 살균력을 나타낸다. 이들 원소는 조염원소로서 주로 생활세포 내에서 단백-할로겐 복합물을 형성하여 세포대사를 중단시켜 결국 균체를 죽게 한다. 실제로 염소와 아이오딘이 많이 사용된다.

(1) 염소(chlorine, Cl)

염소는 살균력은 강하지만 자극성과 부식성이 강해서 상수 또는 하수의 소독에 주로 이용된다. 염소제는 그 일부가 무기물, 유기물에 결합하여 소비되나 나머지 염소가 살균적으로 작용한다. 가스 혹은 표백분($CaOCl_2$)으로서 사용하며 상수에서는 염소가스 주입 후 10분 후에 말단급수전에서 잔류염소가 0.2~0.4 ppm이 되어야 한다.

염소는 발생기 산소의 산화작용으로 살균적 작용을 하고 균체 단백질을 변성시켜 살균작용을 나타낸다. 풀장(pool)에는 1 ppm의 농도로 사용하므로 피부나 헤어에 해롭다.

염소는 값이 싸고 소독력이 강한 이점이 있으나 독특한 냄새가 결점이다.

(2) 차아염소산(sodium hypochloride, NaOCl)

수용액으로 쓰기 편리하므로 표백분 대신에 쓰인다. 용액에서 발생하는 염소원소에 의해서 살균작용을 한다. 이 물질은 분해되기 쉬운 결점이 있으나 안정제를 첨가해서 분해를 방지한 후 살균제로 실용화되고 있다. 최근에는 식품공장, 식당 등에서 청결 목적으로 사용된다.

(3) 아이오딘(iodine, I)

아이오딘은 물에 녹지 않으므로 아이오딘화칼륨(KI, potassium iodide)과 같이 알코올에 용해시켜 사용한다. 여러 가지 농도로 사용할 수 있으나 약전 아이오딘팅크는 아이오딘(I) 6 gm, 아이오딘화칼륨(KI) 4 gm에 70% 알코올 100 ml를 혼합한 것으로, 보통 이것에 동량의 70% 알코올을 섞어서 만든 묽은 아이오딘팅크(약전품)가 사용된다.

살균력이 강하여 아포에도 확실한 효력을 나타내기 때문에 수술부위 또는 피부 소독에 쓰이고 자극성이 있기 때문에 수술부위는 건조시킨 후 70% 알코올로 닦아낸다. 점막이나 상처에는 자극성 때문에 쓰기 곤란하다.

그리고 루골(Lugol)액은 아이오딘 1 gm, 아이오딘화칼륨 2 gm을 증류수 300 ml에 용해하고 글리세린(glycerin)을 첨가한 것으로, 구강이나 인두 소독에 흔히 쓰인다.

(4) 클로라민 T(chloramine T)

표백분보다 효력이 늦게 나타나고 살균력도 약하나 안정성이 있고 자극성이 적으며 효력이 지속적이기 때문에 0.5% 용액으로 손이나 기구의 소독에 쓰인다.

6) 산과 알카리 류

산(acid)의 살균작용은 일반적으로 무기산류는 그 해리도에 비례한다. 즉 pH가 낮아지면 낮아질수록 살균력은 강해지며 음이온(anion)의 종류에는 관계 없다. 보통의 세균은 pH 4.0에서 증식이 저지된다. 그러나 유기산에 있어서는 반드시 pH에 평행하는 것은 아니며 잔존기 또는 비 해리 분자도 영향을 미치게 된다.

알카리류의 살균작용도 pH가 높아질수록 강한 작용이 나타난다. 보통의 세균은 pH 9.0 이상에서는 거의 증식하지 못한다. 강산 또는 강알카리는 그 강도에 따라 살균력은 비례하여 강하게 나타나지만 소독물을 훼손시키므로 사용하기 곤란하다.

(1) 붕산(boric acid, H_3BO_3)

1~5% 용액을 구강, 안결막의 세척 및 소독에 사용하나 살균력은 약하다. 피부청결을 위한 세안에 사용되기도 한다.

(2) 아세트산(acetic acid, CH_3COOH)

붕산보다 살균력이 강하다. 녹농균은 2% 용액에서 5분, 그리고 포도상구균, 장티푸스균은 3% 용액에서 15분에 사멸된다. 식초는 약 5%의 아세트산을 함유하고 있어서 어느 정도 소독력을 기대할 수 있다. 이 외에 유기산으로서 프로피온산(propionic acid), 카프릴산(caprylic acid) 등은 탄소수가 증가함에 따라 살균력도 증가하나 물에 대한 용해도가 감소된다. 아포에 대하여 석탄산보다 강한 살균작용을 나타낸다.

(3) 수산화칼륨(potassium hydroxide, KOH)과 수산화나트륨(sodium hydroxide, NaOH)

영양형세균 뿐만 아니라 아포에 대해서도 석탄산이나 크레졸보다 강한 살균력을 나타낸다. 이와 같이 아포에 대해서도 효력이 있고 값도 싸기 때문에 용기, 기구류, 오물, 가축사육장 등의 소독에 2~5% 용액이 사용된다. 또한 살균작용과 동시에 지방류의 세척효과가 있어서 우유가공 등에 사용하는 기구, 병 등의 세척과 소독의 목적으로도 쓰여진다.

7) 계면활성제(surface active agents)

(1) 양성비누(inverted soap, cationic soap)

역성비누라고도 하며 양이온(cation)으로 하전된 계면활성제이다. 물에 잘 녹고 무색, 무취액으로 기포성을 나타내나 음성비누에 비하여 세정작용은 적다. 자극성이나 독성이 낮아서 점막에도 이용할 수 있다.

상용 농도는 피부나 창상의 경우 성분의 농도로 0.05~0.2%(10% 원액을 50~200배로 희석), 점막에 대해서는 0.005~0.05%, 기구나 식기 소독에는 0.02~0.1%를 사용한다.

대부분의 무아포 세균 및 진균, 일부 virus에는 유효하지만 녹농균(*Pseudomonas aeruginosa*), 결핵균(*Mycobacterium tuberculosis*), 아포(spore)에는 효력이 없다.

유기물질이 다량 존재하거나 보통비누와 섞어 사용하면 양이온 비누 분자와 음이온 비누 분자(보통비누)가 결합하기 때문에 살균력이 대폭 저하된다는 점에 주의해야 한다.

(2) 음성비누(anionic soap)

음성의 하전을 띤 계면활성제로 보통의 비누를 말하며 청정제이다. 세정작용은 높고 살균작용은 낮아 소독제로는 쓰기 곤란하다.

인체의 피부와 같이 피부지방질이 있는 표면에서 먼지나 미생물을 제거할 목적으로 쓰인다. 그러나 매독균(*Treponema pallidum*)에 대해서는 살균작용이 강하다.

Chapter 7

병원성 세균

학습목표

- 포도상구균의 특성을 설명할 수 있다.
- 연쇄상구균의 특성을 설명할 수 있다.
- 녹농균의 특성을 설명할 수 있다.
- 대장균의 특성을 설명할 수 있다.
- 파상풍균의 특성을 설명할 수 있다.
- 디프테리아균의 특성을 설명할 수 있다.

ontents

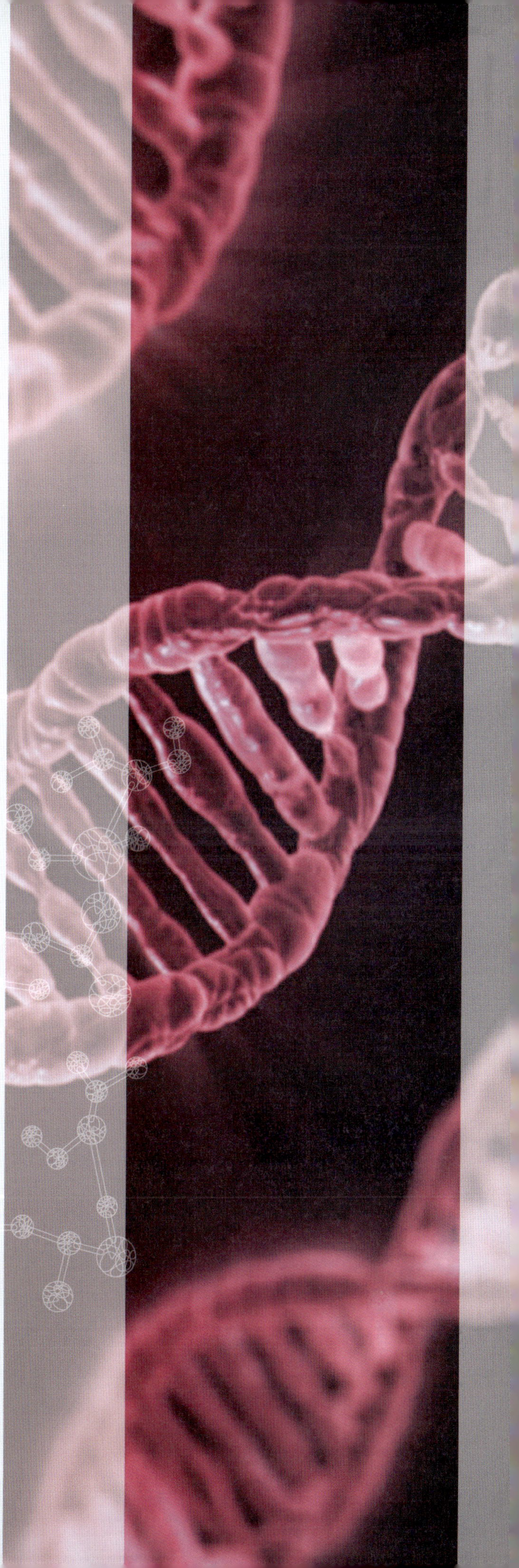

1. Gram 양성 구균군

Gram 양성 구균군은 산소의 영향에 따라 호기성, 통성혐기성 및 혐기성의 균들로 구분할 수 있으나, 의치학상 가장 중요한 것은 통성혐기성에 속하는 포도상구균속과 연쇄상구균속 , 그리고 혐기성에 속하는 *Peptococcus*속과 *Peptostreptococcus*속이다.

1) 포도상구균속(*Genus Staphylococcus*)

포도상구균속에는 여러 개의 균종이 있으나, 그 중에서 중요한 것은 황색포도상구균(*S. aureus*)과 표피포도상구균(*S. epidermidis*)으로서, 황색포도상구균이 주로 사람에 대해 병원성을 나타내지만 최근에는 표피포도상구균도 화농성요로감염이나 기회감염에 관여한다는 사실이 확인되고 있다. 일반적으로 표피포도상구균은 비병원성이다.

(1) 형태

Gram 양성, 직경 0.8~1.0 μm의 구균으로, 포도송이와 같은 배열을 하고 있어 이와 같은 이름을 붙였다. 편모나 아포는 없다. 황색포도상구균과 표피포도상구균은 형태나 배열 상으로 구별되지 않는다(그림 7-1).

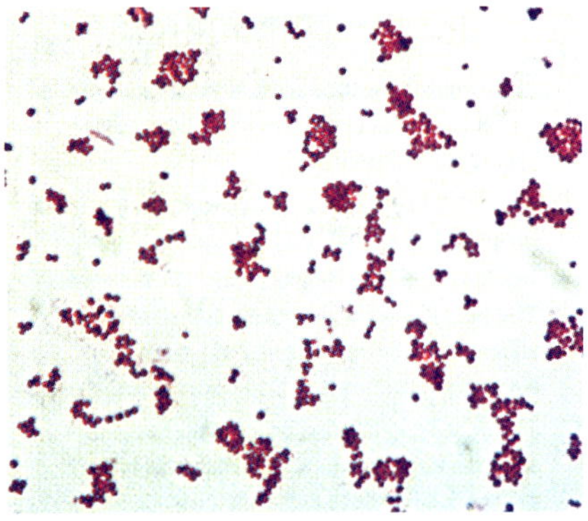

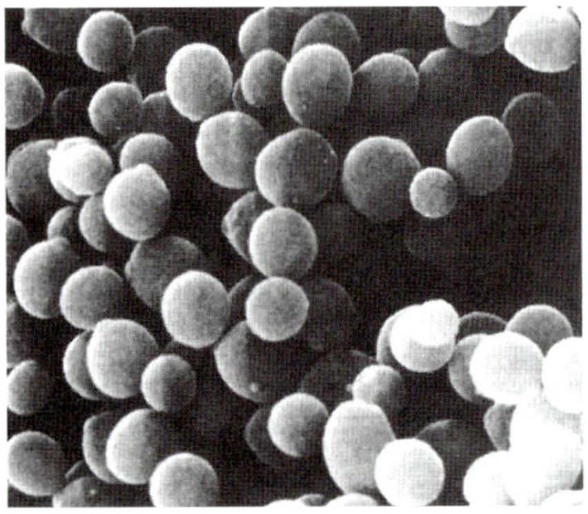

a. 광학현미경상(1,500배) b. 주사현미경상(34,000배)

| 그림 7-1 | 황색포도상구균

(2) 배양과 성상

통성혐기성균으로 보통의 배지에서 잘 발육되며, 정원형으로 매끄러운 집락을 형성한다. 호기성 상태에서 평판 배지에 배양하면 황금색, 레몬색, 백자기색 등 다양한 색을 생성하는데, 일반적으로 황금색을 나타내는 집락이 황색포도상구균(*S. aureus*)이고 표피포도상구균(*S.epidermidis*)은 주로 백자기색을 나타낸다. 그러나 이러한 색소 생성능도 균주에 따라 차이가 많아서 확실한 균종의 구분이 불가능하다.

(3) 저항성

아포를 형성하지 못하기 때문에, 보통의 멸균 소독법으로 사멸시킬 수 있으나 무아포세균 중에서는 저항성이 가장 강하다.

특히 건조와 열에는 대단히 저항성이 강하여 건조한 농 속에서는 약 3개월 정도 생존이 가능하며 50 ℃의 가열에는 30분 정도 견딘다.

(4) 병원성

황색포도상구균은 건강인의 피부에서도 종종 검출되며, 특히 비강 부위에 많이 존재한다. 따라서 어느 정도의 기회주의적인 병원성을 지닌 균이라고 할 수 있다. 황색포도상구균에 의한 인체 질환에는 다음과 같은 종류가 있다.

① 화농성 염증

피부의 화농성 염증, 즉 부스럼, 종창, 농가진 등이 가장 많지만 이 외에도 인체의 각 부분에서 농양을 형성하고 또 패혈증을 일으킬 수도 있다. 화농성 염증(농을 형성하는 염증)을 일으키는 균을 화농성균이라고 하는데, 포도상구균이 그 대표적인 예이다.

② 표피박탈성 피부염

황색포도상구균의 약 5% 정도는 exfoliatin이라는 외독소를 분비하는 균주가 있는데, 이 균에 감염되면 피부에 수포가 생긴다. 특히 유아기에는 이 균이 전신의 피부를 침범하는 경우가 있는데 이를 Ritter병 또는 SSSS 증후군(staphylococcal scalded-skin syndrome)이라 한다.

③ 독소성 shock 증후군

발열독소 C(enterotoxin F라고도 함)를 생산하는 황색포도상구균에 의하여 일어난다. 전신의 발적과 쇼크 증상을 일으키는 질환으로 생리 때에 흡수성이 강한 tampon을 사용하는 젊은 여성에게 많다.

④ 장염

항생물질의 경구투여로 장내의 상재균이 감소하고 이에 편승하여 약제내성 포도상구균이 장관내에서 증식하기 때문에 장염이 일어난다(균교대증 참조).

⑤ 식중독

황색포도상구균의 약 반수는 enterotoxin(장관독)이라는 외독소를 생성하는데 이와 같은 균이 식품 중에서 증식하여 충분한 양의 독소가 함유되면 식품섭취로 인하여 식중독이 일어난다. 섭취한 후 3~6시간의 짧은 잠복기가 지나면 오심, 구토, 복통, 설사가 일어나고 1~3일 후에 회복된다.

이 독소는 내열성으로 100℃, 30분의 가열에도 파괴되지 않는다. 따라서 오염식품을 가열처리하여 포도상구균을 완전히 죽여도 식중독 예방은 어렵다. 이와 같이 식중독의 발증 중에서 살아 있는 균을 꼭 필요로 하지 않고 독소만으로도 충분한 경우를 독소형 식중독이라고 하며, 이와는 반대로 살아 있는 균에 의하여 감염된 다음 발병하는 것을 감염형 식중독이라고 한다.

(5) 치료

원래 포도상구균은 대부분의 항생물질에 감수성이 있었으나, 점차로 내성을 획득하여 현재는 대부분의 약제에 저항성을 나타내고 있다. 특히 이 중에서도 penicillin 내성균은 penicillin을 파괴하는 penicillinase라는 효소를 생성하기 때문에 이러한 균의 감염증 치료에는 penicillinase에 파괴되지 않는 반합성 penicillin이 개발되어 치료에 사용하게 되었다.

또 penicillin 내성균에 대해서는 cephalosporin도 유효하다. 그러나 이러한 약제에 대해서도 내성을 획득할 가능성이 많으므로 주의를 요한다.

(6) 예방

포도상구균에 의한 감염은 대단히 많은데 특히 문제가 되는 것은 병원내 감염이다. 가장 위험한 곳은 치과치료실과 수술실이고 감염원은 의료종사자나 환자이다. 화농창이 있는 환자 뿐만 아니라 보균자도 적지 않으므로 주의를 요한다. 보균자인 경우 전술한 경우와 같이 비강부위가 특히 문제된다.

또 항생물질이 남용되기 때문에 내성균이 많아지고 있어 문제가 심각하다. 대책은 보균자나 화농창이 있는 사람의 접근 금지와 균의 제거(연고나 소독 약제의 비강 도포와 상처치료), 자주 손을 씻고, mask를 착용하는 것이다.

2) 연쇄상구균속(*Genus Streptococcus*)

분류상 연쇄상구균속은 기타 균속에 속하며, 의치학상 중요한 균종은 화농성 연쇄상구균(*Streptococcus pyogenes*), 폐렴연쇄상구균(*S. pneumoniae*), *S. mutans, S. salivarius, S. mitis, S. sanguinis, S. milleri* 등이다.

① 형태

사슬 모양으로 연결된 직경 0.6~1.0 μm의 Gram 양성 구균을 말한다. 다만 폐렴연쇄상구균 만은 긴 연쇄가 아니라 두 개 씩 쌍을 이루고 있는 것이 많아 쌍구균이라고 한다. 세포분열이 항상 한쪽 방향으로 일어나며, 분열 후에도 한동안 떨어지지 않아서 나타나는 모양이다(그림 7-2). 아포, 편모는 없고, 협막의 유무는 종류에 따라 다르다.

② 배양성상

통성혐기성이나 산화적 호흡은 하지 않고 당류의 유산 발효만으로 energy를 얻어 증식한다. 따라서 당을 함유하지 않은 배지에서는 발육할 수 없다. 또 아미노산이나 비타민류 등을 요구하므로 일반적으로 영양이 풍부한 배지가 필요하다.

연쇄상구균의 분류상 중요한 용혈성을 검사하는 데는 혈액을 5~10% 첨가한 혈액 한천배지가 주로 사용된다. 용혈이란 적혈구의 막이 파괴되어 내용물이 나오게 되는 것으로 세균 중에는 용혈을 일으키는 물질(용혈독소)을 생산하는 것이 있다.

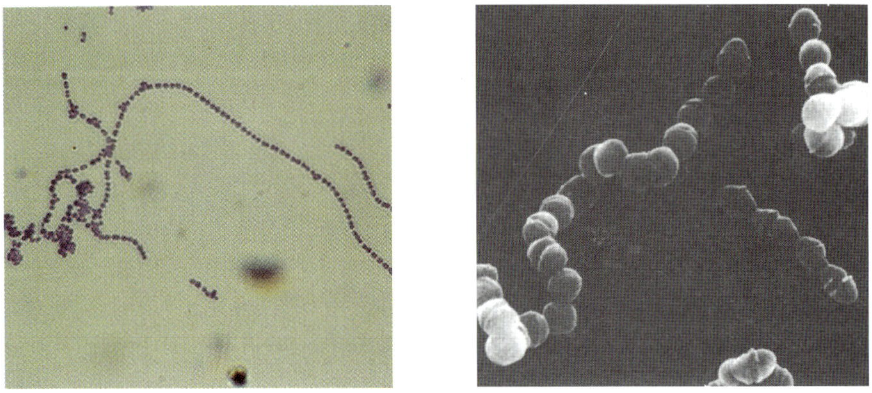

a. 광학현미경상(1,500배) b. 주사현미경상(34,000배)

| 그림 7-2 | 연쇄상구균

연쇄상구균의 용혈환에는 α형(불완전 용혈로 반투명하며 hemoglobin의 불완전한 분해결과 약간의 녹색을 띤다)과 β형(완전히 용혈되어 투명)의 2종류가 있다. 이들의 균을 각각 α형 또는 α용혈성, β형 또는 β용혈성 연쇄상구균이라고 한다. 또 비용혈성의 연쇄상구균을 γ형이라고도 하며 β형의 연쇄상구균을 단순히 용연구균이라고도 한다.

③ 분류

연쇄상구균속의 분류에서 용혈성과 더불어 중요한 기준은 균항원이라는 물질이다. 이것은 세포벽에 존재하는 C 탄수화물이라는 다당류(단, 일부의 균은 타이코산이라는 물질)인데, 이 물질을 추출하여 균(group)을 구분한다.

| 표 7-1 | 주요 연쇄상구균

용혈성	균항원	균 종
β	A	화농성연쇄상구균 *S. pyogenes*
	B	B형연쇄상구균 *S. agalactiae*
α	무	폐렴연쇄상구균 *S. pneumoniae*
α, γ 때로는 β	D	장구균
α* 또는 γ	무	Viridans군 *S. mutans* *S. sanguinis* *S. mitis* *S. salivarius*

이 물질은 항원항체반응(침강반응)으로 A군에서 T군까지(I, J 제외) 18개의 군으로 분류하나, 특이한 군항원을 갖지 않는 연쇄상구균도 있다. 주요연쇄상구균의 용혈성, 군항원의 관계는 표 7-1과 같다.

(1) 화농성 연쇄상구균(*Streptococcus pyogenes*)

건강한 사람의 구강 내에나 인두 등에 분포하며 만성편도염 환자에는 상주하여 있다. 1881년 Ogstom이 농중에 처음 관찰하고, 1882년 Fehleisen에 의해 분리배양되었으며, 1884년 Rosenbach에 의해 화농성 연쇄상구균이라고 명명되었다.

A군 연쇄상구균이라고도 하며 β형 용혈성이다. 용혈독소인 streptolysin O와 S의 2종류를 생산한다. streptolysin O는 항원성을 갖고 있기 때문에 이 균에 감염되면 체내에 antistreptolysin O항체(ASLO 또는 ASO)가 형성된다.

① 병원성

이 세균은 연쇄상구균 중에서도 가장 병원성이 강하고 포도상구균과 달리 전신으로 퍼지기 쉽기 때문에 같은 화농성염증이라도 주의가 필요하다. 균체는 병소뿐만 아니라 건강한 사람의 인두에서 검출되는 수도 있다. 가장 흔한 질환은 인두염, 편도선염이지만 이외에도 피부에서는 농가진(impetigo), 단독(erysipelas) 등의 화농성염증을 일으기며 점막에서는 신욕열, 중이염, 유양돌기염 등을 일으키고 림프절을 거쳐 패혈증을 병발하기도 한다. 또한 구강악안면 영역에서도 치수염, 치근단치주염, 악골골수염, 골막하농양, 구강저 봉와직염 등의 화농성염증을 일으킨다.

일부균은 발적독, 일명 Dick's toxin이라는 외독소를 생성 분비하므로, 감염되면 이 독소가 전신으로 퍼져 피부에 붉은 발진을 일으키는 성홍열이 된다.

발적독의 독소 소량을 피내에 주사하는 시험을 Dick's 반응이라 하는데 성홍열에 걸린 일이 있는 사람은 이 독소에 대한 항체를 갖고 있으므로, 중화반응이 일어나 발적이 생기지 않으나, 항체가 없는 사람은 24시간 이내에 발적이 나타나며 감염위험이 높다.

A군 연쇄상구균에 의한 질병에는 이 외에도 2차적으로 오는 두 가지의 중요한 질환이 있다. 이들 질환은 언제든지 화농성 염증이 끝날 무렵(1~4주 후)에 늦게 나타난다는 공통적 특징이 있다.

첫째는 급성 사구체신염으로, 인두염 또는 피부염 질환에 뒤따라 일어난다. A군 연쇄상구균에서 유리되어 혈액 중에 들어간 균체성분(단백질)이 체내에서 만들어진 항체와 결합하여 사구체에 걸려, 보체를 활성화함으로써 염증을 일으킨다는 것이 발병의 주된 과정이라고 생각한다. 이와 같이 항원항체결합물(면역복합체)에 의하여 일어나는 병을 면역복합체질환이라 한다.

둘째는 류마티스열(rheumatic fever)로, 인두염에 이어서 발생한다. 발열과 함께 관절과 심장의 염증이 주증상이며, A군 연쇄상구균이 감염될 때마다 재발하여 심판막증을 일으키는 경우가 많다. A군 연쇄상구균의 균체성분은 관절이나 심장의 조직성분과 공통항원성이 있어 균체성분에 대하여 만들어진 항체가 후자와 교차반응을 일으키는 것이 원인이라 생각하고 있다. 따라서 이것은 일종의 자가면역질환일 가능성이 있다.

② 진단

인두를 닦은 액(swab)이나 농 등을 분리배양하여 β용혈을 나타내는 집락에서 Gram 양성의 연쇄상구균을 확인한다. A군 연쇄상구균에 의한 감염이면 이와 같은 집락이 대단히 많이 나타난다. 감염된지 오래되어 균검출이 잘 안될 때에는 환자 혈청을 분리하여 AS(L)O항체를 측정하는 것이 신장염이나 류마티스열 진단에 특히 유용하다.

③ 치료

A군연쇄상구균 감염증은 감염증 그 자체보다도 2차적으로 오는 신장염과 류마티스열 질환을 경계해야 한다. 이들 질환의 발생을 방지하기 위해서는 감염을 빨리 억제하고, 조기에 충분한 화학요법을 실시하는 것이 중요하다. 포도상구균과 달라서 내성균의 문제는 적다. 특히 penicillin과 cephalosporin계의 약제가 유효하다. 류머티스열에 대한 재발 예방과 심판막증의 예방이 특히 중요하므로 penicillin의 장기 복용을 요한다.

(2) *S. agalactiae*

B군연쇄상구균이라고도 한다. 표 7-1과 같이 β형의 용혈성을 나타낸다. A군 이외에도 β형연쇄상구균에는 B군을 포함하여 C, G, F 등의 여러 군이 있으나, 이 중에서는 B군이 가장 중요하다. 건강한 여성의 질에 기생하는 일종의 상재균이나, 출생시 태아에 감염되어 신생아 패혈증 또는 수막염을 일으키는 예가 많다.

(3) 폐렴구균(*S. pneumoniae*)

① 형태

대엽성 폐렴이나 화농성 염증의 원인균으로 다른 연쇄상구균과 달리 연쇄가 짧고, 직경 0.5~1.0 μm의 반달형(lancet형) 구균 두 개가 서로 마주보고 있는 쌍구균 형태이다(그림 7-3). 대부분의 병원성 균주는 다당체의 협막을 갖고 있다. 이 협막은 SSS(Specific Soluble Substance), 즉 특이용성 다당체로 되어 있으며 대응항혈청과 반응하면 응집과 동시에 균체외막이 팽창하는 Neufeld 반응이 일어난다. 협막을 상실한 변이균은 병원성이 없다. 협막을 형성하는 균은 백혈구의 식균작용을 방해하는 역할이 있기 때문이다.

② 배양성상

용혈성은 α형이고, 군항원이 없다(표 7-1). Optochin이라는 약제에 발육이 억제되는 점, 담즙산으로 용균되는 점 및 inulin이라는 다당체를 발효하는 점 등이 α형 연쇄상구균과의 감별점으로 중요하다. 열이나 소독약에 약하여 용이하게 사멸된다.

③ 병원성

주질환은 폐렴의 원인균으로 잘 알려져 있다. 건강인의 인두에서 5~10%가 검출되고 있으며 통상 이것이 감염원이 된다. 아주 건강한 사람에게 폐렴을 일으키는 예는 극히 드물고 virus성 호흡기질환, 심장병에 의한 폐의 울혈, 전신마취 등으로 저항력이 저하하는 요인이 있을 때에 감염되기 쉽다.

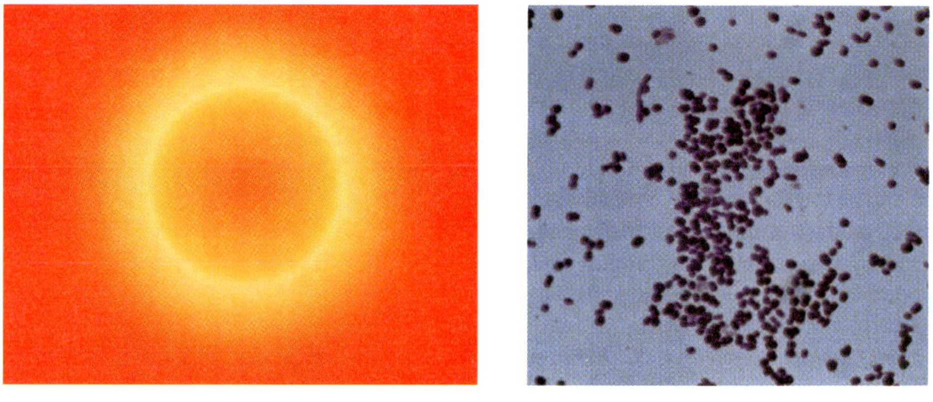

그림 7-3 *S. agalactiae*(좌)과 폐렴구균(*S. pneumoniae* ; 우)

종래는 세균성 폐렴의 90% 이상이 이 균에 의한 것이었지만 항생물질의 사용으로 최근은 황색포도상구균, 그 밖의 용혈성 연쇄구균, 폐렴간균, 인플루엔자균, 미코플라스마 등에 의한 폐렴이 증가하고 있다. 때로 본균은 인체의 여러 부위에 화농성 염증질환, 예를 들어 중이염, 유양돌기염, 수막염, 부비강염, 패혈증 등의 원인이 된다.

④ 진단

혈액-한천배지상에서 α형 용혈을 나타내는 집락으로부터 Gram 양성의 특징적인 모양의 쌍구균이 관찰되면 폐렴구균의 가능성이 있다.

- Inulin의 발효(inulin을 함유한 배지에서 증식시키면 유산이 생산되므로, 배지가 산성으로 되는 것을 pH 지시약으로 검출),
- 담즙산에 의한 용균(배양액에 10% sodium deoxycholate액을 동량 가하여 한참 동안 두면, 용균이 일어나 투명하게 된다),
- Optochin감수성(평판배지에 고르게 균을 접종하고, 중앙에 5 μg의 optochin을 함유시킨 작은 여지원판을 부착시켜 배양하면, 원반 주위에 균이 억제되어 투명대가 생긴다)의 세 가지가 양성이면 폐렴구균이라고 진단한다.

⑤ 치료

여러 가지 항생물질이 유효하나, penicillin이 최적이다. 내성균의 문제가 있다.

(4) 장구균(*Enterococci*)

D군에 속하는 균으로 사람이나 동물의 장관에서 유래되어 장내에 상재하며 구강이나 다른 부위에서도 종종 검출된다. 이 균은 기회주의적 병원체로 요도나 담도의 감염, 심내막염, 패혈증 등을 일으키며, 그 중에서도 요도감염의 빈도가 높다.

(5) 구강연쇄상구균(*Oral streptococci*)

대표적인 구강연쇄상구균은 *Streptococcus mutans*(α형 또는 γ형), *S. sanguinis*(α형), *S. salivarius*(γ형), *S. mitis*(α형), *S. milleri*(α 또는 γ형) *S. viridans* 등이다. 이들은 모두 연쇄상구균의 특이한 군항원이 없다.

*S. salivarius*는 주로 혀의 표면, *S. mitis*는 주로 인두 점막표면과 치아의 표면에 널리 분포되어 있으나, *S. sanguinis, S. milleri, S. mutans* 등의 3균은 치아의 표면에 기생하고 있으며, *S. viridans*는 구강상재균으로 존재하고 있다.

① *Streptococcus mutans*

*S. mutans*는 0.6~1.0 μm의 Gram 양성구균으로 물에 녹지 않는 점액성분의 다당류를 합성하는 능력이 있어서 치아의 표면에 다른 세균과 합동으로 치면세균막을 형성한다.

치면세균막의 내부는 *S. mutans* 등이 음식물 중의 당을 분해하여 유산 등을 생성하기 때문에 산성을 띠게 되는데, 이때 생성된 산이 치아의 법랑질을 녹여서 일어나는 것이 우식이다. 즉 *S. mutans*는 치아우식증의 원인균이다.

이 세균은 인종, 문화, 경제 및 식습관 등을 막론하고 지구상 모든 인류의 구강에 분포하고 있다. 유래는 모친과 유아의 타액 중의 세균수가 비슷한 점으로 보아 대부분 모친으로부터의 감염이다. 유치가 맹출할 때부터 검출되기 시작하며 청소년기에 가장 높은 비율로 검출된다. 성인이 되면 군락이 감소하나 의치 등을 장착할 경우 치관뿐만 아니라 레진에도 서식한다.

구강영역질환이외에 아급성세균성심내막염(subacute bacterial endocarditis) 환자의 혈액 등으로부터도 검출된다.

② *Streptococcus sanguinis*

치면세균막을 형성하는 연쇄상구균으로 아급성 세균성 심내막염(subacute bacterial endocarditis) 환자의 혈액으로부터, 분리되었기 때문에 *Streptococcus* SBE라고 불렀다. *S. mutans*에 비하면 약하지만 열구우식의 원인이 되기도 한다.

주요 서식장소는 구강내이며, 특히 치면세균막에 높은 비율로 서식하지만 사람의 분변에서도 적은 양이 검출되기도 한다. 보통 치아가 맹출되기 전까지는 검출되지 않는다.

*S. mutans*와 마찬가지로 유산탈수소효소를 갖고 있기 때문에 당질농도의 변화에 따라 산의 발효전환이 이루어진다. 이 특성은 *S. salivarius*도 마찬가지이다.

구강질환 이외에도 이미 기술한대로 아급성 세균성 심내막염 환자의 혈액으로부터 높은 비율로 검출되고 있으며 Bechet병과의 관련성이 중요시 되고 있다.

③ *Streptococcus salivarius*

주로 혀에 서식하는 직경 0.8~1.0 μm의 연쇄구균으로 치면세균막에서는 거의 검출되지 않는다.

자당으로부터 점착성이 있지만 수용성인 과당을 합성하며, 생물학적으로 글리세롤, 아라비노오스, 자이로스, 만니톨, 소르비톨은 발효시키지 못하지만 락토오스, 포도당, 말토오스, 자당, 라피노오스, 트리할로스, 이눌린, 살리신산을 발효시키며, 전분은 가수분해하지 못하지만, 에스쿨린을 가수분해한다.

출생후 최초로 사람의 구강으로부터 검출되는 세균의 일종으로 주로 혀표면이나 타액 중에 서식하지만 구강점막, 비인후, 인두에도 상주한다.

사람의 우식이환에는 적극적으로 관여하고 있다고는 생각되지 않고 있다.

④ Streptococcus mitior

과거 *Streptococcus mitis*라고 불리던 직경 0.6~0.8 μm의 연쇄상구균으로 치면세균막, 혀표면, 타액, 치은열구 등 구강전반에 걸쳐 상주한다.

대부분의 균주는 자당으로부터의 다당류 합성능은 없지만 일부에는 글루칸 합성능을 가지고 있으며 *S. sanguinis*와 마찬가지의 균집락을 형성하는 균주도 있다.

생물학적으로 글리세롤, 자이로스, 아라비노오스, 만니톨, 소르비톨, 멜비오스, 이눌린 등은 발효시키지 못하지만, 락토스, 포도당, 자당, 말토오스, 살리신은 발효시킨다. 라피노오스나 트리할로스를 발효시키는 균주도 있다. 전분, 알기닌은 분해하지 못하며, 퍼옥시드를 생산하거나 노이라미니다제, 히아루로니다제 활성을 가지는 균주도 있다.

구강전반에 걸쳐 검출되지만 농양부, 궤양성구내염, 감염근관, 치주당, 우식병소에도 발견된다. 최근에는 이 세균을 예전과 같이 다시 *S. mitis* 로 하자는 제안이 있다.

⑤ Streptococcus milleri

구강의 농양으로부터 분리되며 다당류 합성능력은 없다. 생물학적으로 만니톨, 소르비톨, 라피노오스, 이눌린, 멜로비오스, 글리세롤, 키시리톨 등은 발효시키지 못하지만 포도당, 아르부친, 에스쿨린, 살리신, 자당, 트레할로스, 락토스 등은 발효시킨다. 에스쿨린을 가수분해하고 알기닌으로부터 암모니아를 생성하고 포도당으로부터 아세토인을 생성한다.

치은열구나 치면세균막으로부터 상당히 검출되지만 타액, 혀표면으로부터는 적어 배양가능 미생물 수의 1% 이하이다. 또 심부 우식병소, 감염근관으로부터 검출되고 있다.

최근에는 이 세균을 *S. mitis* 로 분류하자는 제안이 있다.

⑥ *Streptococcus faecalis*와 *Streptococcus faecium*

Lancefield의 D군에 속하는 균으로 사람이나 동물의 장관에서 유래되어 장내에 상재하며 주로 구강에서 검출되나 다른 부위에서도 종종 검출된다. 장구균(*enterococcus*)이라고도 불린다.

*S. faecalis*는 소르비톨을 발효시키지만, *S. faecium*은 발효시키지 못한다. 주로 사람 및 동물의 장관에 상주하고 있지만 혈중에 들어가면 요로감염증이나 아급성세균성 심내막염 등의 원인이 되며, 간혹 식중독의 원인이 되기도 한다.

많은 항생물질에 대하여 저항성이 강하고, 균교대증의 원인균의 하나로서 최근 주목받고 있다. 치료에는 페니실린과 아미노산 배당체 항생물질의 병용이 유효하다.

⑦ *Streptococcus viridans*

*S. viridans*는 발치할 때에 혈액 중에 침입하여 아급성 세균성 심내막염의 원인이 되기도 한다. 이 질환은 판막증 등 심장에 어떠한 이상이 있는 사람에게 일어나는 것이 보통이다. 따라서 발치를 할 때는 반드시 심질환의 유무를 확인하여야 하며 만약 이상이 있으면 항생물질을 투여하여 예방해야 한다.

3) *Peptococcus*속과 *Peptostreptococcus*속

*Peptococcus*속은 *P. niger* 1균종만이고, *Peptostreptococcus*속은 *P. anaerobius* 등 9균종이다. *Peptococcus*속은 포도상구균과 모양이 비슷하고 *Peptostreptococcus*속은 연쇄상구균과 비슷하다. 이들은 모두 혐기성균으로 구강, 상기도, 장관, 질 및 피부에 상재하고 있으며, 구강감염, 뇌농양, 패혈증, 창상감염 등의 병소에서 분리되나 때로는 다른 혐기성균과 혼합되어 농양에서 분리되고 수술후 감염증을 잘 일으킨다.

두 속의 특징은 0.5~1.0 μm의 구균으로 섬모가 없고 아포를 형성하지 않는다는 점이다. 화농성질환, 혈액, 수액으로부터 *P. magnus, P. asacharolyticas, P. anaerobius, P. prevotii*나 *P. productus*가 분리되며 이것들은 뇌종양, 패혈증 또는 점막면의 창상이나 외과수술 후의 감염의 원인균으로 생각되고 있다.

구강내라도 치면세균막 상주균이고, 감염근관이나 농양으로부터 고빈도로 분리된다. 특히, *P. anaerobius*는 건강한 사람의 치은열구에서는 상주성으로는 확인할 수 없지만, 치은열구나 치주염환자의 치은열구에는 많이 검출된다.

2. Gram 양성 간균군

1) *Bacillus*속

일반적으로 토양, 마른풀, 먼지 등 자연계에 널리 분포하며 특히 인체에 비병원성인 고초균 등은 청국장 등의 식품 제조에도 이용된다. 인체에 병원균으로 중요한 것은 탄저균(*Bacillus anthracis*)과 고초균(*Bacillus subtilis*)이다.

탄저균은 1.0~1.2×3~10 μm의 대형의 Gram 양성간균으로 연쇄배열을 하고 있으며 배양해 보면 특히 많은 아포를 형성하나 편모는 없다(그림 7-4). 또 두터운 협막을 형성하여 백혈구가 식균을 하기 어렵기 때문에 병원성 발현에 중요한 역할을 하고 있다. 그러나 협막이 상실된 변종은 사람이나 동물에 질병을 일으키지 않는다.

탄저균은 포유류나 조류에 탄저병(패혈증과 비슷함)을 일으키는데 특히 염소, 양, 소, 말 등의 초식동물에 침범하기 쉽다. 간혹 사람에게도 감염되는 수가 있으며 주로 수의사, 목축업자, 모피업자 등에서 발생한다.

피부의 상처를 통해 침입하면 피부탄저(농포를 만든다), 균을 흡입하면 폐탄저(폐렴)병에 걸리게 되고 잘못 조리된 고기를 먹을 경우(아포가 있으므로 보통의 조리로는 멸균되지 않는다) 등으로 소화관에 침입하면 장탄저(장염)병이 일어난다.

특히 폐탄저병이나 장탄저병은 경과가 급격하게 진행되고 쉽게 패혈증으로 진행되며, 화학요법(penicillin, erythromycin, tetracycline)에도 큰 효과가 없어 치명률이 높다.

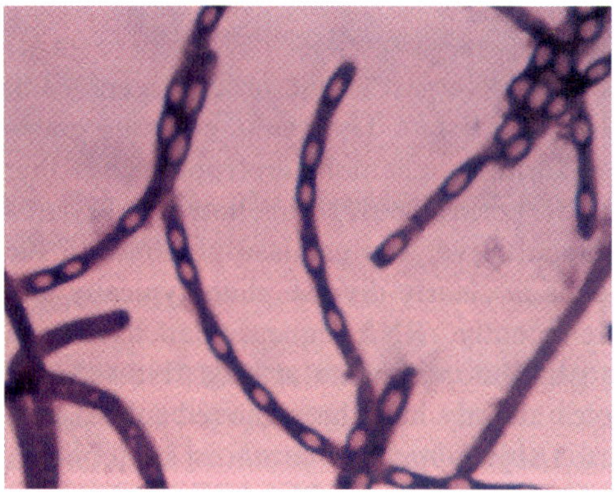

a.

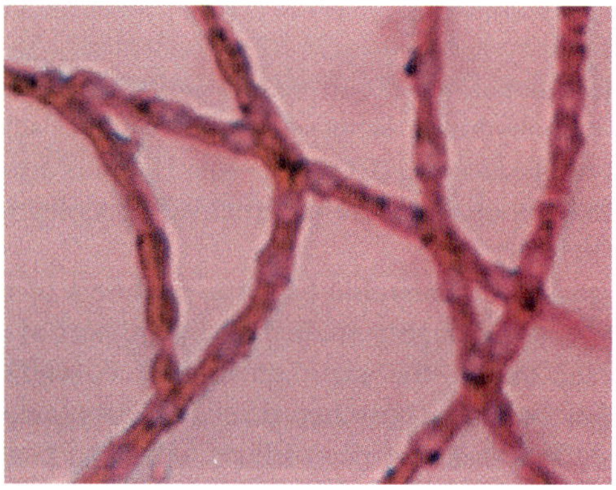

b.

| 그림 7-4 | a. 탄저균(*Bacillus anthracis*)과 b. 고초균(*Bacillus subtilis*)

예방을 목적으로 가축에는 약독생균백신(협막이 없는 무독균)을 사용하나, 사람에게는 위험하므로 사용하지 못하며, 외독소에서 독성 성분을 제거하여 만든 톡소이드를 주사하여 예방한다. 외독소가 탄저의 발생과 진정에 중요한 역할을 하고 있기 때문이다.

2) *Clostridium*속

아포를 형성하는 Gram 양성의 혐기성간균으로, 파상풍균(*C. tetani*), 보툴리누스균(*C. botulinum*), 가스괴저균(*C. perfringens*), 디피실균(*C. difficile*) 등이 중요한 병원성 균이다. 이들은 모두 토양이 주된 서식처이며, 외독소가 병의 성립에 결정적으로 중요하다는 특징이 있다.

(1) 파상풍균(*C. tetani*)

자연계 특히 토양 중에 아포의 형태로 존재하며 인체에 파상풍의 병원체이다.

① 형태

0.4~1.2×3~8㎛의 약간 가늘고 긴 Gram 양성간균으로, 주모성의 편모가 있다. 아포는 특징적으로 균체의 폭보다도 훨씬 크고 균체의 한쪽 끝에 위치하고 있어, 아포를 형성한 균은 부채 모양을 하고 있다(그림 7-12).

아포를 형성하므로 외부환경에 매우 강하다. 아포는 열이나 소독약제에도 저항성이 강한 편이어서 100℃, 1시간의 가열에도 잘 죽지 않는다.

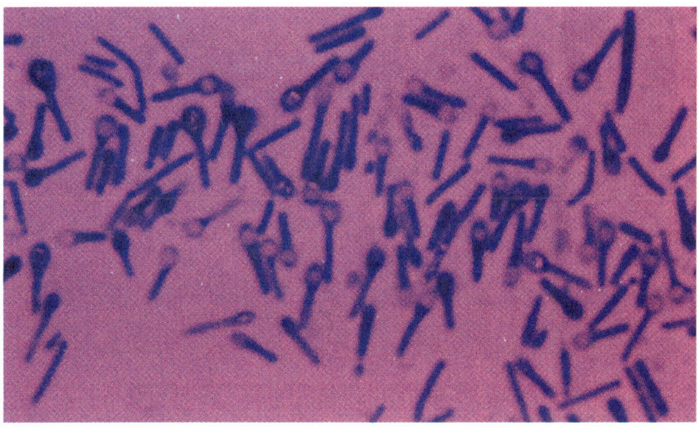

| 그림 7-5 | 파상풍균(*Clostridium tetani*)의 아포

② 병원성

교통사고 또는 일반 외상부위가 토양 중에 노출되면 파상풍균에 감염되며, 종종 감염국소가 혐기적 조건이 되면 발아하여 질병을 일으킨다. 이 균은 토양의 어느 곳에서나 서식하고 있으며 상처에 감염을 일으키는 확률도 10% 이상으로 높지만, 반드시 혐기성 조건이 필요하므로 감염이 되어도 발병을 일으키는 경우는 비교적 흔하지 않다.

그러나 흙에 함유되어 있던 균체가 무산소 상태의 파괴된 말초혈관에 유입되고 호기성균이나 통성혐기성균이 동시에 유입되어 이들 균이 산소를 소비하는 등 자연적으로도 혐기성 조건이 형성되는 경우가 많다.

이외에도 자신이 깨닫지 못하는 미세한 상처에서 파상풍이 일어나는 경우도 있다.

최근에는 마약이나 각성제의 상습자가 불결한 주사기를 사용함으로써 감염되는 예가 있어 주목되고 있다. 또한 우리나라에서는 극히 드문 일이지만 위생상태가 좋지 못한 나라에서는 출산시에 원시적인 처치로 인하여 신생아 또는 산모에게 신생아 파상풍, 산욕 파상풍 등의 치명적인 질환발생이 많으며 특히 신생아 파상풍 감염이 전 세계적으로 연간 수십만명에 이른다. 따라서 신생아 파상풍에 의한 사망률은 전 세계의 파상풍으로 인한 사망자의 90%를 차지하고 있다.

파상풍균에 의한 감염 자체는 화상 등의 염증반응은 거의 없고, 또 감염국소에서 다른 국소로 확산되는 경우도 없으나, 감염부위에서 생성된 외독소(tetanospasmin)가 말초신경을 따라 중추에 도달하여 운동신경세포와 결합하여, 1~4주의 잠복기간을 경과하면 강직성 경련(지속적인 수축)을 일으킨다. 따라서 파상풍이라는 병은 외독소에 의한 중독질환이라고 할 수 있다.

주된 증상으로는 초기에는 저작근의 경련에 의한 개구장애가 일어나고, 점차로 하강하여 복부나 사지에 경련이 일어나며, 호흡근에 도달하면 생명이 위험하다.

③ 치료

외독소가 원인이므로 가장 중요한 치료법은 혈청요법(수동면역)이다. tetanospasmin에 대한 항체를 가진 말의 혈청을 상처국소의 근육내와 정맥내에 주사한다. 말의 혈청병이나 anaphylaxis(과거에 말혈청을 주사 맞은 경험이 있는 경우)의 문제가 있으므로 주의가 필요하다. 그러므로 근래에는 고농도의 항 테타노스파스민 항체를 가진 사람의 글로뷰린 제제를 사용하고 있다.

상처의 처치나 화학요법은 일단 발병한 후에는 보조적인 의의만 있을 뿐이다. 치명률은 혈청요법을 시행해도 상당히 높으며 특히 잠복기간이 짧을수록 더 심하여 5일 이내의 잠복기를 갖는 경우 50% 이상의 사망률을 나타낸다.

④ 예방

톡소이드(포말린으로 독성을 불활화한 외독소)에 의한 능동면역이 우수하여 완전 예방이 가능하다. 통상 소아기에 백일해 백신, 디프테리아 톡소이드를 혼합한 DPT 백신이 투여되고, 이후 파상풍 감염의 위험이 있는 상처를 입었을 때에는 파상풍 톡소이드 한 가지만 주사를 맞는다.

톡소이드 면역이 없는 사람인 경우에는 상처의 외과적 처치와 동시에 항혈청을 예방 목적으로 주사하면 효과적이다.

3) *Corynebacterium*속

몇 개의 병원성 균종이 있으나, 병원균으로는 주로 *C. diphtheriae*가 문제된다. 디프테리아균(*C. diphtheriae*)은 급성 호흡기 질환인 디프테리아의 병원체이다.

(1) 디프테리아균(*C. diphtheriae*)

① 형태

Gram 양성의 간균으로(0.3~0.8×0.8~8 μm), 개개의 균은 한쪽 또는 양쪽이 부풀어 곤봉 모양을 나타내며, 균체에는 이염소체(metachromatic ganules)가 있다(그림 7-6). 흔히 V, W, Y형으로 배열되어 있으며 형태는 구간균에서 사상형까지 배양조건에 따라 다양하다. 이염소체란 색소 본래의 색으로 염색되지 않고 다른 색으로 염색되는 균체내 과립을 가리키는 말로서, 이 경우에는 청색이 적갈색 내지는 적자색으로 변색된다.

일광과 건조에는 비교적 강하나 열에는 약하여 60℃, 10분에 사멸한다. 1%의 크레졸에도 10분이면 소독된다.

② 병원성

전염은 환자 및 보균자로부터 튀어 나오는 비말을 흡입하게 되면 일어난다. 균은 편도, 인두, 기관지점막 등에서 증식하여 위막(섬유소와 백혈구로 형성된 막상의 이물질)을 만든다. 소아의 경우 이 위막이 기도를 막아 질식하는 경우가 있다.

균은 증식하면서 균체외로 독소를 생산한다. 이 독소는 혈중에 흡수되어 여러 장기에 도달하면 부신, 심근, 말초신경 등을 침범하게 되고 그 결과로 혈압저하, 심근

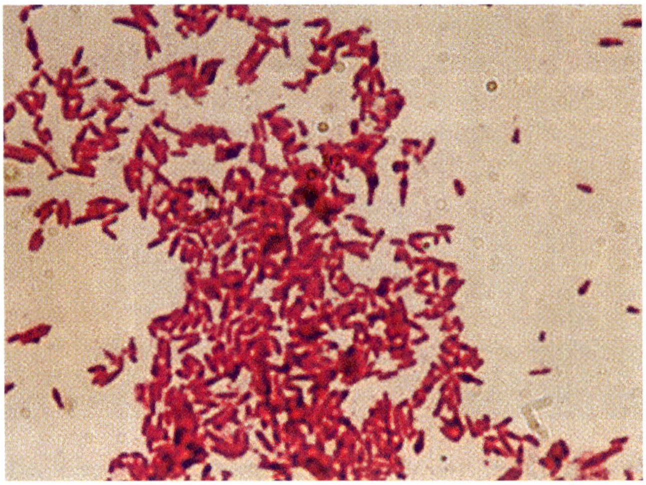

| 그림 7-6 | 디프테리아균(*C. diphtheriae*)

마비, 수족의 운동마비 등 치명적인 전신질환을 일으킨다. 주로 소아기에 잘 걸린다. 그러나 근래에는 전 세계적으로 발생건수가 격감하여 최근에는 거의 발생보고가 없다.

③ 예방과 치료

예방책으로는 디프테리아 독소를 제거한 toxoid vaccine을 접종한다. 통상 백일해, 파상풍, 디프테리아의 3종 혼합백신(DPT)이 사용된다. 이 3종의 혼합백신은 주로 백일해 백신이 부작용을 나타내어 종종 가피현상도 있었으나, 현재는 유효한 균체성분 만을 정제하여 만든 새로운 3종 혼합백신이 개발되어 부작용이 없다.

디프테리아에 감수성이 있는가의 여부는 그 사람이 디프테리아 독소에 대한 항체를 갖고 있는가의 여부에 따라 결정된다. 이것을 조사하는 방법은 Schick test로 한다. 일정량의 디프테리아 독소를 피내에 주사하면, 면역이 없는 사람은 독소로 인하여 발적·종창이 생긴다. 반응은 24시간 이후에 나타나 4~5일 계속된다.

청장년 이후 층에서 백신을 접종할 때에는 allergy에 의한 부작용이 나타날 수 있다. 이 부작용을 예방하기 위하여는 toxoid의 소량을 피내에 주사하여 24~48시간 후에 발적이 일어나는가의 여부를 조사하는 Moloney 시험을 한다.

일단 발병하였을 때에는 유효한 항생물질의 투여와 동시에 디프테리아 독소에 대하여 특이항체인 항독소혈청을 투여한다. 항독소는 말에 toxoid를 주사하여 얻은 항혈청이 사용된다.

독소가 혈중에서 여러 장기에 도달하여 세포에 결합한 후에는 항독소가 제 기능을 발휘하지 못한다. 따라서 혈청요법은 빨리 할수록 유효하며, 늦어지면 그 효과는 감소한다. 또 혈청요법을 할 때에는 말 혈청에 대한 anaphylaxis 유무에 주의하여야 한다.

4) *Propionibacterium*속

혐기성균으로 사람의 피부에 상재하는 균이다. 거의 대부분이 비병원성이나 일부는 얼굴에 여드름을 형성하고 극히 드물기는 하나 패혈증을 일으키는 예도 있다.

5) 유산간균속(*Lactobacillus*)

인체에 질병을 일으키는 예는 거의 없으나 상재균으로서 중요하며, 예부터 식품제조를 통하여 인간생활과 매우 밀접한 관계를 유지하여 왔다. 0.5~0.7×2~8 μm의 비교적 큰 Gram 양성 무아포간균으로, 보통 편모가 없다(그림 7-7).

통성혐기성이나 산소분압이 낮은 편에서 발육이 더 양호하다. 당을 분해하여 유산(동질성 유산발효균) 또는 유산과 에탄올 및 이산화탄소(이질성 유산발효균)를 형성하는 것이 유일한 ATP 생산대사이다. 따라서 당이 없으면 발육할 수 없는데 이 점은 연쇄상구균과 같은 점이다.

여러 균종이 있으나, 동질성 유산발효를 하는 균의 몇 종은 Yogurt나 치즈 등 발효식품의 제조에 이용된다. 또 건강한 성인 여성의 질에 정상적으로 서식하며, 질내

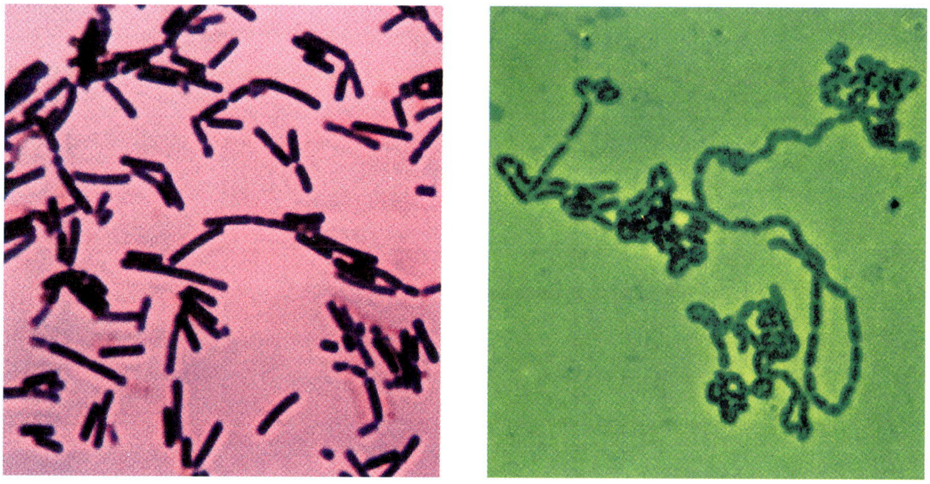

그림 7-7 *Lactobacillus lactis*(좌 ; 1,000배)와 *L. bulgaricus*(우 ; 600배)

의 pH를 산성으로 유지함으로써 감염 방어의 역할을 하고 있다. 대부분의 균종들이 비병원성이나 드물게는 폐렴, 균혈증, 심내막염 및 요도감염 등의 보고가 있다.

① 구강영역의 유산간균

구강에 생식하고 있는 유산간균종은 모두 44균종(Species)이나 되며 4균종이 유사 간균종으로 분류된다. 이들 대부분은 음식물이나 사람을 포함한 동물의 상주 미생물총 세균으로서 검출되며 일부는 일시적인 통과균이 구강세균으로서 검출되기도 한다.

가장 대표적인 구강영역의 유산간균종은 *L. brevis, L. casei, L. delbrueckii, L. fermentum, L. paracasei, L. plantarum* 등이며, 식생활의 차이에 따라 구강내의 유산간균종의 분포가 다르다. 또 원래 무균상태이어야 하는 신생아의 구강에서 유산간균이 검출되기도 하지만 이것은 모친의 산도에 서식하는 되데를라인간균(Döderlein's bacillus)이다.

② 구강질환에 관여하는 유산간균종

우식와동이나 연화상아질로부터 많은 유산간균이 분리되기 때문에 상아질우식과의 관련이 있다고 생각했었지만 치면세균막으로부터의 유산간균 분리빈도는 매우 낮았기 때문에 *Streptococcus mutans*가 등장한 1970년대 이후로는 우식과의 관련이 의문시되었었다. 그러나 최근 완전혐기성균 취급기술의 진보로 치면세균막이나 우식상아질병소 등 구강 각부로부터 완전혐기성 *Lactobacillus*의 검출빈도가 높아지면서 구강질환과의 연관성이 검토되고 있다.

6) *Listeria*속

*Listeria monocytogenes*균은 Gram 양성의 짧은 간균으로 주모성의 편모를 갖고 있으며 아포는 형성하지 않는다. 일반분리 배지에서 잘 발육하는 통성혐기성균이다. 자연계에 널리 분포하고 있어 조류, 포유류, 어류 등 여러 동물에 감염을 일으킨다.

사람에게는 기회주의적 병원성균으로 수막염이나 패혈증을 일으킨다. 또 임산부에 감염되면 태아에 주산기 *Listeria*성 패혈증 또는 수막염이 발생하여, 유산, 사산, 신생아 사망 등이 일어난다. 이 균은 대식세포에 의해 용균되지 않고 오히려 증식하는 경향이 있어 결핵균, 장티푸스균, 브루셀라균 등과 같이 통성세포내기생체라 한다.

7) *Eubacterium*

아포를 만들지 않는 Gram 양성간균으로 소화기, 호흡기, 뇨생식기 등의 상재세균총의 우열균의 하나이며, 그 외에 동물이나 식물, 토양 등에서도 광범위하게 검출된다.

치면세균막로부터 많은 *Eubacterium*균종이 분리되고 있어 치면세균막형성에 중요한 역할을 하고 있다고 생각되며, 연화한 우식상아질 병소로부터는 특히 *E. alactolyticum*이 많이 검출되고 있어 특별한 관련이 시사되고 있다.

병원성에 관해서는 아직 명확하지 않다. 다른 세균과 마찬가지로 치주낭내의 환경에 적응한 세균이 증식하여 우세균으로 검출되는 것에 불과하다. *E. brachy, E. nodatum, E. timidum*가 치주질환병소부로부터 특이적으로 많이 검출되고 있다.

3. Gram 음성 구균 및 구간균군

Gram 음성의 구균 또는 구간균으로 호기성이나 통성혐기성의 균속은 *Neisseria*속, *Branhamella*속, *Moraxella*속, *Acinetobacter*속 등이 있고, 혐기성의 균으로는 *Veillonella*속이 있다. 병원성으로 가장 중요한 균은 *Neisseria*속의 임균과 수막염균이나 다른 속의 균도 기회주의적인 병원체로서 임상가검물에서 종종 분리된다.

1) *Neisseria*속

직경 0.6~1.0 μm의 쌍구균으로 강낭콩 모양(신장 모양)의 구균이 두 개 씩 마주보고 있다. 협막 및 섬모가 있는 것이 있지만 아포는 생산하지 않는다.

나이세리아속에는 현재 11균종이 기재되어 있지만 아직 종이 밝혀져 있지 않은 나이세리아도 있다. 이들 11균종 중 병원성을 나타내는 균종은 임균(*N. gonorrhoeae*)과 수막염균(*N. meningitidis*)이다.

구강상주 나이세리아는 *N. sicca, N. subflava, N. mucosa*가 알려져 있지만 이들의 균종은 아질산염을 환원하는 점이나 당분해력의 차이 등에 의해 병원균종과 감별된다.

(1) 임균(*N. gonorrhoeae*)

① 병원성

성병의 일종인 임질의 원인체이다. 성교로 인하여 감염되며 3~5일의 잠복기가 지나면, 남자는 동통을 동반하는 요도염을 일으켜 요도에서 농즙을 배설한다. 이 농즙에서 검출되는 대부분의 균은 다형핵백혈구 중에 식균된 상태로 보인다. 질병은 또 방광, 전립선, 정소 등으로 퍼진다. 여성은 초기에는 증상이 확실하지 않으나 질염, 요도염, 자궁내막염, 난관염, 난소염 등을 일으킨다.

경우에 따라 이 균은 혈액 속에 들어가 전신성 감염을 일으키기도 한다. 또 직장염이나 후두염 등(이상성교로 인함) 외에 성인에 있어서도 결막염을 일으킬 수 있다. 신생아의 임균성 결막염(농루안)은 출생시에 산도에서 감염되어 일어난다.

② 치료

Penicillin이 가장 유효하였으나 근년에 내성균이 증가되고 있다. Spectinomycin이나 cephalosporin이 유효하다. 신생아의 농루안 예방에는 종래 1~2%의 질산은을 점안했으나 현재는 항생물질이 사용되는 경우가 많다.

(2) 수막염구균(*N. meningitidis*)

① 병원성

법정감염병의 하나이며, 유행성 뇌척수막염의 원인균으로, 감염은 호흡기계, 비인강의 점막에서 균이 침입하여 혈행성으로 수막에 도달한다. 주로 어린이들에게 감염되나, 집단생활자에 부분적으로 유행하는 수도 있다. 화학요법을 하지 않을 경우에는 사망률이 35~50%로 높고 생존 후 여러 가지 후유증을 남기지만 최근에는 발병되는 경우가 매우 드물다.

② 치료

Penicillin이 유효하다.

(3) 구강상주 나이세리아속

구강상주 나이세리아속은 구강내에서 입술, 혀, 협점막, 치면세균막, 타액 등의 다양한 부위에서 검출되고 있다. 이균은 초기의 치면세균막 형성에는 관여하지만, 이것은 치아표면에 처음 부착한다고 생각되는 연쇄구균과의 공동응집반응이라고 생각할 수 있다.

이 세균의 상주로 구강내의 유리산소가 소비되어 혐기성 세균의 발육이 촉진된다는 설도 있다. 구강상주성 나이세리아의 분류·동정에는, 협막생산능, 5종의 당분해력, 색소생산력, 유화수소생산성 및 질산염의 환원성 등의 시험이 사용되고 있다.

① *Neisseria sicca*

*N. sicca*는 건조에 유리하다. 포도당, 말토스, 과당 및 자당을 분해하여 산을 생산한다. 협막을 만들거나 황색색소를 생산하는 균주도 있다.

이 세균은 건강한 사람의 상기도, 비인두, 타액 및 객담 등으로부터 분리된다.

② *Neisseria subflava*

*N. subflava*는 포도당과 말토스를 분해하여 산을 생산한다. 과당과 자당을 분해하는 세균도 많이 볼 수 있다. 협막을 만들어 황색의 색소를 생산하는 것이 많다. 사람의 비인두부 등에 상주하지만 드물게 수막염환자의 수액으로부터 검출되는 경우도 있다.

③ *Neisseria mucosa*

이 구균은 명확한 협막 또는 점액층에 둘러싸여 있다. 포도당, 말토스, 과당 및 자당을 분해하고 산을 생산하고 질산염을 환원한다. 사람의 비인두부에 상주하지만 드물게 기회감염균으로서 병원성을 발휘하는 것이 있다.

2) *Moraxella*속

모락셀라는 Gram 음성의 아포나 섬모를 가지지 않는 쌍구균이다. 기회병원균으로 알려져 있으며, 대다수의 균주가 β-lactamase를 생산하여 다른 병원균을 간접적으로 보호한다. 이로인해 항생제요법 적용시 까다롭다는 특징이 있다. 검출한 것은 *Moraxella catarrhalis* 밖에 없다.

Moraxella catarrhalis

카타르구균이라고도 부른다. 이 세균은 건강한 사람의 비인강에서 검출되지만 때로는 상기도의 카타르성 염증이나 수막염을 일으키기도 한다.

페니실린, 스트렙토마이신, 테트라사이클린 및 폴리믹신 B에 대하여 감수성이지만, 반코마이신 등에 대해서는 비교적 저항성을 나타낸다.

3) *Veillonella*속

베요넬라속(Genus Veillonella)은 직경이 평균 0.3~0.5 μm정도의 작은 완전혐기성 Gram 음성균으로 편모, 아포, 협막을 만들지 않는다.

싸이토크름 베요넬라속은 사람의 구강내나 각종 동물의 호흡기도 및 장관 등에 존재한다. 사람의 구강내에서는 치면세균막, 혀표면 및 타액 등이 주된 존재 장소이지만 특히 타액에서는 통성혐기성 연쇄구균과 동수든가 또는 그 이상 검출된다.

현재 베요넬라속에는 *V. parvula, V. rodentium, V. atypica, V. ratti , V. cricety, V. dispar*, 그리고 최근 신균종으로 추가된 *V. caviae* 등 7 가지의 균종이 기재되어 있다.

베요넬라속은 혈청학적으로 특이적인 리보다당체 내독소를 가지고 있다. 이 독소는 발열을 일으키고 토끼의 슈바르츠만 반응을 불러일으킨다. 따라서 이 세균의 내독소를 구강세균의 병원성인자로서 인정하기도 하지만 확실하지 않다. 오히려 사람의 구강내에는 많은 Gram 음성균이 존재하기 때문에 당연히 내독소에 의해 감작된 상태로 있는 쪽이 중요하다.

베요넬라는 치면세균막 형성에 있어서의 역할이 중요시되고 있다. 즉, 초기의 치면세균막은 대부분이 구균이나 단간균이 형성되지만 후기가 되어 방선균이 증가함과 동시에 이종의 세균 사이의 응집을 일으키기 때문에 베요넬라나 *Fusobacterium*가 흡착하게끔 된다는 것이다.

4. Gram 음성 호기성 간균군

이 그룹에 속하는 의학상 중요한 균속은 *Pseudomonas, Bordetella, Brucella, Francisella, Legionella* 등이나 그 외에 *Alcaligenes, Flavobacterium, Achromo-bacter* 등의 속이 기회주의적 병원성의 의의를 갖는다. 모두 호기성이므로 산소가 없으면 증식이 어렵다. 포도당 등의 당을 호기적으로는 이용할 수 있어도, 혐기적으로 이용(발효)할 수는 없으므로 포도당 비발효균군이라고 총칭한다.

1) *Pseudomonas*속

0.3~0.4×0.5~1.5㎛의 Gram 음성간균으로 한쪽에 한 개 또는 그 이상의 편모를 갖고 활발하게 운동한다. 호기성이며, 보통의 배지에서도 잘 증식한다.

(1) 녹농균(*Pseudomonas aeruginosa*)

토양이나 물이 주된 서식장소인데 사람이나 동물의 피부 또는 장 등을 비롯한 자연계에도 널리 분포하는 균이다(그림 7-8). 녹농균은 그 이름과 같이 감염부위에 녹색의 농을 형성한다. 이것은 pyocyanin이라는 색소를 생산하기 때문이다. 그러나 때로는 색소를 생성하지 않거나 녹색이 아니고 적색의 pyorubin을 생성하는 균주도 있다.

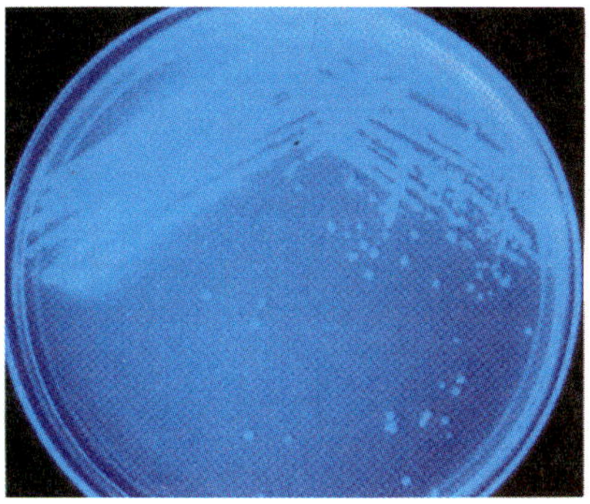

그림 7-8 녹농균

전형적인 기회주의적 병원성균으로 건강한 사람에게 감염을 일으키는 일은 거의 없으나 저항력이 약한 사람에게는 중증의 감염증을 일으킨다. 흔한 질환으로는 화상부위 감염과 요로감염, 패혈증, 폐렴, 수막염 등이다. 병원내 감염의 중요한 원인균이기도 하다.

일부의 합성 β-lactam균 항생물질(cephalosporin), piperacillin, aminoglycoside계 항생물질(gentamicin, amikacin) 및 polymyxin류를 제외한 대부분의 화학요법제에 저항성을 나타낸다. 그러므로 녹농균의 감염증 치료에는 약제의 선택이 가장 중요하다.

이들의 유효한 약제에 대해서도 내성균이 증가 추세에 있으므로 치료하기에 매우 곤란한 세균감염증의 하나이다. 뿐만 아니라 균교대증으로 인하여 감염되는 경우가 많다.

이 균의 중요한 특징은 소독약제에 대한 저항성이다. 특히 양성비누나 chlorhexidine 같은 소독제도 효과가 별로 없기 때문에 병원 등에서 매우 조심하여 다루어야 할 세균 중의 하나라고 생각된다. 아포를 형성하지 않으므로 열에는 비교적 쉽게 살균된다.

(2) 기타 임상적으로 의의 있는 *Pseudomonas*

*P. cepacia*균, *P. putida*균, *P. maltophilia*균 등이 기회주의적 병원성균으로 임상에서 다양한 감염증과 병원내감염의 원인이 된다. 모두 양성비누나 chlorhexidine에 저항성이다. 특히 *P. cepacia*균이 흔히 검출되고 있으므로 병원 등에서는 주의를 요한다.

(3) *P. mallei*(비저균)와 *P. pseudomallei*(유비저균)

*P. mallei*는 비저(glanders)의 병원체로 중동 아시아, 아프리카 등지에 있는 말의 감염병이며, 우리나라에는 아직 발병된 일이 없다. 사람에의 감염은 말 또는 환자의 피부, 호흡기, 소화기 등을 통해서 일어난다. 전신의 화농소와 패혈증을 일으키며 치명률이 높다. *P. pseudomallei*는 유비저(melioidosis)의 원인체이다. 이 균은 동남아시아 각지의 토양과 수중에 서식하며 우리나라에서 발병 보고된 일은 없다. 피부나 호흡기를 통하여 사람에 감염되며, 폐에 만성의 병변을 만들고, 때로는 패혈증으로 이행된다.

2) *Bordetella*속

이 속에 속하는 균의 주요 질환은 백일해이다. 그 외에도 경증의 상기도감염을 일으키는 균이 있으나 여기서는 생략한다.

(1) 백일해균(*B. pertussis*)

1906년 Bordet와 Gengou가 발견한 균으로 백일해의 원인균이다.

① 형태

0.3×1~1.5 μm의 Gram 음성간균으로 편모와 아포는 없으나 협막을 갖고 있는 균주도 있다. 56℃ 30분 가열, 또는 일반 소독약제에 쉽게 죽는다.

② 병원성

백일해는 소아의 급성호흡기계 감염병으로 비말전염을 일으키며 전염력이 대단히 강하다. 전염원은 일반적으로 환자이지만 예방접종을 받은 소아가 감염되어 경증 또는 무증상이면서도 균을 배출하는 경우가 있으므로 이것도 전염원이 될 수 있다. 균은 기도의 점막 표면에서 증식하며 혈류에는 침입하지 않는다. 독소로 일어나는 상피세포의 괴사와 기관지 주위에 염증을 일으키는 것이 주된 병변이다.

5~14일의 잠복기를 지나 발병하며, 전형적인 경우에는 카타르기(catarrhal stage ; 1~2주, 보통 감기와 같은 증상이나, 균은 활발히 증식하고, 전염력이 강하다), 경해기(1~6주, 특유한 발작성의 기침이 특징), 회복기(2~3주)의 경과를 거친다. 다른 균과의 혼합감염이 일어나면 폐렴으로 진전하여 위험하다.

③ 진단

Bordet-Gengou 배지의 뚜껑을 열어 기침을 하는 환자의 입 앞 15 cm 정도의 정면에 놓았다가 기침이 끝나면 배지를 그대로 배양하는 방법을 취한다. 또 객담을 도말하여 배양하는 방법도 있다. 균의 검출률은 카타르기에서는 높으나, 경해기에 들어가면 급속히 떨어진다.

배양한 균을 동정할 때에는 Gram 염색, 특이형광항체에 의한 염색, 생화학적 성상의 검사, 항혈청에 의한 응집반응 등을 한다.

④ 치료

Erythromycin, tetracycline을 사용하면, 균의 배출기간이 짧아 감염 방지에도 좋다.

경해기를 단축시키려면 카타르기의 초기에 투약을 시작해야 한다. 이것은 살아 있는 백일해균이 사라진 후에도 경해기가 이어지는 것으로 그 이유는 확실하지 않다.

이러한 점들로 미루어 보아 일반적인 대증요법이 중요하다.

⑤ 예방

성분백신(개량형 백신)이 유효하다. 보통 디프테리아 toxoid, 파상풍 toxoid와 함께 3종혼합백신(DPT 백신)으로 투여한다. 가장 위험한 연령은 1세 이하로, 조기에 예방접종을 할 필요가 있다. 법률적으로는 생후 2개월 이후에 접종을 시작하도록 하고 있으나, 유행시에는 좀 더 빠른 시기에 시작하는 것이 좋다.

백신 접종을 받지 않은 소아가 환자와 접촉한 경우에는 erythromycin을 예방적으로 투여하도록 한다.

3) *Brucella*속

원래 동물의 병원균인 이 균속에서 파상열을 일으키는 *B. melitensis*(말타열균), 소에 유산을 일으키는 *B. abortus*, 돼지 유산균인 *B. suis*의 3종이 인체질환과 관계있다. 이들은 모두 짧은 Gram 음성간균으로, 아포를 형성하지 않고 편모도 없다.

사람에게는 오염된 우유를 통하여 경구적으로 감염된다. 또 유제품의 취급, 감염동물과의 접촉, 오물처리 때에 피부의 상처로 균이 침입하여 전신의 망상내피계로 침범한다.

주증상은 열이 간헐적으로 일어나 파상열이라 한다. 대식세포(macrophage)의 내부에서도 균의 발육을 볼 수 있고 항생물질에 별로 효과가 없어 치료에 장시간이 걸린다.

4) *Legionella*속

Gram 음성의 호기성 간균으로 편모가 있다. 1976년 여름 미국 필라델피아에서 개최된 전미 재향군인협의회에 참석하였던 약 4,500명중, 225명의 환자가 발생되고 그 중 34명이 사망하였다. 그래서 이 병을 레지오넬라증(legionellosis)이라 부르며 이 질환의 원인균을 *L. pneumophila*라고 명명하였다(그림 7-9).

원래 토양이나 물 속 등 자연계에 존재하는 균으로 건물내 냉방장치나 냉각탑의 물 등을 통하여 집단적으로 감염되는 경우가 많다. 주증상은 폐렴으로 고열, 설사, 복통 등을 동반하기도 한다. 감염환자의 대부분은 노인이나 면역능력이 약화된 사람으로, 일종의 기회감염성 병원성 균이다. 우리나라에서는 1984년 7월 서울의 모 병원 중환자실에서 집단발생하였던 pontiac열이 계기가 되어 이 균에 대하여 많은 관심을 갖게 되었다.

치료약제는 erythromycin이 가장 효과적이며 tetracycline이나 rifampicin도 효과가 있다.

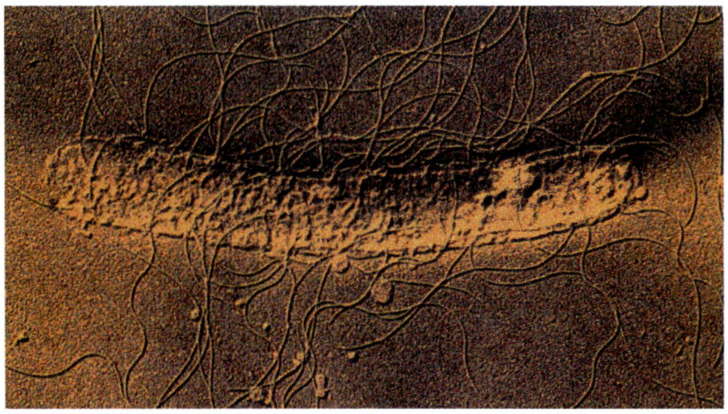

| 그림 7-9 | *Legionella pneumophila*

5. Gram 음성 혐기성 간균군

이 균에는 *Bacteroides*속, *Fusobacterium*속, *Leptotrichia*속, 혐기성 *Vibrio*가 있으며 이 중 *Bacteroides*속이 혐기성 감염균으로 가장 흔하다.

1) *Bacteroides*속

혐기성의 Gram 음성 소간균으로 아포를 형성하지 않고 편모도 대부분의 균이 갖지 않는다. 이 균속에 속하는 균종은 매우 다양하여 분류 자체에 아직 이견이 많으며 질병과의 관계도 매우 복잡하다. 그래서 일반적으로 *Bacteroides fragilis*균, *Bacteroides melaninogenicus*균 및 기타 *Bacteroides*균으로 대별한다.

*B. fragilis*균은 장관내의 *Bacteroides*속 중 수적으로는 비교적 적은 편이나 병원성은 가장 강하며, 병소에서 분리되는 빈도도 *Bacteroides*뿐만 아니라 모든 혐기성균 중에서 가장 높다.

질병을 일으키는 부위는 장에 가까운 충수, 복막, 간, 생식기 특히 자궁 등에 감염을 일으키는 수가 많으나, 혈행성으로 다른 장소에 전파되어 전신의 어느 곳에서든지 감염을 일으킬 수 있다. 감염부위에는 농양을 형성하는 경우가 가장 많으며 패혈증이나 심내막염을 일으키기도 한다.

*B. melaninogenicus*균은 구강의 치은주위에 *B. orale*균 등과 함께 서식하고 있다. 질병의 발생기전은 아직 확실하지 않으나 치주병(치주농루)의 발생에 관여하고 있는 것으로 생각된다. *B. fragilis*균과 함께 구강외의 다른 부위의 농양에서도 볼 수 있는데, 그 중에서는 폐부위 감염이 가장 흔하다.

*Bacteroides*의 감염증은 이들의 균이 어떤 원인, 즉 외상, 궤양 또는 수술 등으로 인하여 다른 장소에 침입하게 되면 일어난다. 그러므로 보통 다른 상재혐기성균도 함께 감염되어 나타나는 소위 혼합 감염형이다.

한 종류의 균만 감염, 예를 들어 *B. fragilis*균만 감염되면 질병을 일으킬 정도의 강한 병원성을 나타내지 않는데 다른 균과 함께 혼합감염을 일으키면 병원성이 상승적으로 강해져 질병을 일으킨다고 생각된다. 혼합감염이란 한 부위에 두 종류 이상의 균이 함께 감염을 일으키는 것으로 *Bacteroides*뿐만 아니라 모든 혐기성균들에서 볼 수 있는 특징이다. 따라서 혐기성균은 이외의 대부분의 감염증과 같이 한 질병에 한 병원체라는 원칙이 합당하지 않다.

*B. asaccharolylicus*의 경우 사람의 구강유래주와 비구강유래주의 생물학적 성상이 다른데 구강유래의 당분해능이 없는 주는 비구강유래주에 비해 GC함량이 낮은데다가 DNA상동성이 낮기 때문에 그들에 *Bacteroides gingivalis*라는 균종명을 부여하였다.

또한 사람의 감염 근관으로부터 분리된 당발효능이 없는 균주가 유전학적으로도 항원성에 있어서도 *B. gingivalis*나 *B. asaccharolyticus*와는 다르기 때문에 그들의 균주에 *Bacteroide endodontalis*라는 균종명을 부여하였다.

2) *Fusobacterium*속

Gram 음성 혐기성 간균으로 양단이 뾰족하며 긴 방추형을 하고 있다(길이 3~10 ㎛). *Fusobacterium*속 중에는 *F. nucleatum*과 *F. necrophorum* 균종이 임상적으로 중요하다. 이들은 모두 장관과 구강치은주위에 상재한다. 전자는 주로 구강에 서식하고 있으며 조직의 괴사를 특징으로 하는 치은염이나 인두염의 병소에서 잘 검출된다. 보통 치은주위 상재균인 *Treponema*속의 나선상의 균과 함께 볼 수 있는데 이들 양자가 협동하여 감염증을 일으키지 않나 생각된다.

기타 폐농양에서 분리되는 수도 많다. *F. necrosphorum*균종은 주로 장관에 서식하고 있어 복부의 농양(복막이나 간)에서 혐기성균과 함께 검출되는 경우도 있다.

6. 나선간균군(curved rods bacteria)

균체가 단단하고 S자 또는 나선상의 만곡을 이루고 있는 Gram 음성 간균군이다. 한쪽단 또는 양단에 있는 편모로 나사 돌아가는 형태의 운동을 한다. 이들은 나선균과(Spirillaceae)에 속하는 균으로 인체 질병에 관여하는 균은 *Spirillum*속과 *Campylobacter*의 2개 속이 있다.

1) *Spirillum*속

나선상의 만곡된 수가 2~3개이며 Gram 음성간균으로 양단에 깃털 모양의 많은 편모를 갖고 활발히 운동한다. *Spirillum*균속 중 인체에 유일한 병원성 균인 *Spirillum minus*(서교증, rat-bite fever)는 아직 인공배양에 성공하지 못하였다.

이 균종은 쥐나 기타 설치류 동물의 구강내에 많이 상재하는 균으로 사람에게 감염되면 감염국소에 림프선종과 홍반성 발적을 동반하는 염증 형성이 특징이다.

이 질환은 감염된 쥐나 설치류 등의 동물에 물리게 되면 1~3주 후에 발병이 되면 감염국소 외에 림프절이나 혈액 중에서도 균체가 검출된다. 치료약제로는 penicillin, streptomycin, tetracycline 등이 유효하다.

2) *Campylobacter*속

Gram 음성으로 아포를 형성하지 않으며, S자 또는 긴 나선형의 만곡된 세균이다. 균체의 한쪽 또는 양쪽에 편모가 있으며 화살이 나는 모양의 운동성이 특징이다. 배양시 산소를 소량(대기중 10% 이내) 요구하는 미호기성균이다.

(1) *C. fetus*

인체에 병원성인 균은 *C. jejuni*로서, 사람과 동물에 있어서 세균성 설사증의 주 원인이다. 동물이 사람에 감염원이 되므로 인수공통감염병이다.

인체에 감염되면 복통, 발열, 설사가 주증상이며 구토나 탈수증, 혈변 등은 드물다. 포유동물이나 조류의 장내상재균으로, 특히 닭에서 많이 분리된다. 최근 식중독의 원인균으로 주목되고 있다.

Erythromycin 등 여러 가지 항생물질에 감수성이 있고 3주 후면 자연 치유되나 증상이 멈춘 후 1주일 이상 균체를 배설한다.

(2) *Helicobacter pylori*

예전에는 *Campylobacter pylori*라고 부르던 Gram 음성 세균으로 산성도가 매우 높은 사람과 동물의 위점막에서 발견된다. 여러 개의 외피로 싸인 편모(flagellum)를 가지고 있는 직선, 또는 나선형의 세균으로 위장의 소화성 궤양과 관련이 있다(그림 7-10).

과거에는 큰 의미를 부여하지 않았으나 1983년 처음으로 분리동정되었으며, 전에는 *Campylobacter*속으로 분류하였으나 여러 가지 특성이 달라 1989년 *Helicobacter*속으로 재분류 되었다.

최근에 이르러 *Helicobacter pylori* 감염은 위궤양이나 십이지장궤양의 만성화나 재발의 중요한 인자로 평가되고 있으며 위암이나 악성 림프종의 발생 위험률을 높이는 역할을 하는 것으로 규정되고 있다.

특히 우리나라는 80%라는 매우 높은 감염률을 보이고 있어 주목되는 병원균이다.

치료제로는 bismuth subsalicylate(Pepto-Bismol)과 병용하여 metronidazole 또는 tetracycline이나 amoxicillin이 투여되거나 clarithromycin(Biaxin)

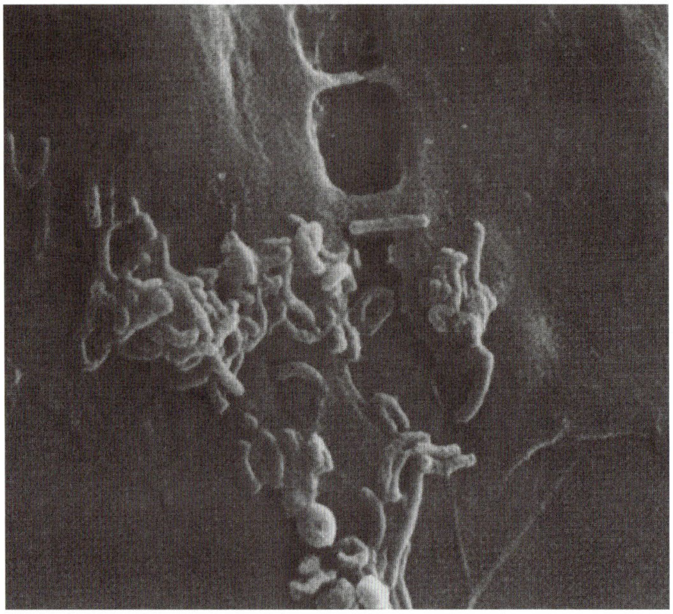

| 그림 7-10 | 위장벽에 유착되어 있는 *Helicobacter pylori*

과 ranitidine, 그리고 시트르산비스무트(bismuth citrate), 또는 clarithromycin, amoxicillin, 그리고 lansoprazole이 사용된다.

7. *Spirochaeta*균

긴 나선형으로, 편모가 아닌 축사(axial fibril : 나선상으로 굴곡된 균체에 붙은 섬유)에 의한 회전운동 등 일반 세균과는 다른 특유한 운동을 하는 일군의 Gram 음성세균을 *Spirochaeta*라고 총칭한다. 이들은 다섯 개의 속으로 분류되나 그 중에서 사람에게 병원성인 균속은 *Borrelia, Treponema, Leptospira*의 3개 속이다.

세포의 구조가 일반 Gram 음성균과는 상당히 다른 특징이 있다(그림 7-11). 균체의 최외층에는 피막(outer sheath)이라고 하는 막상의 물체가 균체 외곽을 둘러싸고 있다.

이 막은 Gram 음성균의 외막성 물질로 보이지만 구조적으로는 전혀 다르다. 즉 일반 Gram 음성균은 지다당체(lipopolysaccharide)로 되어 있으나, 이 균들은 지다당체가 없고 또, 그 내측에 섬유가닥 모양의 축사(axial fibril)가 세포의 양단 근처에서 나와 세포의 표면을 감돌면서 중앙부까지 도달한다.

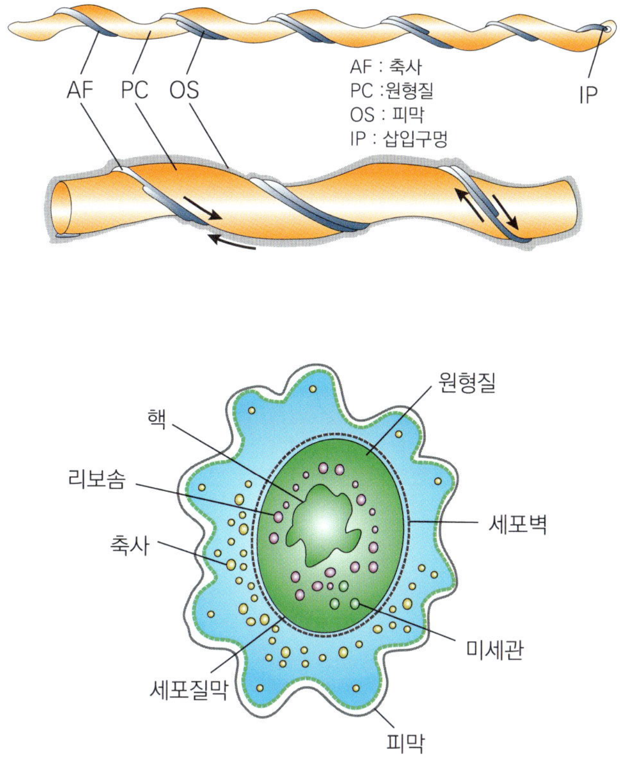

I 그림 7-11 I *Spirochaeta*의 모식도

축사의 수(편측)는 *Leptospira*속에는 1개, *Treponema*속에는 2~5개, *Borrelia*속에는 10~30개이며 편모모양이고 단백질로 되어 있으므로 운동기관이라고 생각되나, 세포 표면에 밀착하여 피막 안쪽에 있는 것이 특이하다.

세포벽에는 펩티드 당원(peptidoglycan)이 함유되어 있고, 세포질도 보통의 세균과 흡사하다. *Treponema*균종들은 여러 개의 가느다란 섬유상의 편모들이 있으나 운동성과 별 관계없는 것으로 알려졌다.

1) *Treponema*속

(1) 매독 트레포네마(*T. pallidum*)

성병 중에서 가장 중요한 매독의 병원체이다. 인공배지에서의 배양이 아직 성공하지 못하고 있으나, 혐기성(산소가 없는 환경에 발육) 세균으로 알려져 있다.

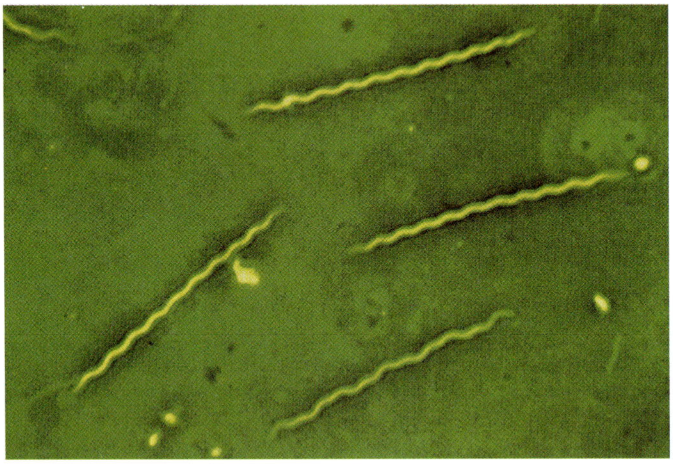

| 그림 7-12 | *Treponema pallidum*

① 형태

크기는 0.1~0.2 × 6~20 μm이며 나선의 회전수는 8~14이다. 축사는 양단에서 3개씩 나와 있다. 일반 염색법으로는 대단히 염색하기 힘들어 염색할 때는 Giemsa 염색법으로 장시간 염색하거나 또는 균체에 은을 도포시키는 도은염색방법이 있는데 은을 도포시키는 조작이 매우 까다로우므로 간단한 암시야법이나 형광항체법이 유용하게 쓰인다(그림 7-12).

열, 건조, 소독약 등에 대단히 약하기 때문에 전염도 성교, 키스 등 직접접촉에 한한다. 혈액 중의 *T. pallidum*도 4℃로 3일 이상 보존하면 감염력을 잃는다고 한다.

② 병원성

매독은 원래 미국 대륙이나 서인도 제도의 풍토병이었으나 콜롬버스 일행에 의하여 유럽에 전파되고, 이 후 폭발적으로 전 세계에 확산되었다는 설이 유력하다. 접촉에 의하여 감염이 되며 전형적인 발병양상은 다음과 같다.

제1기 매독

감염 후 약 3주간(10~30일)의 잠복기가 지나면 감염국소(음경, 외음부, 질, 자궁질부 등 생식기 내외부)에 경성하감(무통성의 암적색 구진이 생기고 점차 궤양이 생긴다)이 생기고, 동시에 림프절의 무통성 종창이 일어난다.

제2기 매독

이는 3~4주 지나면 자연히 병증이 사라진다. 따라서 얼마 동안은 무증상으로 경과하다가 감염후 약 3개월(8~20주) 경부터 피부나 점막의 발진, 뼈나 관절 등 전신 각 부위에 병변이 나타난다. 이 시기는 균이 혈중에 침투하였기 때문이다. 이들 병변도 1년~3년이 경과하면 저절로 없어지나 이후 간헐적으로 재발되기도 한다.

제3기 매독

감염후 약 3년이 경과하면 발진은 거의 볼 수 없으나 혈관염, 특히 대동맥염(정맥류나 심장판막증을 일으킨다)이나 전신 각 부위(피부, 골, 내장)에 고무종(고무와 같이 탄력있고 단단한 종양)을 볼 수 있다. 감염 후 10~15년이 경과하면 중추신경을 침범하여 진행성 마비(dementia paralytica)나 척수로(tabes dorsalis) 등 변성 매독증후가 장기간 지속된다. 3년 이후에 일어나는 이들의 증상을 제3기 매독이라 하며 치료를 전혀 받지 않을 경우 환자의 약 반 정도에서 이러한 증상이 나타난다.

경성하감이나 제2기 매독의 병변부에는 원인체인 *T. pallidum*이 많이 증식하고 있으므로 궤양 시 전염의 위험률이 대단히 높다. 그러나 제3기가 되면 병변부에는 *T. pallidum*의 수가 극히 소수이므로 전염의 위험은 거의 없다.

선천성 매독

임신부가 매독에 걸리면 태반을 통하여 태아에 감염되어 선천성 매독이 된다. 선천성 매독에 걸린 태아는 사망하는 수가 많으나, 그렇지 않은 경우에는 선천성 매독아로서 출생후에 가성마비, 골연골염, 간종대, 비종대, 림프절 종대 등의 여러 가지 증상을 나타내며 허친슨치아(Hutchinson's teeth)도 특징적이다(13장 그림 13-10, 11 참조).

③ 치료

penicillin이 제1선택제이며, 아직 내성균은 알려지지 않고 있다. 알레르기가 있는 환자에게는 erythromycin, tetracycline 등이 유용하다. *T. pallidum* 감염증의 치료는 초기에 완전히 치료하는 것이 바람직하다.

④ 예방

매독은 대표적인 성병이며 분별있는 성생활만이 가장 효과적인 예방책이다. 선천매독의 예방책으로는 임신부에 대하여 매독의 혈청반응을 실시하고 양성자에는 penicillin 등에 의한 치료를 철저히 해야 한다. 태아에의 감염은 태반이 생길 때까지(임신 16주 이전)는 일어나지 않으므로, 그 사이에 충분한 치료를 하면 된다.

(2) 기타 *Treponema*

*Treponema pertenue*는 열대지방의 전염성 피부병인 yaws(frambesia)의 원인균이며, *Treponema carateum*은 멕시코 등의 중남미와 태평양의 일부 지역에서 볼 수 있는 pinta라는 전염성 피부병의 병원체이다. 이들은 성병은 아니지만 항원특이성이 *T. pallidum*과 흡사하므로 비특이적 방법은 물론 TPHA, FTA-ABS 등으로도 구별할 수 없다. 또, 구강의 치육구에는 수종의 *Treponema*(혐기성으로 배양가능)가 서식하고 있는데 *Fusobacterium*과 합세하여 뱅상앙기나(Vincent's angina)를 일으키기도 한다.

2) *Leptospira*속

이 속은 *Leptospira interrogans* 균종 하나 뿐이나, 균체성분의 항원성에 의한 여러 가지의 혈청형 중 다수가 병원성이다. 균체의 크기는 0.1㎛×6~20㎛로, *Spirochaeta* 중에서는 가장 나선의 굴곡수가 많다. 축사는 양단에 각 한 개씩 나와 있다. 발육기간이 느리고 까다롭기는 하나 호기성균으로 인공배양이 가능하다(그림 7-13).

*Leptospira*에 의한 감염증은 출혈성 황달이 주증상인 Weil씨병이 대표적이다. 이 균은 주로 야생 들쥐가 보유하고 있으며 오줌으로 배설되어 자연계에 퍼진다. 이에 따라 사람의 피부를 통해 감염된다. 침입은 상처가 없는 피부로도 감염된다.

주증상은 발열, 근육통, 결막 충혈, 출혈, 황달, 단백뇨 등으로 요중에 *Leptospira*가 배설된다. 그러나 사람에서 사람으로의 전염은 보통 볼 수 없다.

치료는 항생제로 streptomycin, penicillin, tetracyclin, erythromycin이 유효하다. 또 혈청요법으로 이 균을 말에 접종하여 얻은 항혈청(항독소성의 항체와 균체에 대한 항체)을 근육 또는 정맥내에 주사하면 치유된다. 한 때는 상당히 높은 치사율을 나타내었으나 이와 같은 치료법에 의하여 현재는 사망률이 많이 떨어졌다. 유행지역에서는 가열사균백신에 의한 예방도 행하여지고 있다.

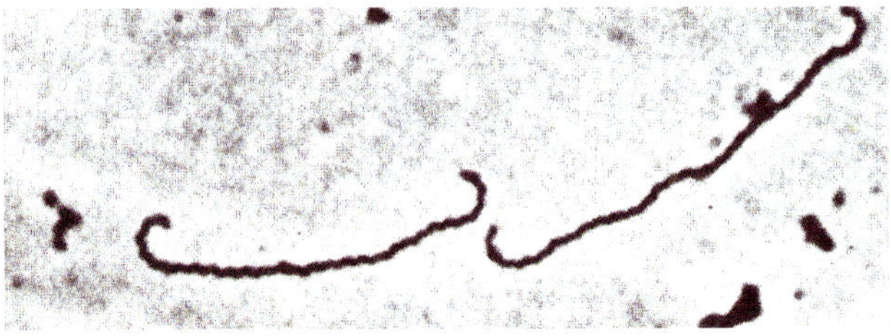

| 그림 7-13 | *Leptospira interrogans*

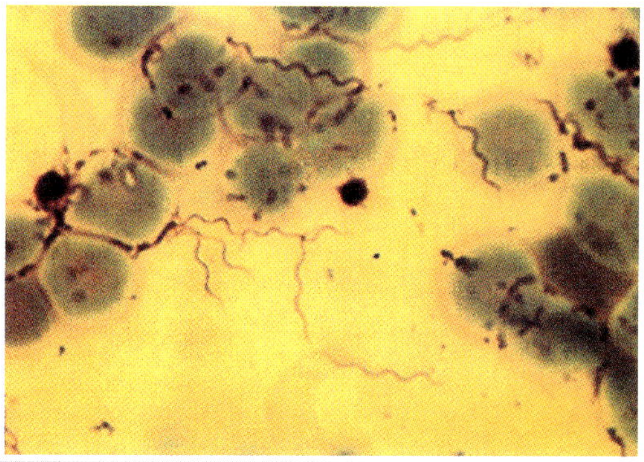

그림 7-14 *Borellia duttonii*

Weil병 이외에, 다른 혈청형으로 원인되는 비교적 가벼운 Leptospira 감염증이 세계 각지에 지방병으로 존재하고 있다. 1984년에 우리나라에서도 경기도, 강원도 및 충청북도 지방 농부들에게 대유행을 일으켰으며 1985년 가을에는 전국적으로 광범위하게 환자가 발생하였다.

3) *Borellia*속

*Borellia duttonii*가 대표적이다. 균체의 크기는 폭이 0.3~0.6 μm이고 길이가 8~18 μm이며 굴곡의 수는 4~10개이며 유연한 나선상을 나타낸다(그림 7-14). 일반 염색제에 잘 염색되며(*Treponema, Leptospira*와의 차이) Gram 음성이다.

재귀열(3~4일의 발열기와 1~2주의 무열기가 반복하는 질환으로 이 또는 빈대가 매개)의 병원체로, 세계 각지에서 유행하고 있다.

8. 방선균 및 그 관련균군

세균 중에서 형태학적으로 진균과 유사한 균으로, 균사를 형성하며 발육을 하는 Gram 양성균이다. 그 중에는 포자를 형성하는 균도 있고, 일부의 균은 사람에게 질병을 일으킨다.

그러나 이들은 주로 항생물질을 생성하는 균으로 잘 알려져 있다. 여기서는 방선균목에 속하는 *Mycobacterium, Nocardia* 및 *Actinomyces* 등에 대하여 설명한다.

1) *Mycobacterium*속

많은 병원균들이 포함되어 있으나, 특이적인 염색성을 나타내는 것으로 다른 균과 구별된다. 즉 일반 염색법으로는 염색이 되지 않으나 일단 염색되면 산이나 알콜 등의 탈색제로도 잘 탈색되지 않는다(항산성 염색). 이와 같은 성질을 항산성이라 하고, *Mycobacterium*이 대표적인 균으로 이를 항산성균이라고 한다.

이 균속 중에서 질병을 일으키는 균은 표 7-2와 같다.

(1) 결핵균(*Mycobacterium tuberculosis*)

① 형태

가늘고 긴 간균(0.3~0.6×0.5~4 μm)으로 Gram 양성에 속하는 항산성균이다. 흔히 균체내에서 과립을 볼 수 있다(그림 7-15).

대부분의 소독제나 주위환경에 강하다. 객담 중의 결핵균은 직사광선 하에서도 20~30시간 생존이 가능하며, 그늘에서는 수주~수개월간 생존한다. 또한 소독제에서는 5%의 크레졸액 중에서 24시간을 견디며 비누물, 연성세제 등은 별효과가 없다. 그러나 습열에는 비교적 약하여 60℃에서는 20~30분, 70℃에서는 5분내에 사멸된다.

| 표 7-2 | 항산성균에 의한 감염증

질 환	균 종
결 핵	*M. tuberculosis* *M. bovis*
유사결핵성 폐질환	*M. kansasii* *M. avium* *M. intracellulare* 기 타
림프절염 (주로 경부)	*M. scrofulaceum* (기타 *M. tuberculosis*)
피부궤양	*M. ulcerans* *M. marinum* *M. haemophilum*
나 병	*M. leprae*
화농 형성	*M. fortuitum*

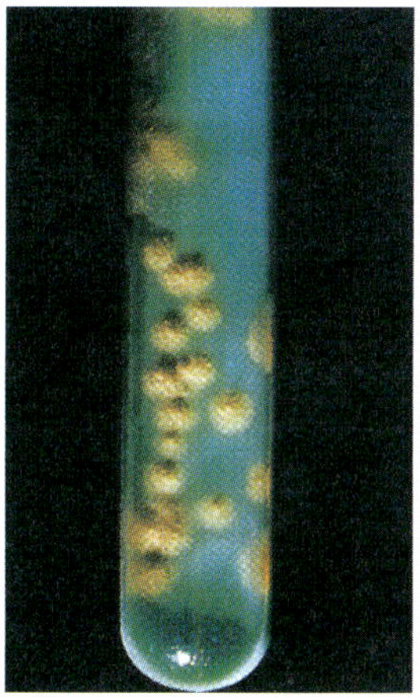

| 그림 7-15 | 결핵균의 발육

② 병원성

환자에서 배출된 균을 흡입함으로써 감염된다. 외부환경에 적응력이 강하기 때문에 감염력이 대단히 강하다. 흡입된 균은 폐에서 증식함과 동시에 폐문 림프선 주위까지 이행하여 그 곳에서도 증식한다. 이 단계에서 숙주 측에 충분한 세포면역이 생기면 균의 증식은 억제되며, tuberculin 반응은 양성이 되고 발병은 되지 않는다.

일부 사람들에게는 이러한 세포면역이 충분하게 형성되지 않으며, 균은 더욱 증식을 계속하여 폐를 침범하여 폐결핵이 된다. 병소의 일부는 기관지와 연결되어 병소 내용이 배출되면 결핵성의 동공이 생긴다. 이와 같은 병소가 형성된 환자는 결핵균이 기침이나 객담과 함께 배출(개방성 결핵)되고, 때로는 혈담까지도 배출한다.

결핵균은 폐 감염으로 끝나지 않고 림프나 혈액에 운반되어 전신에 확산되면 수막염, 흉막염, 결핵성 골수염, 결핵성 관절염, 장결핵, 신결핵 등을 일으킬 수도 있다. 특히 저항력이 약한 환자는 전신에 확산된 균이 급속히 증식하여 속립성 결핵이 될 수 있다.

③ 예방과 치료

결핵에 감염되었는가의 여부를 검사하는 데는 tuberculin 반응검사가 이용된다.

Tuberculin은 결핵균을 장기간 계대배양한 액으로 병독성이 제거된 단백성물질이다.

현재는 그것을 정제한 정제 tuberculin(PPD)이 사용되고 있어, 사용 직전에 일정한 비율로 희석하여 용해한 후, 그 0.1 mL를 전완 전면의 피내에 주사한다. 48시간 후에 판정을 하는데 그 기준은 표 7-3과 같다.

Tuberculin 반응 음성자는 결핵균의 감염을 받은 일이 없다는 뜻이며, tuberculin 반응 양성의 경우는 결핵균의 침범이 있다는 것이지만 이것이 곧 결핵이라는 질병에 걸려 있다고는 할 수 없다. 전술한 바와 같이 대다수의 경우, 균의 감염은 일어나도 발병하지 않는 이유는 이미 면역이 생겼거나 BCG의 예방접종으로 tuberculin 반응이 양성으로 나타나기 때문이다. tuberculin 반응 음성자에게는 BCG 백신을 접종한다.

BCG는 프랑스의 Calmette와 Guerin이 장기간 계대배양하여 약독화한 우형 결핵균으로 병독을 제거하고 면역원성을 유지시킨 것이다. BCG는 생균이 아니면 효과가 없고 또 100% 유효하다고 믿을 수도 없다.

치료에는 각종 화학요법제가 사용되고 있으나, 장기간(적어도 반년 이상)의 투여가 필요하며, 또 치료 도중에 균이 내성을 획득하는 것을 막기 위하여 3종류의 약을 병용하고 있다. 현재 가장 유효한 약제의 혼합은 rifampicin, isoniazid, ethambutol(또는 streptomycin) 등의 3약제 겸용법이다. 기타 para-aminosalicylic acid, kanamycin, viomycin 등의 약제도 필요에 따라 2차항결핵제로 사용되고 있다.

(2) 비정형항산성균

결핵균군(결핵균, 우형결핵균 등)과 나균을 제외한 모든 *Mycobacteria*를 비정형항산성균이라 하며 이들 중에는 표 7-2에 나타낸 것과 같이 인체에 비교적 약한 병원성을 나타내는 균들이다. 일반적으로 화학요법제에 내성을 갖는 균이 많으므로 치료가 곤란한 염증을 일으킨다. M. *intracellulare*균에 의한 질환은 폐결핵과 유사한 질환이 많다.

| 표 7-3 | Tuberculin 반응검사 판정

질 환	균 종
0~4 mm	음 성
5~9 mm	의양성
10 mm이상	양 성 발적만 형성(+) 경결 있음(++) 이중발적과 수포(+++)

(3) 나균(*Mycobacterium leprae*)

① 형태

결핵균과 같이 항산성을 갖는 간균으로 병소 중에서는 밀집하여 덩어리를 형성하므로 균괴(globi)라고도 한다. 인공배지상에서는 배양되지 않는다(그림 7-16).

② 병원성

사람에 대하여 나병(Hansen씨병)을 일으키는 균이다. 최근에는 어떤 원숭이에게 실험적으로 감염시킨 결과 감수성을 갖는다고 보고되었다. 전파력이 약하여 사람에의 감염은 유아기부터 긴 세월 동안 접촉이 필요하다고 하며, 의료종사자가 환자와의 접촉으로 발병하였다는 보고는 아직 없다.

잠복기도 수년~십수년으로 길며 감염시 피부, 신경 등에 염증을 일으켜 지각신경의 마비를 일으킨다. 질병의 유형은 나종형, 유결핵형 및 중간형 등이 있는데 나종형은 점차 중증으로 되어 결절이 생기고 곧 결절부분이 파괴된다.

③ 예방과 치료

환자의 대부분은 격리, 치료한다. 치료에는 설파제의 일종인 dapsone과 clofazimine, rifampicin 등이 유용하며 좋은 결과를 얻고 있다.

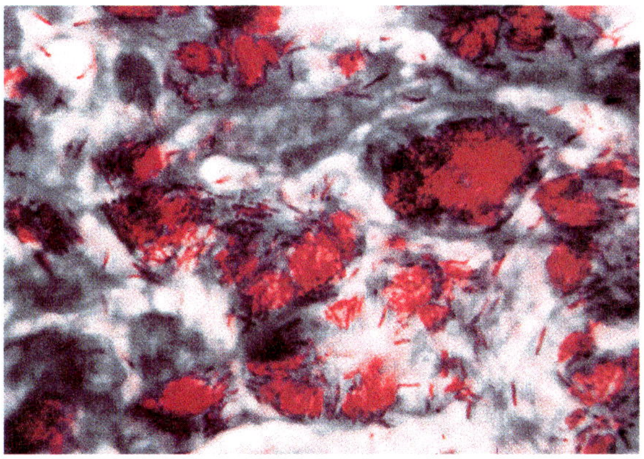

그림 7-16 *Mycobacterium leprae*(400배)

2) *Actinomyces*속

분지를 형성하며 균사상으로 발육하는 균으로 혐기성이며, Gram 양성간균이다(그림 7-17). 사람의 구강내에 존재하며 때로는 턱 등의 피하조직에 굳은 침윤을 가진 병소를 형성하고 곳곳에 누공을 만들어 그곳에서 농을 배출한다. 농중에는 특이한 황색의 과립상의 균괴가 보인다. 기타 흉복부나 폐에 병소를 만들 때도 있으나, 항생물질에 잘 치유되므로 최근에는 거의 발생되지 않는다. 또 *Nocardia*와 같이 균종을 만드는 경우도 있다.

① *A. israelii*

사람의 구강에 상주하고 치은연상 및 치은연하의 치면세균막이나 치석에서 발견되며, 장관이나 질점막에서도 검출된다.특히 *A. israelii*는 사람의 악방선균증의 원인균이다. 상,하악방선균증의 병소에서는 밤알크기의 균괴를 볼 수 있다.

② *A. viscosus*

*A. viscosus*는 치아우식으로부터 분리되어 *Odontomyces viscosus*로 명명되었으나 점조성이 있는 균집락을 만드는 특성 때문에 *A. viscosus*라고 명명되었다. 상피세포에의 부착할 뿐만이 아니라 *Streptococcus sanguinis* 등 다른 구강세균과의 공동으로 응집한다.

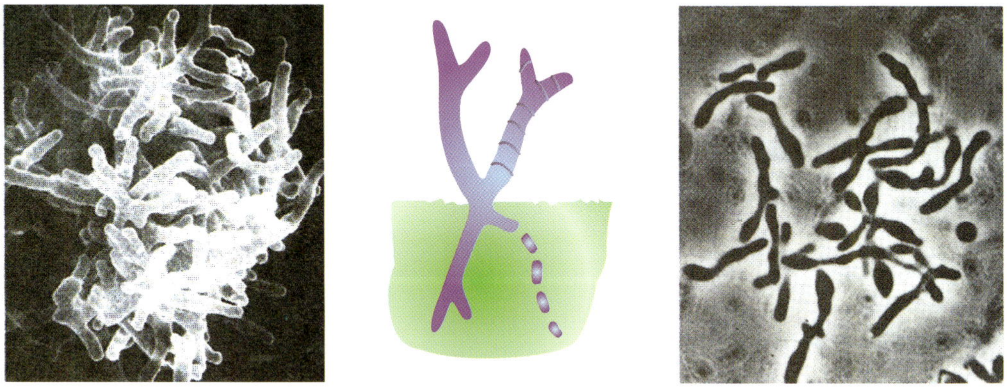

a. *Actinomyces* b. *Nocardia* c. *Bifidobacterium bifidum*

| 그림 7-17 | 기타 방선균

*A. viscosus*는 백혈구나 대식세포에 탈과립을 유발하게 하고, 가수분해효소를 유리시키며, 백혈구의 주화성인자를 방출하고 섬유아세포에 장해를 주는 등 치은염을 일으키는 병원성인자가 있으며, 치면세균막 중에서 증식하여 Gram 음성균의 부착 및 정착을 유도하기 때문에 결과적으로 Gram 음성균에 의한 치주염을 일으키고 만다.

③ *A. naeslundii*

*A. viscosus*가 카탈라아제 양성인 것에 비해 이 균종은 음성이지만 두 균종은 유사한 생화학적 성상을 나타낸다.

*A. naeslundii*은 *A. viscosus*와 마찬가지로 방선균증의 병소에서 검출되지만 병원성은 명확하지 않다. 또 병소 중에는 *A. israelii*에서 볼 수 있는 것과 같은 균괴가 없다. 치주질환병원성은 *A. viscosus*가 가진 병원성과 공통성이 많다.

④ *A. odontolyticus*

이 균종은 심부우식병소에서 검출되며 상아질우식의 심부로부터는 고율로 검출된다. 타액 중에서도 검출되지만 우식의 표층부에서는 검출되지 않기 때문에 우식병원성은 명확하지 않다.

구강 이외의 충수염이나 뇌의 농양으로부터도 간혹 검출되는 일도 있다.

3) *Nocardia*속

호기성의 Gram 양성간균으로 항산성균과 흡사하나, 인공배지에 배양하면 발육도중에 균사상으로 된다. 초감염은 폐에서 일어나는 경우가 많으며, 때로는 뇌나 신장을 침범한다. 드물기는 하지만 *Actinomyces*와 같이 하지에 균종(mycetoma)을 만드는 때도 있다.

4) *Bifidobacterium*속

혐기성의 Gram 양성간균으로, 종종 Y자형의 가지를 나타낸다. 당을 분해하여 유산과 질산을 생산하는 것이 특징이다. 장관내의 상재균으로 특히 모유영양아에는 이 균이 상당히 많다. 따라서 이 균은 대부분이 비병원성으로 인체에 상주하여 병원성 균들의 정착을 방해한다. 또 일부의 균은 유제품 제조에 이용된다.

한편 사람의 구강에 병발하는 상아질우식병소로부터 자주 분리되는 *B. dentium*이 있다. 이 균종은 농양은 물론 그외의 병소로부터도 분리된다. 이 경우에 *B. dentiun*은 *B. adolescentis*와 매우 유사하기 때문에 종래의 병소로부터의 분리균이 어느 것인가 결정하기 어렵지만, DNA의 상동성 등의 정황으로 보아 다른 종이라는 주장이 있다.

*B. dentium*과 *B. adolescentis*는 글루코네이트를 분해한다. 이것은 특수한 대사계이므로 같은 대사계를 가진 *Rothia*와의 관련을 생각할 수 있다.

9. *Mycoplasma*

세포벽을 갖지 않은 미생물이나 세포의 구조는 원핵세포의 특징을 갖고 있으므로 세균의 일종으로 다루고 있다. 균체의 크기가 매우 작고(0.1~0.5 μm) 또 세균여과막을 통과하므로 virus와 비슷하다. 그러나 인공배지에서 발육이 되며 집락의 형태는 계란 후라이 모양 또는 해가 떠오르는 듯한 형태가 특징이다(그림 7-18).

인체에 기생하는 것으로 몇 가지 균종이 알려져 있으나, 인체에 병원성인 균종은 원발성 비정형(이형) 폐렴을 일으키는 *Mycoplasma pneumoniae* 1종 뿐이다. 이 외에 *Ureaplasma urealyticum*이 불임과 비임균성 요도염을 일으킨다는 보고가 있으나 아직은 원인체로 확실히 밝혀지지는 않았다. 기타 동물에 질병을 일으키는 균은 몇몇 종이 알려져 있다.

구내염(stomatitis)의 원인균으로 작용한다(12장 그림 12-15, 16 참조).

원발성 비정형 폐렴은 발열, 기침, 객담을 주증상으로 하며, 적절한 치료를 하지 않으면 2~3주 계속되다가 치유된다.

Tetracycline, erythromycin이 유효하며, penicillin, cephalosporin 등의 약제는 균체가 세포벽이 없기 때문에 효과가 없다.

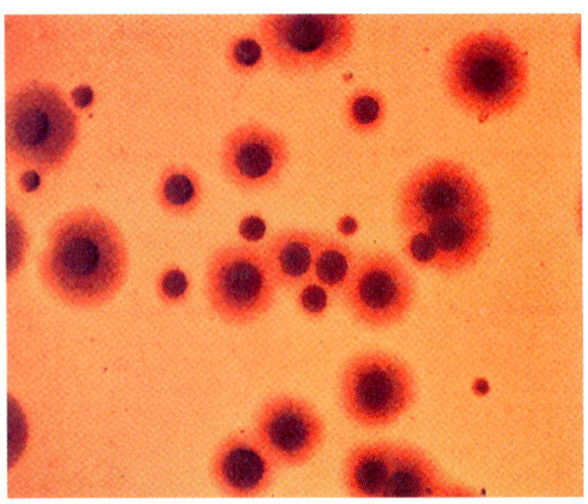

a. *Mycoplasma* 집락(colonies)형성

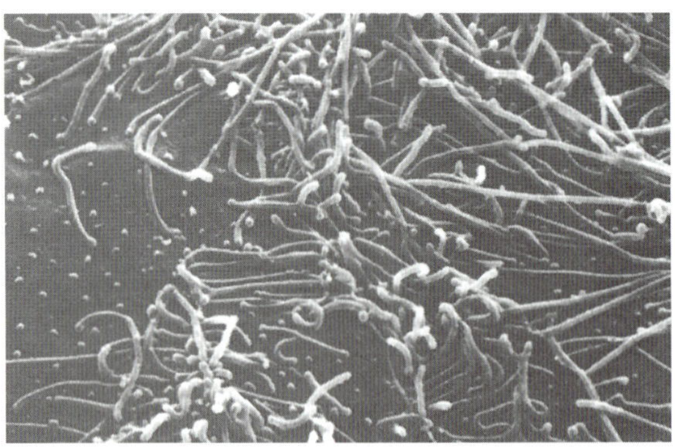

b. *Mycoplasma pneumoniae*의 주사현미경상(26,000배)

| 그림 7-18 | *Mycoplasma pneumoniae*

10. *Rickettsia*

*Rickettsia*는 다음 항의 *Chlamydia*와 같이 보통의 세균보다 작고, 살아 있는 세포 안에서만 증식(편성 세포내 기생성)한다는 이유로 과거에는 virus에 가까운 미생물, 또는 virus의 사촌이라 생각하여 왔다.

그러나 현재는 이 균의 내부구조가 DNA와 RNA를 모두 소유하고 있으며 세포벽, 단백합성계(ribosome) 및 energy 생산계가 존재하며, 항생물질에 감수성을 나타내는 등 세균의 일반적 특성을 갖고 있는 것으로 알려졌다(표 7-4). 즉 진핵생물체의 세포에 기생하며 감염을 일으키는 Gram 음성세균의 일종으로 보통 절지동물과 공생하며 생활하는 점이 특징이다. 따라서 사람에게 전파는 절지동물(진드기, 이, 벼룩 등)을 매개체로 하여 일어난다.

자연계에서 *Rickettsia*를 보유하고 있는 동물은 절지동물류와 포유동물류가 있다. 이들 중 절지동물류와 같이 균을 보유하는 동물을 보유동물(reservoir)이라고 하며, 포유동물에 *Rickettsia*를 매개하는 절지동물을 매개동물(vector)이라고 한다.

쯔쯔가무시병 *Rickettsia*나 Rockey산 홍반열 등을 일으키는 대부분의 *rickettsia*의 경우, 절지동물은 보유동물들이 됨과 동시에 매개동물도 된다. 즉 *rickettsia*는 절지동물과 공생하여, 알을 매개로 하여 다음 세대에 전파되어 간다.

그리고 이와 같은 *Rickettsia*를 보유하는 절지동물이 사람에게 침투할 기회가 있으면, 사람에게 기생하여 그 *Rickettsia*를 전파하게 된다. 따라서 이러한 경우에는 사람도 *Rickettsia*의 전파 생활환의 일부로서 감염되는 하나의 숙주에 불과하다.

| 표 7-4 | 주요미생물군의 비교

	Bacteria	*Mycoplasma*	*Rickettsia*	*Chlamidia*	Virus
DNA 및 RNA의 공존	+	+	+	+	−
세포벽의 존재여부	+	−	+	+	−
Ribosome의 존재여부	+	+	+	+	−
에너지생성계의 존재	+	+	+	−	−
2분열에 의한 증식	+	+	+	+[a)]	−
숙주세포 밖에서 증식	+	+	−[b)]	−	−
항생물질 감수성	+	+	+	+	−

a) 특이한 증식환을 만든다. b) *Rochalimaea*는 제외

그러나 발진티푸스를 일으키는 *Rickettsia*에 감염된 절지동물(이)이 감염을 받아 *Rickettsia*를 매개한다. 즉 사람은 발진티푸스 *Rickettsia*의 보유동물 구실을 하고 이가 매개동물로 되어 질병의 전파에 관여한다.

인체에 질병을 일으키는 것에는 *Rickettsia*, *Rochalimaea* 및 *Coxiella*의 3개 균속이 있다(표 7-5).

*Rickettsia*의 세포막은 투과성이 매우 높으며 다음과 같은 특성을 지니고 있다.

① *Rickettsia*는 세포외에서는 생활하기 어렵고 불안정하기 때문에 전파가 곤란하지만, 매개동물이 이러한 곤란을 막아 주고 있다. 그러나 *Coxiella* 속은 아포를 형성하므로 자연계에서도 생존력이 강하여 전파에 꼭 매개동물에의 생활환을 요구하지 않는다. 또한 *Coxiella* 속은 *Rickettsia*중에서 예외적으로 Gram 양성균이다.

| 표 7-5 | *Rickettsia* 및 리켓치아증

속	생물형	종[a)]	리켓치아증	전파 cycle		지리적 분포
				보유동물	매개동물	
Rickettsia	발진티푸스군	*R. prowazekii*	발진티푸스	사람	이	전세계
			Brill병 (회기발증)	없음	없음	전세계
		R. typhi	발진열	설치류	쥐, 이	전세계
	홍반열균	*R. rickettsii*	록키산홍반열	들쥐	진드기	북·중·남미
		R. sibirica	시베리아진드기티푸스	들쥐	진드기	시베리아 중앙 아시아
		R. conorii	보탄열	들쥐	진드기	지중해 연안
		R. australis	퀸즈랜드진드기티푸스	들쥐	진드기	호주
		R. akari	라켓치아 두창	생쥐	진드기	북미, 아프리카 소련, 한국
	쯔쯔가무시병균	*R. tsutsugamushi*	쯔쯔가무시병	들쥐	털진드기 이	일본, 한국, 동남아시아, 호주
Rochalimaea		*Rochalimaea quintana*	참호열	사람	이	유럽 아프리카
Coxiella		*Coxiella burnetii*	Q열	설치류 반추류 (가축)	없음	전세계

② 증식에 필수적인 물질을 숙주세포내에서 획득하지 못하면 *Rickettsia*는 증식할 수 없으나 *Rochalimaea*는 인공배지에서도 증식할 수 있다.

*Rickettsia*는 형태가 일정하지 않고 Gram 음성의 구간균(0.3～0.6×0.8～2.0 μm)이며, Giemsa 염색을 하면 현미경으로 관찰이 가능하다.

*Rickettsia*는 보통 감염된 절지동물이 사람의 혈액을 흡혈할 때 인체내에 침입한다. 쯔쯔가무시병과 같이 진드기가 매개할 때에는 침입부위의 피부에 구진, 경결, 수포, 괴사, 궤양 등을 형성하고 감염 국소의 림프절에 통증을 느끼게 되며 부어오른다. *Rickettsia*는 이후 혈중으로 침투하여 전신감염을 일으켜, 모세혈관 주위에 병변을 형성한다.

감염을 경과한 후에는 면역이 형성되나, 감염초기에 항생물질을 투약하였을 때에는 면역의 성립이 어려워 재감염을 받을 수 있다. 또 체내에 *Rickettsia*가 존속하면서 재발을 일으키는 경우도 있다.

11. *Chlamydia*

*Chlamydia*는 *Rickettsia*와 같이 진핵생물의 세포내에서만 증식하는 세포내기생체로 Gram 음성균이다. 그러나 *Chlamydia*는 다음과 같은 점이 *Rickettsia*와 다르다.

① 자연계에서의 전파나 생존에 절지동물에 의한 매개를 필수조건으로 하지 않는다.
② 균체내에 에너지 생산계를 갖지 않는다. 그래서 에너지 기생체라고도 한다.
③ 숙주세포의 식세포내에서 증식하여 봉입체(microcolony)를 형성한다.
④ 특이한 증식환과 두 가지 유형의 형태와 구조를 갖고 있다(그림 7-19).
⑤ 조류와 포유류에 광범위하게 기생하나 대부분 불현성 감염을 일으키며 자연계에 독립적으로 존재한다.

한 때는 대형 virus로 취급하여 왔으나, virus와는 표 7-6에 나타난 바와 같이 명확한 성질의 차이가 있다.

*Chlamydia*는 그 독특한 증식환과 밀접하게 관련되어 있어서 소형의 기본소체로 나타나거나, 대형의 망상체 모양의 어느 한 쪽의 형태를 취한다(그림 7-20, 7-21). 기본소체는 0.2～0.4 μm 직경의 구상균체로서, 두터운 세포벽에 싸여 세포에서 세포로 감염되나, 그대로 2분열에 의하여 증식하는 경우는 없다.

망상체는 0.8～1.5 μm의 다형태성의 균체로 얇고 부서지기 쉬운 물질의 세포벽으로 덮여 있으며, 2분열에 의하여 증식한다.

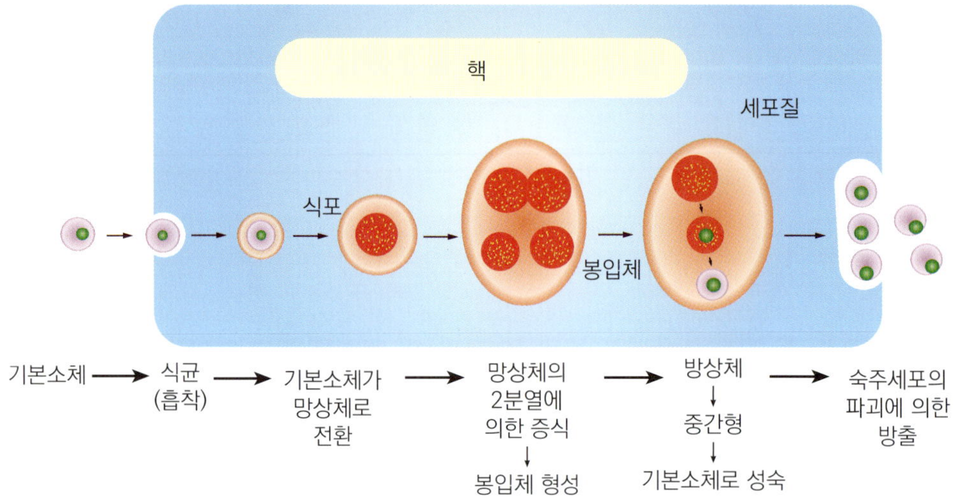

| 그림 7-19 | *Chlamydia*의 증식환

이와 같이 *Chlamydia*의 증식은 먼저 기본소체가 숙주세포에 흡착하여 식균되고, 식세포내에서 망상체로 전환한다. 그리고 그 망상체가 2분열을 거듭하여 증식한 후, 다시 기본소체로 성숙·전환하여 세포 밖으로 방출된다(그림 7-19).

*Chlamydia*는 단백합성계는 갖고 있으나 에너지 생산계는 없으므로 ATP 등의 고에너지 인산화합물을 숙주세포에서 공급받지 못하면 망상체는 증식하지 못한다.

*Chlamydia*는 *Rickettsia*와 같이 Giemsa 염색법으로 염색하여 경검하면 기본소체는 자색으로, 망상체는 청색으로 나타낸다. *Chlamydia trachomatis*는 당원(glycogen)을 합성할 수 있으므로 봉입체를 형성하는데 이들은 Lugol액으로 염색시 갈색으로 염색된다(아이오딘반응 양성).

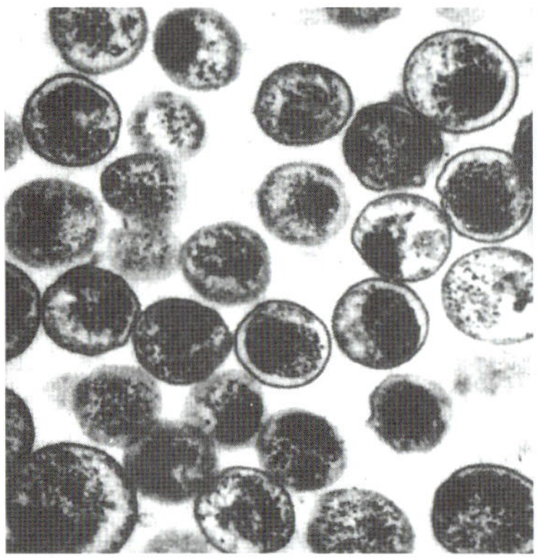

| 그림 7-20 | 정제한 기본소체의 박절편

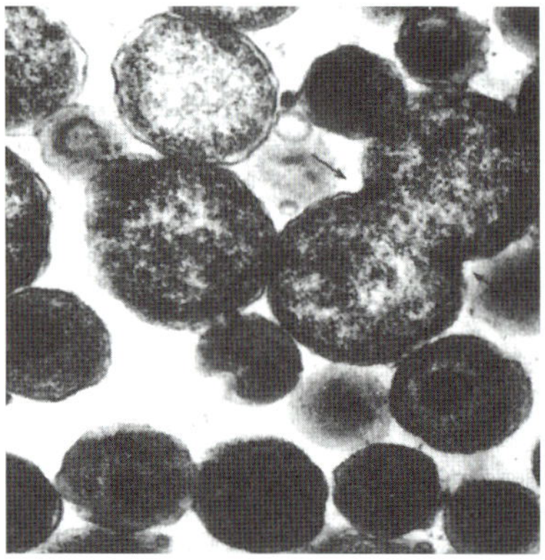

| 그림 7-21 | 증식중인 망상체의 박절편

Chapter 8

병원성 바이러스

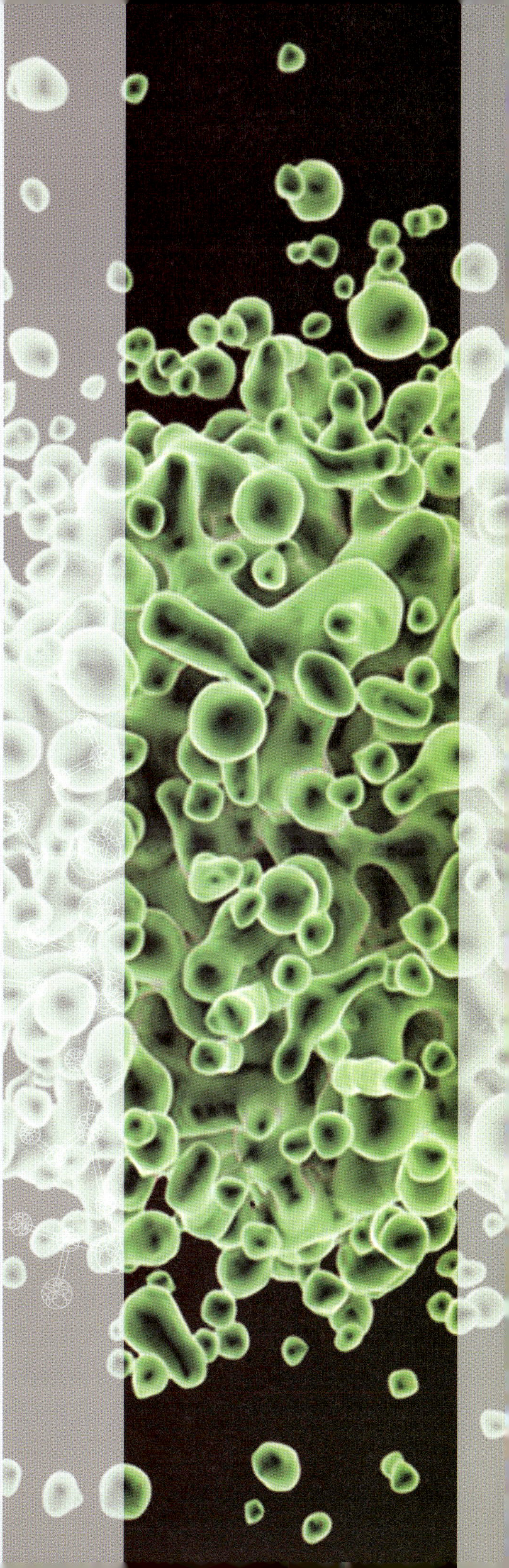

학습목표

엡스타인-바 바이러스의 특성을 설명할 수 있다.

홍역바이러스의 특성을 설명할 수 있다.

콕사키바이러스의 특성을 설명할 수 있다.

유두종바이러스의 특성을 설명할 수 있다.

간염 바이러스의 종류와 특성을 설명할 수 있다.

Contents

Virus는 에너지 생산기구나 단백합성기구가 없으며 오직 살아 있는 세포에서만 증식할 수 있지만 크기가 작고 증식력이 뛰어날 뿐만 아니라 변종의 출현도 잦아 virus에 의한 질환들은 대부분 역학적으로 관리와 치료가 어려워 치사율이 높은 경우가 많다. 실제로 인류 역사상 5,000년이라는 오랜 세월동안 인류를 괴롭혀 온 두창은 대재앙에 가까운 사상자를 내었으며, 1980년 WHO에서 두창의 근절을 선언하자 마자 다시 AIDS가 본격적으로 유행하기 시작함으로 해서 아직도 근본적인 대책을 마련하기 위해서는 좀 더 많은 시간과 인내를 요구하고 있다.

이 처럼 인류의 번성과 밀접한 관계를 갖고 있는 virus 중에서 현재까지 임상적으로 의미가 있는 virus 들을 소개하기로 한다.

1. Herpes virus과(Herpesviridae)

Herpes란 퍼짐이라는 의미로, 병변이 넓게 번진다는 데에서 유래한 말이다.

정 20면체의 캡시드(capsid) envelope로 둘러싸여 있는 DNA virus로 진균부터 사람에 이르는 진핵생물에 널리 상주하고 있다. 사람을 숙주로 하는 것은 5종류이며, 이들의 감염은 수평전파와 수직전파의 양방으로 일어난다.

감염을 일으켜 회복된 후에는 면역반응이 보이는데도 불구하고, 생체내에 잠복감염을 일으켜 한 평생 그 숙주와 공생한다. 그리고 잠복한 virus는 숙주의 상태변화에 따라 재 활성화된다.

1) 단순포진 바이러스(Herpes simplex virus : HSV) Ⅰ형 및 Ⅱ형

일반적으로 단순포진 바이러스 Ⅰ형은 구강, 각막, 중추신경 등 상반신에 감염을 일으키고, 단순포진 바이러스 Ⅱ형은 생식기를 중심으로 하반신에 감염되는 일이 많다(그림 8-1, 8-2). 처음 감염은 노소 구분없이 다양한 연령층에서 일어나나, 신생아기에는 성기 Herpes를 가진 산모로부터 출산시에 단순포진바이러스 Ⅱ형의 초감염을 받는다. 아직 미감염으로 항체를 갖지 않은 모친으로부터 출생한 신생아가 모친 이외에서 HSV-1의 감염을 받는 예도 증가하고 있다. 이러한 경우에는 치명적인 결과를 초래하는 경우가 많다.

대부분의 사람들은 소아기(1~4세)에 HSV-1의 초감염을 받아, 그 중의 일부는 Herpes성 치주염으로 발증하고 대부분은 불현성 감염으로 경과한다. 그러나 최근에는 초감염 연령이 높아져 사춘기 이후에 나타나는 경우도 있다. 또 각막염, Herpes성 습진의 양상을 나타내는 예도 있다.

의료종사자는 환자와 접촉이 잦은 손톱이나 손가락끝 주위에 잘 감염된다.

처음 감염을 받은 후, virus는 피부나 점막에서 신경을 통하여 신경절에 도달하면, 그 부위에서 잠복한다. 잠복감염하는 부위는 HSV-1은 제3교감신경절, HSV-2는 천골신경절에 자리를 잡는다. 이 잠복 virus는 발열, 생리, 자외선, 과로, 스트레스, 면역억제요법 등이 유인이 되어 재발하게 되고 또 역방향인 신경절에서 신경으로 전파되어 각각 자기 지배영역인 구순(HSV-1) 및 음부(HSV-2)의 피부나 점막에 수포가 재발한다.

증상은 일반적으로 초감염시에 비하여 가벼우나 숙주의 상태에 따라 뇌염, 폐렴에서부터 전신감염을 일으킨다.

병변부, 특히 발증 초기의 수포에는 많은 virus가 있으며, 이들과 접촉하게 되면 감염될 뿐만 아니라 무증상의 타액이나 생식기의 분비물에도 virus가 배설되어, 다양한 감염원이 된다. 분리된 virus의 DNA 구조를 통하여 역학적으로 감염원의 근원을 찾아낼 수 있다.

각막 Herpes에는 idoxuridine, cytarabine, vidarabine, acyclovir 등 DNA 합성저해제의 점안이 유효하며, Cytarabine과 acyclovir은 뇌염 등의 전신감염에 사용한다.

Herpes가 성교 감염증(STD)의 일종이라는 점도 유의해야 한다.

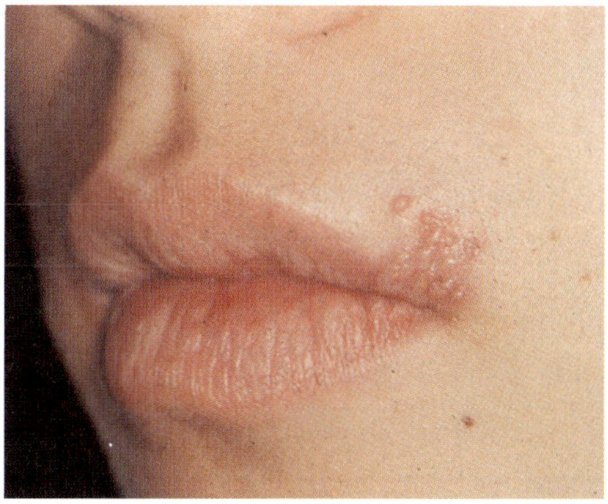

| 그림 8-1 | 구순포진

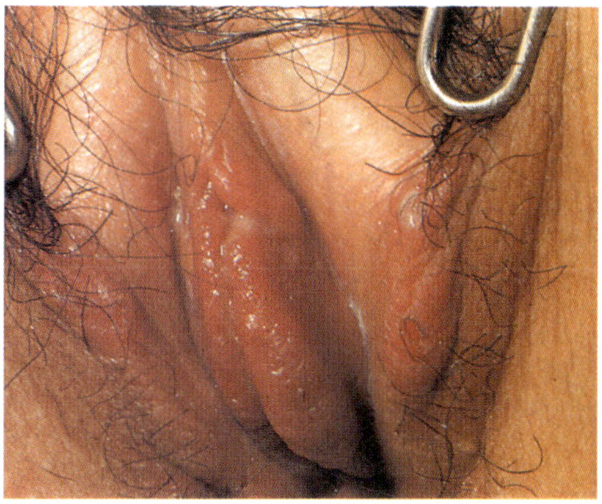

| 그림 8-2 | 음부포진

2) 수두-대상포진 바이러스(Varicella-zoster virus : VZV)

수두(varicella)와 대상포진(zoster)은 동일한 바이러스인 수두-대상포진 바이러스(varicella-zoster virus)에 의해 야기된다. 즉 동일한 virus가 소아에게는 초기감염시에 수두를 일으키고 그 후 신경절에 잠복하여, 수년 내지 수십년 후에 재발하여 성인에게 산발적으로 대상포진을 일으킨다.

수두는 2~8세 어린이에게 잘 발병하며, 병소 주위에 홍반을 가진 맑은 수포와 작은 농포 및 궤양을 형성한다. 수포 내용물이나 기도 분비물이 감염원이 되고, 전염력이 강하며 불현성 감염이 적어서 처음 감염자의 70% 정도가 발병한다(그림 8-3).

대상포진은 수두를 경험한 일이 있는 50세 이상의 고령자에 많고, 체간상의 지각신경피부절이나 제5뇌신경이 분포하고 있는 피부 부위에 발진이 나타나고 띠 모양의 작은 수포(이러한 형태 때문에 대상포진이라는 명칭이 붙었다)가 많이 형성된다(그림 8-4).

3) Cytomegalovirus(CMV)

이 virus의 감염에 의하여 세포 비대 봉입체병(cytomegalic inclusion disease)이 발생하므로 그 이름을 따서 cytomegalovirus(거대세포 virus라는 뜻)라고 명명되었다. 감염세포의 특징은 "부엉이의 눈" 모양으로 나타난다(그림 8-5).

감염을 받지 않은 항체 음성의 임신부가 임신중에 처음 감염을 받으면, 태반을 통하여 태아에게 감염되어 대부분은 virus 요 외에는 무증상으로 출생하나, 선천성 비대세포 봉입체증인 경우도 있다.

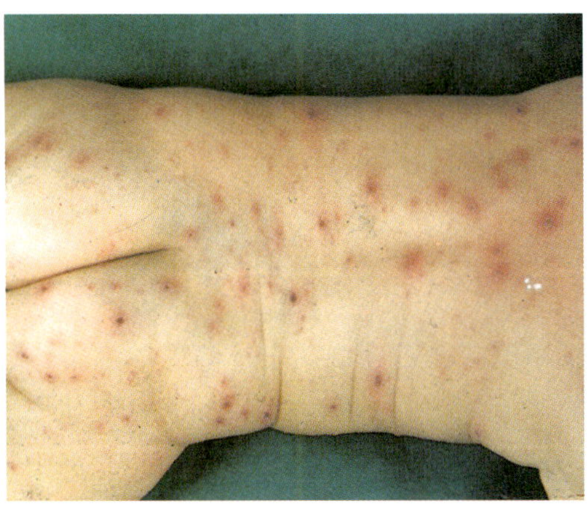

그림 8-3 수두

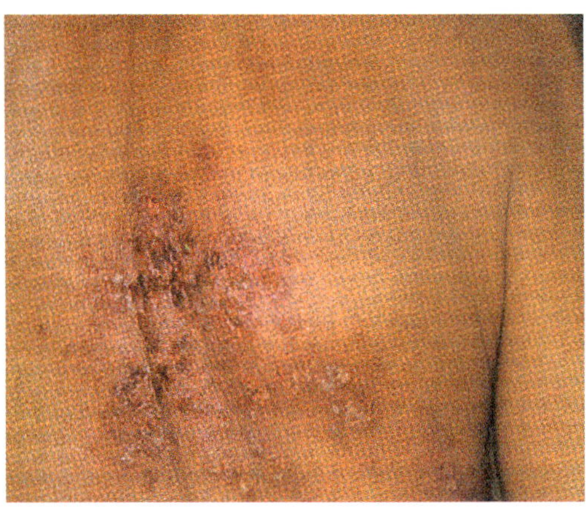

그림 8-4 대상포진

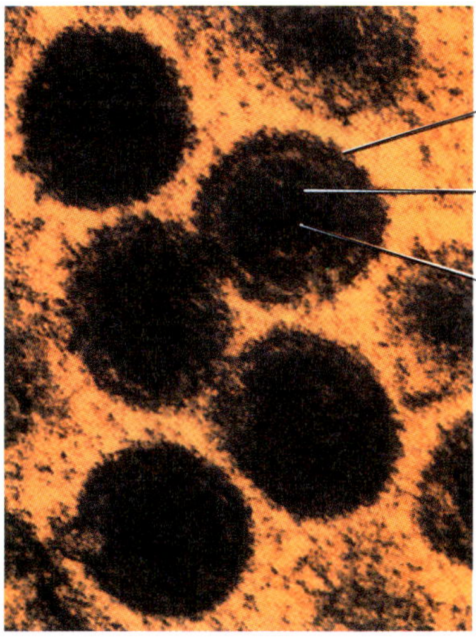

| 그림 8-5 | cytomegalic inclusion disease

부엉이 눈(owl-eyed)이 특징적이다.

주요 증상은 체중미달, 황달, 간비종, 출혈반, 빈혈, 소두증, 뇌내막 석회화상, 망막염 등이 나타나며 서양인들에게 많다.

후천적인 감염에는 앞에서 기술한 증상들을 볼 수 없으나, 드물게는 전염성 단핵증과 흡수한 증상이 나타난다.

4) Epstein-Barr virus(EB virus)

명칭은 이 virus를 발견한 Epstein과 Barr의 이름을 따서 명명하였다. B림프구에 감염되어 전신에 전파되며 감염을 받은 세포는 림프아구모양의 세포가 되어 무한정 증식한다. 동양인의 경우 대부분 3세 전후 때에 처음 감염되어 무증상으로 경과하나, 서양인들은 보통 사춘기에 초감염을 받아 전염성 단핵구증을 일으킨다.

이 균은 감염자의 타액을 통해서 전파된다. 감염되면 발열, 인두염 림프절종창, 이형림프구(형태학적으로 이상한 T세포)의 증가가 주증상이다.

EB virus에 의하여 감염을 받은 B림프구는 정상적인 숙주에서는 변화가 없으나(전염성 단핵구증도 그 예이다), 특수한 조건하의 숙주는 그 림프구가 변형되어 Burkitt 림프종(아프리카의 고온다습지대에서 소아들의 턱에 호발하는 악성 림프종)이나 상피인두암(중국 동남부 지역의 성인 남자에게 많은 후비강 림프상피종) 등의 종양을 형성한다.

2. Adenovirus과(Adenoviridae)

이 바이러스의 명칭은 1953년 맨 처음 분리된 아데노이드아데노이드(adenoi-dadenoid) 부위의 이름에서 유래되었다. 형태는 바이러스의 중심부에 DNA가 있고 이 주위를 252개의 외각 단위 단백체(capsomere)로 형성된 정20면체의 외각단백(capsid)이 둘러싸고 있으며(그림 8-6), 외각 정점에 위치하는 외각 단위 단백체에서는 안테나 모양의 돌출물이 뻗쳐 있는 점이 특이하다(그림 8-7). 이 virus는 41개의 혈청형으로 분류되고 있으며, 주로 눈과 호흡기도에 감염을 일으키는 저항력이 강한 virus이다.

① 인두결막염(주로 3형, 7형에 의함)

여름철 수영장의 물에서 많이 전파되므로 수영열이라고도 한다. 유아나 초등학생들에게 감염을 잘 일으킨다.

② 유행성 각결막염(8형이 많다)

흔히 안과의사나 간호사의 손 또는 기구 등을 통하여 감염된다.

③ 급성 열성 인두염(1, 2, 4, 5형이 많다)

미취학 아동 등 어린 층에 잘 감염되며 특히 겨울철에 감염이 많고 감기증상을 나타낸다. 인두에 발적과 경부 림프절에 종창이 생기는데 이러한 증상이 장기간 속발하는 수가 있다.

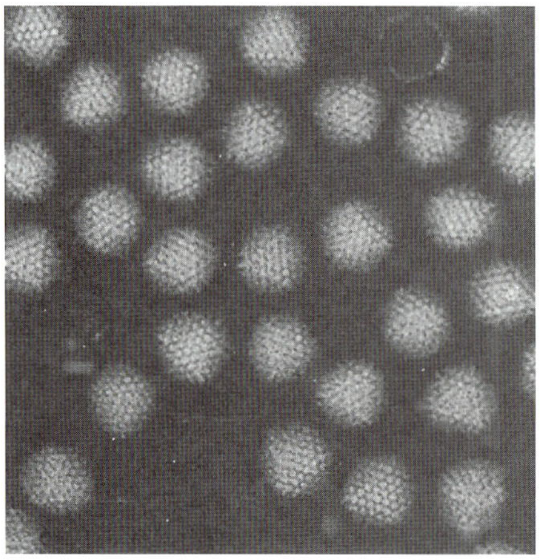

| 그림 8-6 | *Adenovirus*, 252개 capsomere

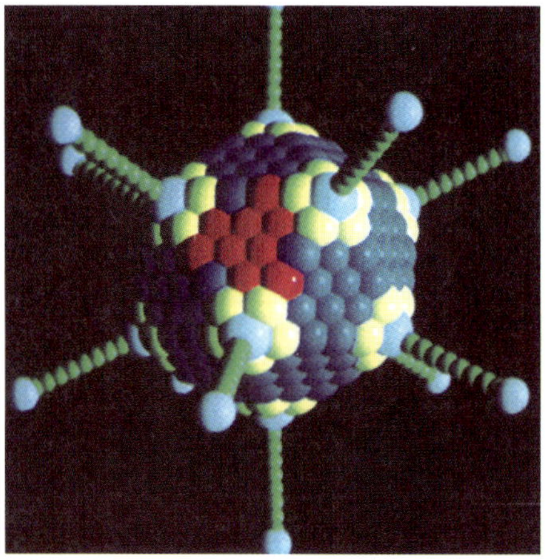

| 그림 8-7 | 안테나 모양의 돌출물

3. Papovavirus과(Papovaviridae)

이 바이러스군은 사람, 토끼, 소의 유두종(Papilloma : Pa), 쥐의 다발종(Polyoma : Po) 및 녹색 원숭이의 신장세포에 공포를 만드는 공포형성체(Vacuolating agent : Va)의 복합명칭이다. 최근에는 Papillomavirus과(Papillomaviridae)와 Polyomavirus(Polyomaviridae)의 분류체계로 나뉘어 사용된다. 72개의 외각단위단백체로 되어 있는 정20면체의 외각단백이 환상의 두가닥 DNA를 둘러싸고 있다. 모두 다 종양을 형성하는 것이 공통점이다.

1) 인체 유두종 바이러스(Human Papillomavirus, HPV)

인체 유두종 바이러스는 피부나 점막의 각질에 감염되며, 알려진 종류의 HPV의 대다수가 대부분의 사람에서 증상을 일으키지 않으나, 어떤 종류는 사마귀 모양의 유두종을 유발시키거나(그림 8-8), 입안점막에 공모양의 종괴를 유발시킨다(그림 8-9).

감염세포 내에는 다량의 바이러스가 들어 있는데 주로 바이러스와 직접 접촉하거나 성접촉에 의하여 전염된다. 일부 병형에 따라서는 자궁, 인두 중앙부, 항문등에 악성질환을 일으키기도 한다. HPV 16형과 18형인의 감염은 인두암의 발생과 깊은 관련이 있으며, 자궁경부암의 거의 모든 경우에서 발생의 원인이 된다.

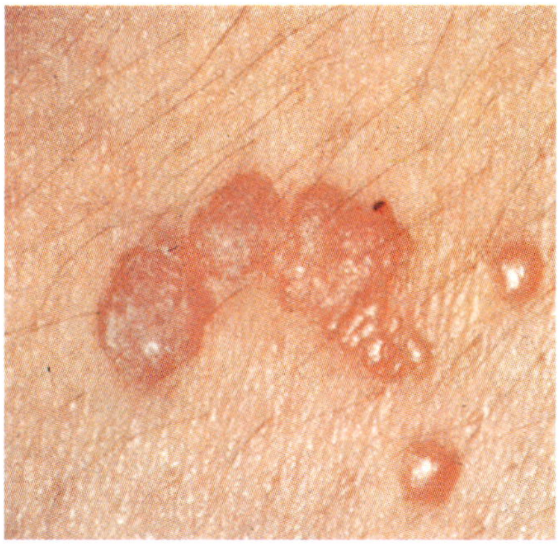

| 그림 8-8 | 심상성 사마귀

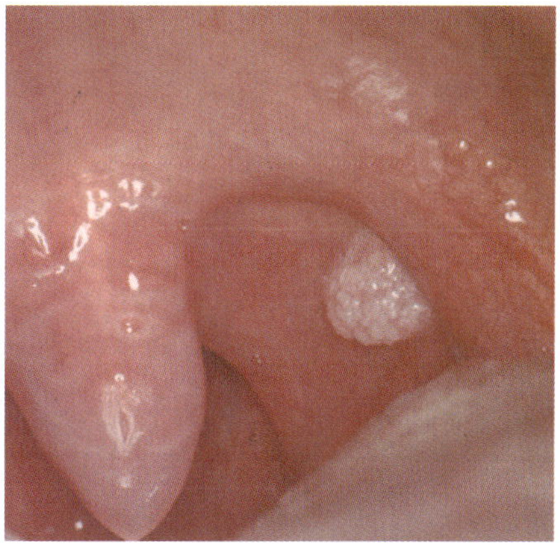

| 그림 8-9 | 뾰족 콘딜로마

2) Polyomavirus

Polyomavirus는 진행성 다소성 백질뇌증(Progressive multifocal leukoen-cephalopathy)과 같은 질병을 일으키며, 면역능력이 저하한 감염숙주에 탈수성 질환을 일으킨다.

4. Orthomyxovirus과(Orthomyxoviridae)

Influenza virus가 이 과에 속한다. virus 입자는 RNA virus로 비말이나 호흡기로 감염되어 급성 기도감염증을 유행적으로 일으킨다. 형태는 8개의 단편(분절)으로 나뉘어진 RNA가 나선상의 핵 외각 단백과 이를 싸고 있는 외피(envelope)에 덮여 있는 구형 바이러스이다.

1) A형 influenza virus

A형 virus는 바이러스의 표면 단백질인 적혈구응집소(hemagglutinin : HA)와 뉴라민산 분해효소(neuraminidase : NA)에 의하여 몇 종의 아형으로 분류한다. A형 virus의 병원성은 H 항원형으로는 H1, H2, H3 중에서, N형으로서는 N1, N2 중의 어떤 항원형에서 발생된다.

A형 virus의 항원성은 H와 N의 조립으로 결정되나, 이들의 항원성은 변이를 잘 일으킨다. 변이에는 2종류가 있다. 하나는 H와 N이 크게 변화하는 것으로 불연속 변이라고 하고 약 10년마다 볼 수 있다. 불연속변이가 일어나면 새로운 항원형을 가진 virus에 의하여 세계적인 유행을 일으킨다.

이와 같은 불연속 변이는 사람의 A형 virus와 동물(새, 말, 돼지)의 A형 virus가 동시에 혼합감염을 일으켰을 때에, 이들 RNA의 분절(유전자)이 혼합되어 새로운 종류의 virus가 출현(이것을 유전자 재집합이라 한다)하는 것으로 생각된다. 실제로 홍콩형(H3N2)은 아시아형(H2N2)의 HA 유전자 사이에서 유래하는 HA 유전자(H3)와 바뀌어서 생긴 것이다(그림 8-10).

HA는 virus가 세포 표면의 수용기(receptor)에 흡착하는 데 필요하며, NA는 증식한 virus가 세포에서 유리되어 전파하는 데 필요하다. 따라서 HA나 NA에 대한 항체는 각각 감염이나 발증의 방지에 유효하다.

이러한 근거를 토대로 HA와 NA는 influenza 백신(virus의 구성성분을 정제하여 사용하므로 성분백신이라 함)으로 사용하고 있다. 그러나, 항원적으로 새로운 virus

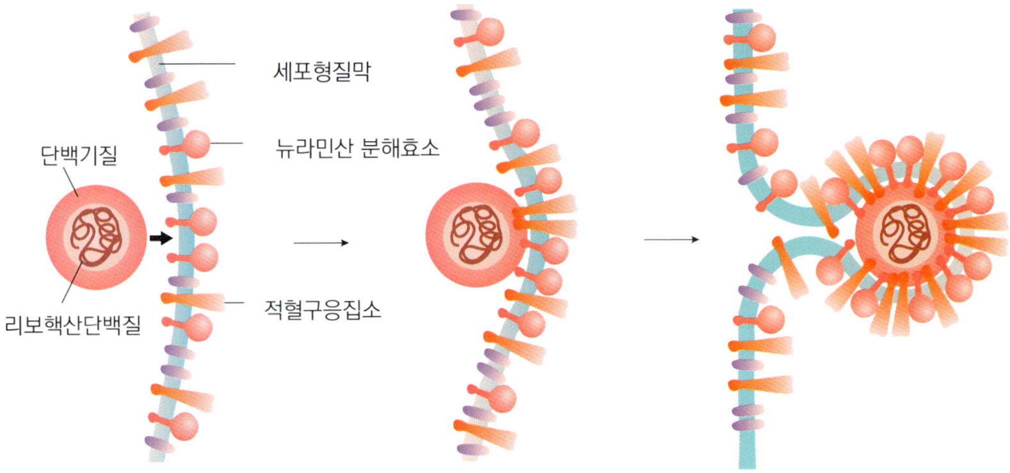

그림 8-10 세포형질막 발아에 의한 *influenza virus* 유리

숙주의 세포형질막 단백질(hemagglutinin과 neuraminidase)이 바이러스의 외막(matrix protein)으로 유입된 다음 결합하여 발아함으로써 *influenza virus*가 유리된다.

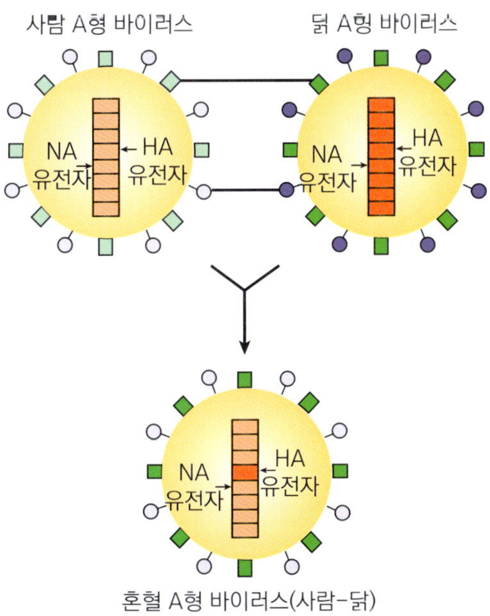

그림 8-11 A형 *influenza virus* 사이의 유전자 재집합 발생기전

가 등장하면 과거의 유행형에 대한 항체를 갖고 있는 사람에게도 감염을 일으킬 수 있으므로 광범위한 대유행을 일으키게 된다.

다른 하나의 항원변이는 연속변이로서 같은 항원형 중에서 해마다 조금씩 발휘하는 것으로 유전자의 돌연변이에 의하여 일어난다.

2) B형 influenza virus

B형 virus는 사람 이외에는 감염을 일으키지 않는다. 구조는 A형과 같으나, HA, NA는 한 종류 밖에 없고, 불연속변이도 볼 수 없다. 따라서 세계적 대유행을 일으키지 않는다. 그러나 연속변이는 나타나고 있어 소규모의 유행을 번갈아 일으킨다.

3) C형 influenza virus

사람에게만 감염되어 산발적으로 호흡기 감염증을 일으킨다. virus의 구조와 성질은 A형, B형과 약간의 차이가 있다.

4) Influenza의 예방

전술한 바와 같이 HA와 NA를 정제하여 만든 성분백신을 사용한다. 백신은 매년 대유행이 예측되는 항원형의 virus를 사용하여 만든, A형, B형의 혼합백신이다.

5. Paramyxovirus과(Paramyxoviridae)

Paramyxovirus는 Orthomyxovirus와 유사하나 다른(para) virus라는 의미이다. 즉 Orthomyxovirus와 흡사하나 RNA가 한 분자이고, 핵 외각단백(nucleocapsid)이 훨씬 크며 이 외에도 몇 가지 다른 성질이 있다.

인체에 병원성인 것은 외피(envelope)의 HA와 NA 쌍방이 모두 활성을 지니고 있는 mumps virus와 parainfluenza HA의 활성만 지니는 마진(measles) virus가 있다.

1) 홍역(measles) virus

사람과 원숭이에게 홍역을 일으킨다. 비말감염으로 전염력이 매우 강하여 10~14일의 잠복기 후에, 발열, 기침, 콧물, 결막염 등이 나타난다. 그 다음에 구강점막에는 코프릭 반점(Koplik's sport)이라고 하는 좁쌀 크기의 백색 반점을 볼 수 있다(전구기 또는 카타르기는 2~3일로, 이 시기에 벌써 환자는 전염원이 될 수 있음).

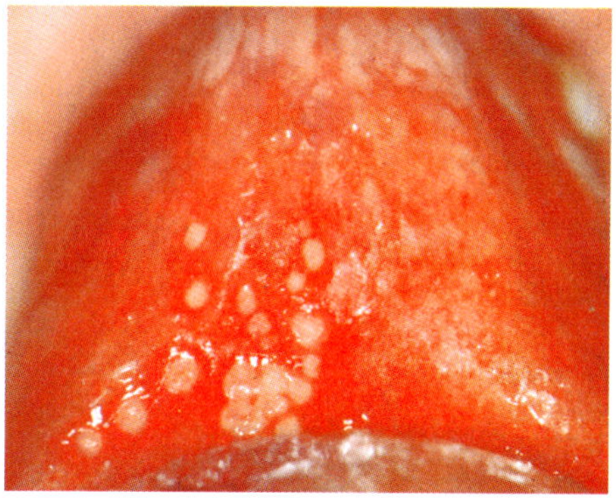

그림 8-12 홍역(좌)과 구강점막의 Koplik 반점(우)

그 후 일단 열이 떨어졌다가 다시 발열하여, 전신에 발진을 일으킨다(발진기)(그림 8-12).

그 사이에 이 virus는 혈류에 침투하여 전신에 퍼지고 림프조직에서 증식한다. 발진은 3~4일 계속된 후, 서서히 소실되어 회복기에 들어간다. 간혹 폐렴과 뇌염의 합병증을 일으켜 사망하기도 한다. 뇌염의 발생빈도는 0.1% 정도이나, 2세 미만의 소아에게는 빈번하며 치명률도 10~30%에 이르고 생존해도 15% 이상의 환자는 후유증을 남긴다.

치유 후에는 종신면역이 생긴다. T세포계의 결함이 있는 면역부전증 아이에게 감염되면 홍역이 중증으로 진행되기 때문에 조속한 세포성 면역요법을 실시하여야 한다. 또 홍역 virus 자체도 세포성 면역을 억제하므로 홍역의 치료로 인하여 tuberculin 반응은 음성으로 전환되기도 한다. 현재, 약독화한 virus 백신의 예방접종으로 거의 완전한 예방효과를 얻고 있어 근절이 기대되는 virus이다.

2) Mumps virus

사람이 자연숙주로 감염되면 유행성 이하선염(볼거리)을 일으킨다. 기도 분비액 중에 있는 virus가 비말을 통하여 기도점막에 감염된다. 16~18일의 잠복기 후, 한쪽 또는 양쪽의 타액선(이하선 및 악하선)에 통증과 아울러 종창된다.

Mumps virus는 선조직과 신경조직에 잘 감염되므로 고환염, 부고환염, 난소염 또는 수막염, 뇌염 등을 속발한다. 특히, 사춘기 이후에 감염되면 고환염(10~35%)이나 난소염(5%)을 일으켜 불임증의 원인이 되기도 한다.

1981년부터 약독성 virus 백신의 사용으로 예방이 가능하게 되었다.

6. Togavirus과(Togaviridae)

Toga란 외피물(coat)을 의미한다. 이 virus과는 대부분 절지동물이 매개하는 virus이다. 한 가닥의 RNA와 이를 싸고 있는 외피를 갖춘 소형 virus로서 외피에는 적혈구 응집능이 있다. 이 과의 대부분은 절지동물의 체내에서 증식하며, 감염동물의 흡혈로 사람이나 척추동물에 감염되어 virus 혈증을 일으킨다. 이 과의 virus중 일부는 절지동물의 매개없이 사람이 유일한 숙주로 직접 전파되는 것이 있는데 풍진 virus가 그 예이다.

1) 풍진(Rubella, German measles) virus

기도감염(비말감염)으로 사람에서 사람으로 수평전파하여 풍진을 일으키고, 또 모체에서 태반을 통하여 태아로 수직전파하여 선천성 풍진증후군을 일으킨다(그림 8-13).

풍진은 14~20일의 잠복기가 지나면 발증하며 발열, 발진(과립성의 장미색 홍반, 구진으로서 안면에서 전신피부에 확산된다) 및 림프절 종창(경부, 후두부가 심하다)의 3가지가 주증상이다. 성인 여자에서는 합병증으로 종종 관절염을 동반한다.

임신 초기(3개월 이내)에 임신부가 처음 감염되면 소위 선천성 풍진증후군으로 기형아를 출산하기 쉽다. 선천적 이상(기형)은 각종 심장기형, 백내장, 난청 등으로 주로 심장, 눈, 귀에서 나타난다. 어린 환아의 경우 생후 1년 정도는 인두, 요 등에 virus를 배설하므로 항체를 갖지 않은 임신부가 간호하는 것은 피해야 한다.

약독성 virus 백신이 예방에 사용되고 있으나, 그 목적은 접종받은 사람이 풍진에 걸

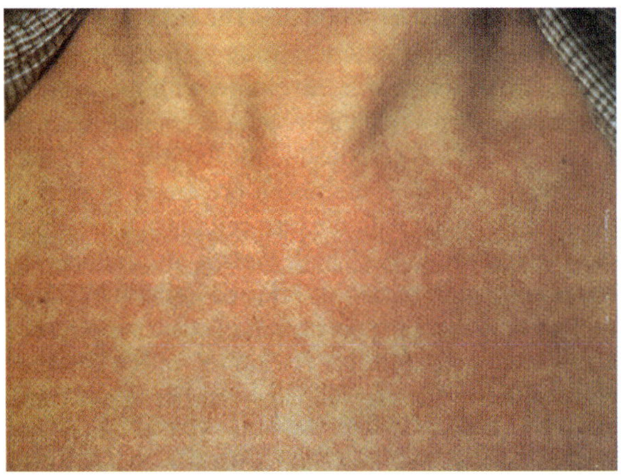

| 그림 8-13 | 풍진(Rubella)

리는 것을 예방하기 위한 것이라기보다 선천성 풍진증후군의 태아를 갖지 않도록 하는 데 있다. 따라서 풍진의 예방접종은 아직 임신의 대상이 되지 않는 연령층의 여자와 임신의 대상군에서 아직 항체를 갖지 않은 성인 여자가 주요 접종의 대상이다.

풍진에 걸린 후 회복된 사람은 종신면역이 가능하다.

7. Flavivirus과(Flaviviridae)

Flavivirus과는 선상의 한가닥 RNA 유전자를 가지는 바이러스로서, 진드기나 모기와 같은 절지동물을 매개체로 이용하여 전파되며, 일본뇌염(Japanese encephalitis) virus, virus황열(Yellow fever) virus, 뎅기열(Dengue fever) virus 등이 있다.

1) 일본뇌염(Japanese encephalitis) virus

일본뇌염은 주로 우리나라, 일본, 중국, 말레이시아 등지에 많이 분포되어 있다. 우리나라와 일본에서 유행하는 virus는 돼지→모기→돼지라는 자연계의 감염환이 있다.

virus 혈증이 있는 돼지를 흡혈한 소형의 빨간집모기(Culex tritaeniorhynchus)가 사람을 흡혈할 때 모기의 체내에서 증식한 virus가 사람에게 전파되어 감염을 일으킨다. 불현성 감염이 대부분이며 발증하여 일본뇌염을 일으키는 비율은 대체로 2,000명에 한명 정도라고 한다.

그러나, 일단 발병(발열, 두통, 구토, 의식장애가 계속하여 일어남)하면 치명률은 약 30%에 달하고, 치유되어도 30% 정도에서 후유증(정신장애나 운동장애)을 남기는 매우 무서운 질병이다. 사람에서 사람으로의 직접전파는 없다.

예방에는 불활화 virus 백신을 사용한다. 대상은 3~15세의 연령층으로, 첫 해에 1~2주의 간격으로 2회 피하접종을 하고 다음해에 1회 추가접종을 하면 기 면역이 된다. 이 면역은 3~4년 계속되므로, 기 면역 후 3~4년마다 1회 추가접종하면 발병 방지에 필요한 항체를 유지시킬 수 있다

8. Picornavirus과(Picornaviridae)

Picorna란 pico(작다)와 rna(RNA)에서 유래된 이름으로, 직경 24~30nm의 작은 RNA형 virus이다. 이 virus는 외피(envelope)가 없으며 ether과 담즙산에 강한 저항성을 나타낸다. 인체에 병원성인 것은 고농도의 산(pH 3.0)에 강한 저항성을 나타내는 Enterovirus와 산에 약한 Rhinovirus의 2군으로 대별한다.

1) Enterovirus속

경구적으로 침입한 virus는 인두 또는 장관점막(산에 내성이므로 위산에서도 죽지 않음)에 감염된다. 감염부위에서 증식한 virus 중 일부는 국소림프절에서 증식을 거듭하여 혈중으로 침투(virus혈증)한 다음 중추신경을 비롯하여 체내 각 기관에 확산된다.

일부는 소화기관(특히 인두)을 통하여 분변 중으로 배설되고 새로운 숙주에 경구감염을 일으킨다. 이와 같은 감염경로에 따라 인체에 질병을 일으키는 Entrovirus는 다음과 같이 세분된다.

Poliovirus
Coxsackievirus A군
Coxsackievirus B군
Echovirus
Enterovirus

이들 virus의 감염에 의하여 생기는 증상을 표 8-1에 표시하였다.

발병은 2상성 경과를 갖는 것이 특징이며, virus혈증에 의한 발열이 있은 후, 일단 멈췄다가(1~2일) 중추신경계에 도달하여 virus에 의한 신경증상이 나타난다. 신경증상은 마비와 무균성 수막염의 두 형이 있다.

Enterovirus 감염증 중에서 가장 중요한 것은 중추신경계의 병변으로, 다음과 같은 다양한 Enterovirus성 감염증을 볼 수 있다.

① 마비

Poliovirus의 각 형(특히 1형)들이 잘 일으킨다(급성 회색질척수염). 척수의 전각세포가 virus에 침범당하여, 특히 하지의 이완성 마비를 일으킨다(그림 8-14).

② 무균성 수막염

발열과 두통, 구토, 경부강직 등의 수막자극증상이 있고, 수액 중에 주로 림프구가 많이 나타나며 보통의 세균용 배지에 배양하면 병원체가 분리되지 않는(이런 의미로 "무균성"이라고 부른다) 수막염이다.

virus성 원인체는 Enterovirus(각 혈청형들이 유행을 일으킴)가 가장 많고 mumps virus, arbovirus, LCM(Arenavirus) 등도 원인이 된다.

표 8-1 Enterovirus 감염에 의한 증상

증상	Poliovirus	Coxsackie virus		Echovirus	Enterovirus
		A군	B군		
마비	+	±	±	±	±
무균성 수막염	+	+	+	+	+
발열	+	+	+	+	+
발진	−	+	−	+	±
Herpangina	−	+	−	−	±
수족구병	−	+	−	−	±
유행성 근육통	−	−	+	−	−
심근염, 심낭염	−	−	+	−	−
급성 출혈성 결막염	−	−	−	−	+[a]
감기 증후군	−	−	±	±	±

[a] Enterovirus 70형에 의함

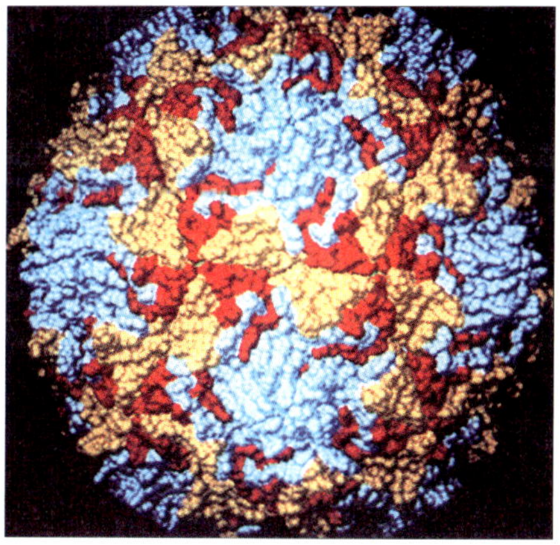

모식도

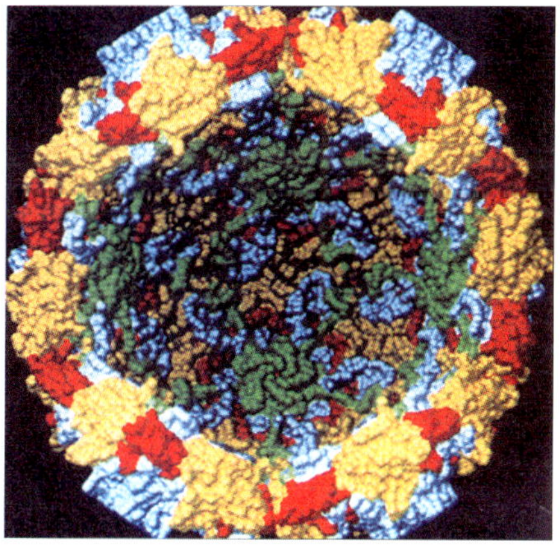

단면도

그림 8-14 *Poliovirus*

③ 수족구병

손, 발의 피부, 구강의 점막에 발진(구진과 수포)을 볼 수 있는 질환으로서 여름철 소아에 많고 CoxsackieA군, Enterovirus에 의한 경우가 많다.

④ 헤르팡기나(Herpangina)

구강·인두에 수포를 형성하는 질환으로 Coxsackie A군의 감염에 의한 수족구병의 부분적인 증상이다.

⑤ 심근염, 심낭염

심근염은 신생아에게 치명적인 질환이고 심낭염은 성인에게 잘 걸리나 예후가 좋다. Coxsackie B군의 유행시에 볼 수 있다.

⑥ 유행성 근육통

갑자기 흉부 및 상복부에 근육통이 발작적으로 일어나, 호흡곤란, 기침 등이 심해지고 어깨나 머리에 확산되어 발열, 인두염 등을 일으킨다. Coxsackie B군의 감염에 의한다.

⑦ 급성 출혈성 결막염

이 같은 질환을 일으키는 virus는 Enterovirus 70으로 다른 Enterovirus와는 달리 다음과 같은 성질을 갖는다.

① 분변이나 인두세척액에서 분리되지 않고, 안결막에서만 분리된다.
② 33℃에서는 증식되나 39℃에서는 증식이 안되는 온도에 민감한 virus이다. (결막은 온도가 낮으면 호조건이다).
③ 오염된 손끝이나 기물에 의한 접촉전파로 감염된다.

2) Rhinovirus속

감기증후군을 가장 많이 일으키는 작은 RNA virus이다. 유형에 맞는 항체는 2~4년 정도 면역을 나타내나, 114개 이상의 다양한 혈청형이 있고 동일 구역내에도 여러 형의 Rhinovirus가 동시에 존재하므로 1년에도 같은 사람이 여러 번 감기증후군(콧물감기)을 경험한다. Rhino는 코를 의미한다(그림 8-15).

Rhinovirus는 산에 약하고(pH 3~5에서 감염성을 잃는다), 또 온도에 민감(33℃에서는 증식하나, 39℃에서는 증식할 수 없다)하다. 이러한 성질이 "콧물감기"를 일으키는 요인이다.

Rhinovirus에는 세포 내외를 연결하는 유착분자가 있어 인체의 비점막이나 상기도 세포에 감염을 일으키기가 용이하다.

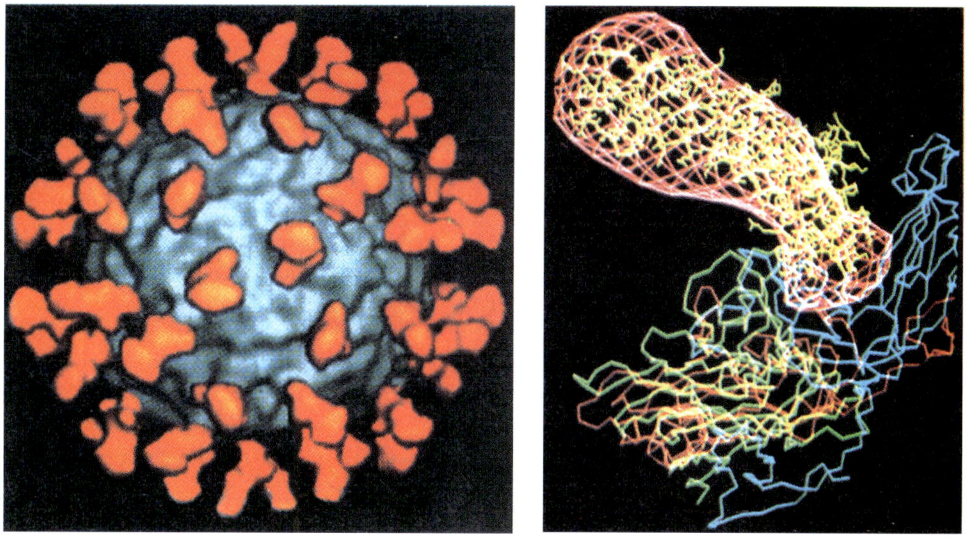

Rhinovirus(회색)주위의 유착분자(적색)　　Rhinovirus(청, 녹)과 결합된 유착분자(적, 황)

| 그림 8-15 | *Rhinovirus*

9. Reovirus과(Reoviridae)

Reovirus 는 기도(Respiration)와 장관(Enteric)에 일으키는 병으로 모르는(Orphan) virus에 의한다는 의미이다.

두 가닥의 RNA를 갖고 있으나 피막(envelope)을 갖지 않은 virus이다. 두 가닥의 RNA가 자전거 바퀴살 모양을 하고 있어 작은 바퀴 같이 보이는 것이 특징적이다.

이 과 중에서 human Rotavirus(RNA는 11개의 분절로 됨)가 전염성 설사증의 원인으로 중요하다. 즉 과거 소아들에게 가성 콜레라, 백색변의 설사증, 백리 등으로 불리던 급성 위장염(설사증)의 병원체이다.

이 바이러스는 장의 상피세포 내에서 복제되고 특히 유아에서 설사를 동반하는 급성위장염을 유발한다.

감염은 겨울철에 최고조에 달하는 경향이 많고 대부분 대상이 영유아이며 주증상은 구토와 백색의 심한 설사를 일으킨다(그림 8-16).

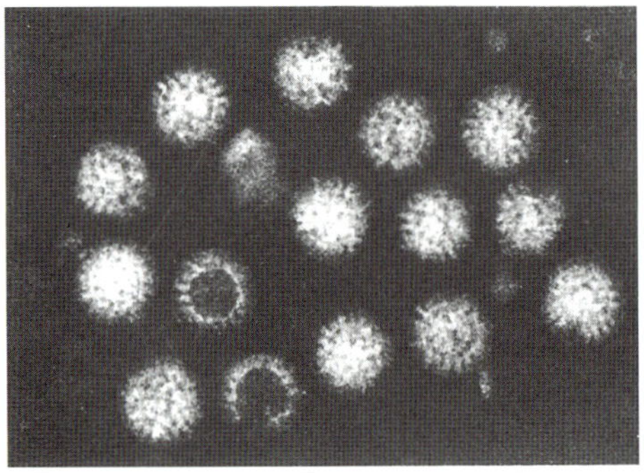

| 그림 8-16 | *Rotavirus*(10,000배)

10. Coronavirus과(Coronaviridae)

한 가닥의 RNA가 피막(envelope)에 덮여 있는 구상 또는 다형태성의 virus이다. 피막의 표면에는 꽃잎 모양의 긴 돌기들이 사상 모양으로 배열되어 있어 virus 입자 전체가 태양의 corona 모양과 비슷하다. 이러한 형태에서 이 virus의 명칭이 유래되었다.

기도의 점막에 감염되어 감기증후군의 원인이 된다. Coronavirus의 감염증은 겨울에서 봄철에 많이 발생하고 있으며 변종의 경우 사망에 이른다.

11. Retrovirus과(Retroviridae)

Retro는 Reverse Transcriptase에서 유래하는 명칭으로 역이라는 의미도 있다. 어느 것이든 역전사효소에서 유래하는 명칭이다.

정20면체의 외각단백을 피막이 싸고 있으며 중심부에 RNA가 위치해 있는 virus이다. 이 virus의 특징은 한개의 virus 입자 안에 같은 RNA 분자가 2개 있으며 그 RNA에는 DNA를 만드는 역전사효소가 있다는 점이다.

그 결과 만들어진 두 가닥의 DNA는 숙주세포의 염색체 DNA에 결합되어 세포분열시에 낭세포로 전달되어진다.

1980년대부터 크게 유행하는 AIDS(Acquired Immune Deficiency Syndrome)도 Retrovirus의 일종인 HIV(Human Immunodeficiency virus)에 의한 감염이다. HIV의 발생지는 중앙아프리카로 추정되는데, 혈청조사에서 아프리카 주민들은 HIV항체를 보유하고 있었다.

HIV는 면역체계의 helper T cell에 침투하여 감염시키며 최장 10년 이상의 잠복기를 거친 후 면역계를 파괴시켜 Kaposi육종, 폐렴, 칸디다증, 결핵과 같은 기회감염이 발생하고 신체 전신장기를 침범한다. HIV는 세포에 감염하여 숙주세포의 염색체에 삽입된 후 비리온을 생산한다(그림 8-17). HIV는 아프리카 녹색원숭이의 면역부전 virus(SIV)에서 유래한 것으로 추정되고 있다.

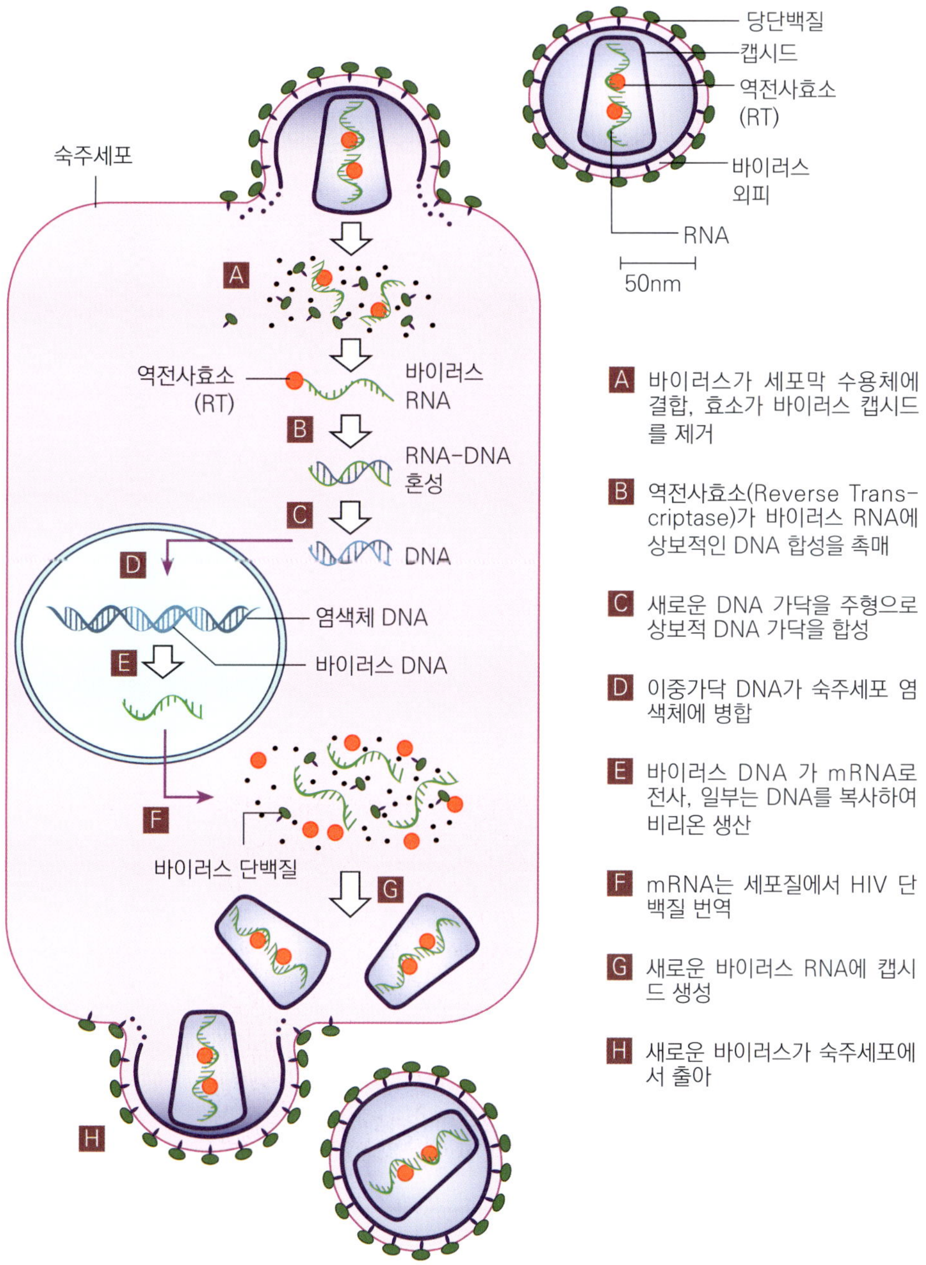

그림 8-17 HIV의 복제

12. 간염 virus

virus가 간세포에서 증식함으로 인하여 일어나는 간장의 급성 및 만성의 염증을 virus성 간염이라고 한다. 이들 간염 virus가 간세포에서 증식한 후 면역학적 반응이 일어나서 면역복합체를 형성 또는 세포상해반응이 일어나는 등 간세포에 이상이 초래되는 질환을 보통 간염이라 하고 있다.

이와 같은 간염 virus에는 A형 간염 virus, B형 간염 virus, 비A비B형 간염 virus(2종 이상)가 있다.

간염은 특히 치과치료 중에 전파될 위험성이 높은 질환이므로 주의가 요구되고 있다. 과거에는 치면세마를 비롯한 치과치료시 혈액이 함유된 파편들이 입과 눈을 통해 감염의 빈도가 높았던 질병이지만 최근에는 마스크와 보안경을 착용함으로써 예방이 가능해졌다.

1) A형 간염 virus(hepatitis A virus, HAV)

분변을 통하여 경구적으로 감염을 일으키는 A형 간염(한때는 유행성 간염이라고 하였다)의 병원체이다. 직경 27nm의 정20면체인 외각 단백과 한 가닥의 RNA를 가진 virus이다.

A형 간염 virus는 특히 산(pH 3.0)에 강하다. 따라서 위산에는 죽지 않는다. 그리고 지질 성분의 외피를 갖지 않는다. 따라서 장관을 통과할 때 담즙 성분에 파괴되지 않으므로 감염성의 virus가 분변 중에 배설되어 감염원이 된다. 이러한 성질에 의하여 경구감염이라는 주기가 성립된다.

이 virus는 저항성도 강하여 자연환경에서도 안전하게 생존하고 열에도 잘 견딘다(60℃에 1시간 가열하여도 죽지 않는다. 100℃에 5분간 처리하면 감염성을 잃는다). 따라서 분변 중에 배설된 virus는 광범위한 오염을 일으켜 어패류에 감염 증식하게 되는데 이와 같은 패류를 생것으로 또는 충분히 가열 조리하지 않은 채 먹게 되면 감염된다. 최근의 유행에는 굴 등의 어패류에 의한 전파가 많다. 따라서, 가을부터 봄에 많이 발생된다.

A형 바이러스의 간염은 만성화되지 않고 예후도 좋으며 보균(지속감염) 상태로 존재하지도 않는다(표 8-2).

2) B형 간염 virus(hepatitis B virus, HBV)

주로 혈액과 체액을 통하여, 비경구적으로 감염되어 발증하는 B형 간염의 병원체로

표 8-2 A형, B형 virus 감염의 비교

	A형	B형
원인체	RNA virus (Enterovirus 72)	DNA virus (Hepadnavirus)
항원	HA항원	HBs, HBc, HBe 항원
감염경로	분변 → 경구	혈액(타액, 정액) → 모체에서 또는 성교
전파방식	수평	수평, 수직
산발적 감염빈도	약 20%	약 30%
수혈후 감염빈도	거의 없음	약 10%
잠복기(평균)	15~40(25)일	50~180(70)일
발증	급격히	서서히
발열(38℃ 이상)	있음	없음
만성화 경향	없음	있음(5~10%)
무증상 보균자	없음	있음
백신에 의한 예방법	없음	있음(HBs 항원)
γ-globulin에 의한 예방	양호	가능(HBIG)
치사율	0.5% 이하	1~2%

서, 환상으로 된 두 가닥의 DNA virus 이며, 외피를 가지고 있다.

B형 간염의 방지대책으로는 다음과 같다.

① 수혈할 때에는 반드시 HBV를 검사하여, 공혈자를 선정하여야 한다.

② 의료종사자는 일반적으로 지켜야 할 기본적인 감염방지대책을 실천하여, 경피 감염을 방지한다. 즉 손끝이 혈액으로 오염되었을 때에는 곧 소독수와 비누로 충분히 씻어 제거하여야 한다.

③ 오염된 기물은 고압증기멸균기(120℃, 30분), 차아염소산나트륨액(0.5%~1%), glutaraldehyde액(2%) 등으로 멸균 또는 소독을 한다.
의료업무 취급중, HBs 항원 양성의 혈액에 오염된 메스나 주사바늘 등으로 상처를 입는 등 사고를 당했을 때에는 충분히 수세하고 소독 후 48시간 이내에 항 HBs 인체 면역 globulin(HBIG)을 투여하는 등 가능한 예방조치를 취한다.

3) C형 간염 virus(Non A non B hepatitis virus, hepatitis C virus, HCV)

C형 간염바이러스는 외피를 가지고 있는 RNA 바이러스로서, 이 virus는 두 종류 이상이 복합되어 있고 그 정체도 불명이어서 주목을 끌고 있다.

B형 간염 virus 음성 혈액의 수혈자에게서도 발생하며, 정맥 투약자들이 주사기를 공동으로 사용하면서 경피적으로 널리 감염된다.

이 질환은 급성감염 환자의 50%까지 만성으로 이환되며, 최근에는 간염 발생률이 A형이나 B형보다도 C형 간염 virus의 발생 비율이 크게 높아지고 있어서 중요시 되고 있다.

진단은 HCV의 항체확인으로 이루어 진다.

4) D형 간염 virus(Delta hepatitis virus ; HDV)

B형 간염 환자에게서 발견된 새로운 항원을 Delta 항원으로 명명하면서 Delta형 간염으로도 불리는 D형간염으로 HDV는 독립적으로 복제하지 못하고 HBV에 의해 복제되므로 HBV에 감염된 환자에게서만 일어난다.

이 질환은 대부분이 만성간염으로 이환된다.

5) E형 간염 virus(Epidemic Non-A non-B hepatitis virus ; HEV)

위생상태가 불량하거나 분변에 오염된 물이나 음식물 섭취로 인해 일어나는 간염으로 자기한정성 간염이다.

혈장검사는 의미가 없다.

13. Virus와 종양

여러 종류의 virus가 동물에 양성(benign) 악성(malignancy)의 종양을 형성한다. 그리고 몇 종의 virus들은 사람에게 종양을 일으키는 기전이 밝혀지거나 시사되고 있다. 이들 virus를 종양 virus(tumor virus)라고 부른다(표 8-3).

사람의 종양 중에 양성 종양인 전염성 연속종이나 유두종은 각각 원인 virus에 의하여 생기나 악성 종양인 Burkitt's 림프종이나 상인두암은 EB virus의 감염으로 발생하고, 또 자궁경부암은 인체 유두종 바이러스와 관계가 있다.

최근에는 많은 성인 T세포 백혈병(ATL)이 retrovirus의 감염에 의한다는 사실이 명백해졌다.(HTLV-I) 또 사람의 원발성 간암이 B형 간암 virus의 감염에 의하여 만성 간염에서 간경변의 경과에 따라 발생하기 쉽다는 점도 알게 되었다.

표 8-3 주요 종양 virus

과	Virus	Virus의 자연숙주	자연숙주의 종양형식	실험동물의 종양형식	세포의 변형
Poxvirus	Myxomavirus Fibromavirus Molluscum contagium virus	토끼 토끼 사람	+(점액종) +(섬유종) +(전염성 연속종)	+ +	
Herpes virus	EB virus Herpes simplex virus(2형) Marekvirus Luck' evirus	사람 사람 닭 개구리	+(림프종) +(자궁경부암) +(림프종) +(신선암)	+ + + +	+ + + +
Adenovirus	Adenovirus	사람	–	+	+
Papovavirus	Papilloma virus Poliovirus SV 40	사람 쥐 원숭이	+(유두종) – –	+ +	+ +
Retrovirus	육종 virus	새, 쥐, 고양이, 원숭이	+(육종)	+	+
	백혈병 virus	새, 쥐, 고양이, 원숭이	+(백혈병)	+	+
	사람 T세포 백혈병 림프종 virus(I 형)	사람	+(T세포백혈병 /림프종)	+	+

Chapter 9

병원성 진균 및 원충

학습목표

- 백선균의 특성을 설명할 수 있다.
- 표피균의 특성을 설명할 수 있다.
- 이질 아메바의 특성을 설명할 수 있다.
- 트리코모나스의 특성을 설명할 수 있다.

Contents

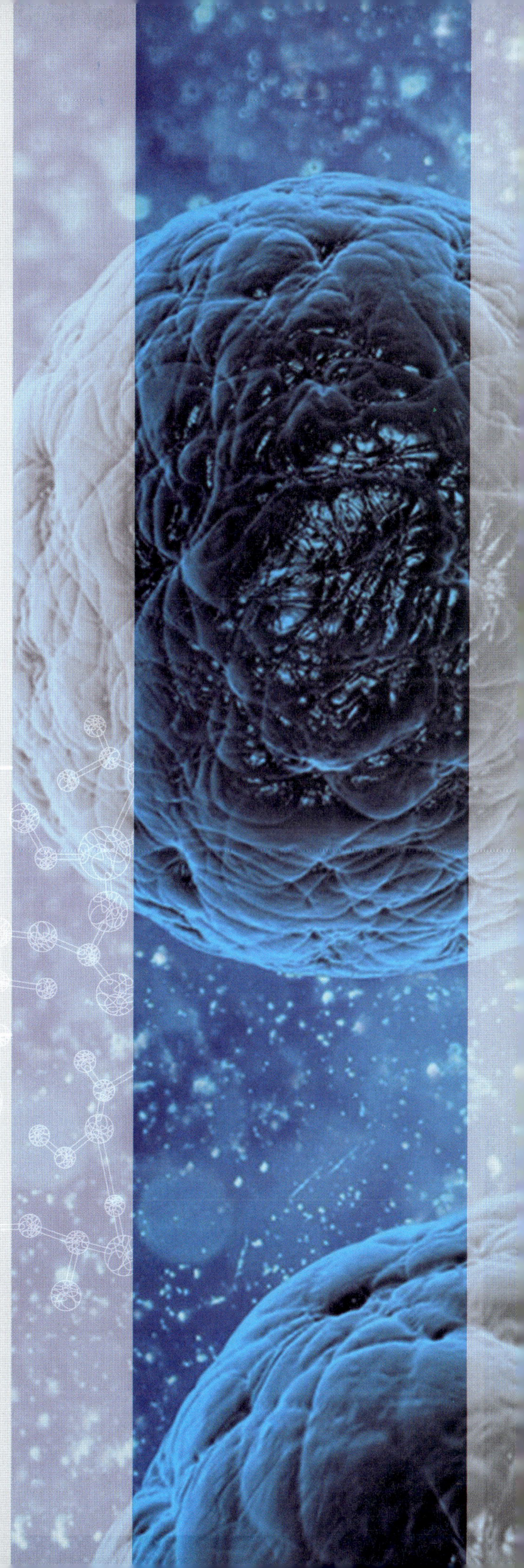

전술한 바와 같이 병원성 진균은 분류학적으로 접합균류(zygomycetes), 자낭균류(ascomycetes), 담자균류(basidiomycetes) 및 불완전균류(imperfect fungi)의 4개 강(class)으로 분류되며, 임상적인 측면에서 이들이 침범하는 부위에 따라 표피 감염성 진균증, 피하 감염성 진균증 및 심부 감염성 진균증(또는 전신성)의 세 단계로 분류할 수 있다.

여기서는 편의상 감염부위에 따라 피부감염성 진균증, 피하감염성 진균증 및 심부 감염성 진균증의 원인체에 대하여 순서대로 설명하고자 한다.

1. 표피 감염성 진균증의 원인균

표피에 진균증을 일으키는 원인균은 피부, 모발, 손톱 등 주로 젤라틴(gelatin)을 함유하고 있는 부위에 침범하며, 그 이상 심부에는 잘 침투하지 못한다. 그 중 가장 중요한 것은 피부 사상균(dermatopytic fungi)라고 부르는 사상형(filamentous)의 진균으로 소포자균(microsporum) 3종, 백선균(trichophyton) 6종, 표피균(epidermophyton) 1종 등 3속 10종이 질병에 관련된다. 대부분은 불완전균류에 속하나 일부균종은 자낭포자를 형성하는 것이 있어서 자낭균류도 포함된다.

1) 소포자균(*Microsporum*)속

이 균속 중에서는 *M. audouinii*, *M. canis*, *M. gypseum*의 3가지 균종이 인체 질환에 관여한다.

(1) *M. audouinii*

이 균종은 피부와 모발에만 침범하여 인체에 전염성 버짐(ring worm), 백선(tinea) 등의 질환을 잘 일으킨다. 최근에는 비교적 드물지만 과거에 초등학생 이하의 어린 연령층에 흔했다. 감염은 주로 감염환자에 사용한 이발기구를 통해서 직접 접촉함으로써 일어난다.

이 균종은 감염부위의 모발은 형광램프(wood's lamp)로 관찰하여 보면 청록색의 형광색을 발하며, 습윤표본(wet mount)을 만들어 경검시 모발의 축에 모자이크 모양의 작은 포자가 많이 나타난다. 또 진균 분리용으로 쓰이는 사보로우드 포도당 한천배지(sabouraud dextrose agar)에 배양하면 서서히 발육하여 평평한 집락을 형성하며 표면은 황갈색이고 바닥면은 적갈색을 나타낸다.

(2) *M. canis*

이 균종은 주로 개와 고양이에 병원성이나 인체에 접촉시 종종 전염성 버짐을 일으킨다. 이 균종도 황녹색의 형광색을 발하며 현미경상에서 *M. audouinii*와 유사한 모양이나 사보로우드 포도당 한천배지에서 빠르게 발육되는 점이 다르다.

(3) *M. gypseum*

이 균종은 인체에 감염되는 경우가 드물다. 특히 어떤 지역에서만 발생하는 지역적 특성균으로 형광색을 발하지 않고 사보로우드 포도당 한천배지에서 빠르게 발육하여 과립성의 적갈색 집락을 형성한다.

2) 백선균(*Trichophyton*)속

이 균속에 속하는 균종들은 발과 각질 부분에 윤상 버짐(ring worm)의 원인체로 가장 중요하다. 이들 중 약 6개 균종이 인체 질병과 관계가 깊다. 피부, 모발 및 손·발톱 각질 부분에 모두 감염증을 일으키며 주로 발과 각질 부분에 질환을 잘 일으킨다. 모발, 특히 두부에 감염되는 두부 백선(tinea capitis), 안면이나 목부분의 모발부위에 농포 등을 형성하는 모창(tinea barbae), 피부에 농을 일으키는 체부백선(tinea corporis), 피부, 특히 서혜부, 겨드랑이 등에 감염되는 고부백선(tinea cruris) 및 손·발톱의 만성 질환인 손·발톱 백선(tinea unguium) 등 다양하다.

이 균종들은 비교적 작고(5×5 μm) 매끈하며 벽이 얇은 대아포자(macroconidium)를 형성한다. 또 모발에 감염되어도 wood's lamp 하에서 대부분이 형광색을 볼 수 없다.

3) 표피균(*Epidermophyton*)속

이 균속 중에는 *E. floccosum* 균종 하나 밖에 없다. 소포자균이나 백선균들과 유사한 질병을 일으키는데 이 균은 피부와 각질 부위에만 침범하고 모발부위에는 침투하지 않는다. 감염부위의 가검물을 현미경으로 관찰하여 보면 가늘게 가지치듯 뻗어나가는 균사체가 나타나고 좀 오래된 감염부위에서는 유절포자(arthrospore)가 연쇄상으로 많이 보인다.

사보로우드 포도당 한천배지에 접종하여 실온에 2~4주 배양하여 균사체를 현미경으로 보면 소아포자(microconidia)는 없고 대아포자(macroconidia)만 나타나는데, 모양은 매끄럽고 벽이 얇으며 곤봉모양이 특징이다.

2. 피하 감염성 진균증의 원인균

피하 감염성 진균은 주로 피부와 피하조직에 질환을 일으키며 체내 깊숙한 기관에는 거의 침투하지 않는다. 그러나 드물게는 관절이나 내장기관에 침범하기도 한다. 이들 진균의 대부분은 자연계에 상재하는 부패균(Sapropytes)으로 그들의 포자가 사람이나 동물의 피부 또는 피하 손상부위에 접촉되면 감염을 일으킨다.

피하 감염성 진균질환에는 Sporotrichosis(피부에 결절성 궤양을 형성하는 진균증), Chromomycosis(색소효모균증) 및 Maduromycosis(마두라 진균증) 등 3가지 유형이 있다.

1) Sporotrichosis

이 질환은 전세계에 널리 퍼져 있는 만성 감염성 질환으로 이형태성(dimorphic : 체내에서는 효모 모양이고 실온에 배양하면 사상형이다) 진균인 Sporothrix schenckii가 원인균이다(그림 9-1, 그림 9-2).

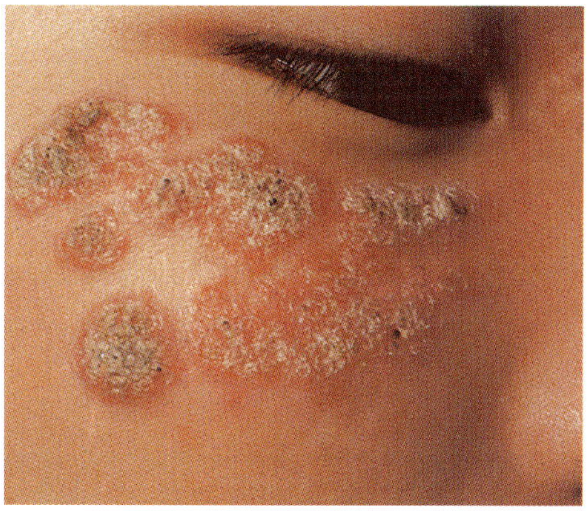

| 그림 9-1 | Sporotrichosis(피부고정형)

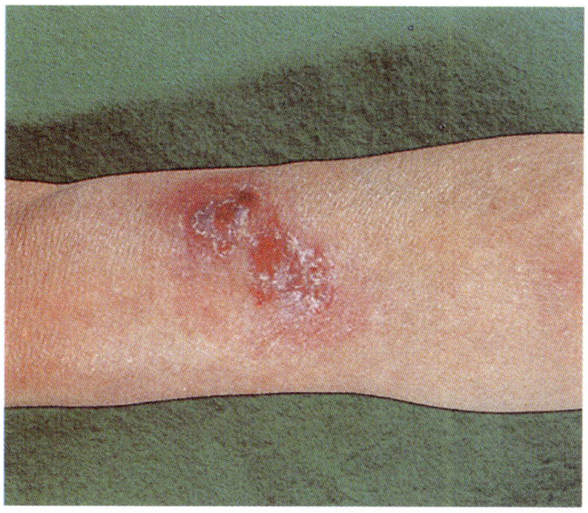

| 그림 9-2 | Sporotrichosis(림프관형)

이 균은 흙속이나 자연계에 정상적으로 서식하면서 사람의 손, 팔 또는 다리 등의 상처를 통해서 감염된다. 감염부위는 결절이 형성되고 점차 림프관으로 침투한다. 이 질환은 꽃이나 화초 취급자에게 잘 걸리는 일종의 직업병이다.

이 균은 이형태성이어서 체내에서 분리하거나 35℃에 배양하면 효모 모양이나 실온에 배양하면 균사체를 형성한다. 그러므로 감염부위에서 가검물을 채취하여 현미경으로 관찰하면 작은 타원형 또는 방추상의 효모가 많이 나타난다.

이 가검물을 사보로우드 포도당 한천 배지에 접종하여 실온에 배양하면 3~5일 후 작고 축축한 백색의 크림색에서 더 오래 배양하면 점차 거칠고 망상의 불규칙한 갈색 집락을 형성하는데 집락을 백금으로 약간 취하여 표본을 만들어 경검해 보면 가늘고 투명한 균사체들이 보이고 그 곁을 따라 많은 분생자들이 나타난다.

2) Chromomycosis

이 질환은 비전염성 만성 피부질환으로 사마귀(warty) 또는 종양 모양의 병소가 많이 생기고 구진(papule) 형성이 특징이며 점차 궤양을 일으킨다. 침범부위는 보통 발과 다리에 한정되나, 때로는 머리, 얼굴, 목 및 다른 피부에도 감염된다(그림 9-3).

이 질환의 원인균은 균사가 특수하게 변화되어 생성되는 분생포자병(conidiophore)의 형태에 따라서 3가지로 구분된다.

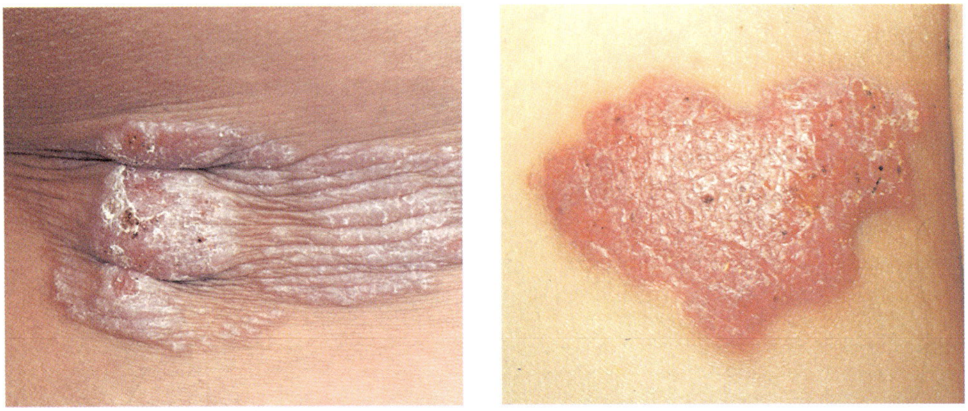

| 그림 9-3 | Chromomycosis(phialophora형)

하나는 cladosporium형으로 분생포자(coniospore)가 연쇄형으로 가지 치듯 형성되며 또 하나는 phialophora형으로 flask 모양의 분생자병이 형성되고 그 위에 분생포자가 많이 생긴다. 다른 하나는 acrotheca형으로 야구 클럽(club) 모양의 분생자병의 곁을 따라 불규칙하게 포자가 형성된다.

실험실적 진단은 슬라이드에 가검물을 얹고 10% KOH를 1방울 가한 다음 커시롤로 덮어 현미경으로 보면 길고 암갈색이며 두터운 벽을 형성한 균사체가 보인다.

농양이나 생검조직을 항생제를 첨가하여 만든 사보로우드 포도당 한천 배지에 접종하여 실온 배양하면 여러 형의 포자들이 형성되는데 현미경상에서 이 포자들을 관찰하여 각 균형을 구별한다.

3) Maduromycosis(Mycetoma)

보통 발에 만성 육아종을 형성하나 전신 어느 부위에도 침범이 가능하다. 이 질환은 인도네시아의 Madura 지방에서 감염된 환자의 흉한 발을 보고 그 지방 이름을 따서 붙여진 이름이다(그림 9-4). 감염부위는 부종이 생기고 자색을 띠며 종양같이 피하조직이 흉하게 나타나는 것이 특징이다. 또 황색, 적색 또는 흑색 과립 등의 농이 많이 나오고 많은 누공이 형성된다. 점차 심해지면 근육, 결체조직 또는 골격에까지 침투되어 절단수술을 요하기도 한다. 이 질환은 열대나 아열대 지방에 흔하며 맨발로 다니며 일할 때 감염된다.

Mycetoma의 형은 두 가지로 하나는 *Nocardia*와 *Streptomyces*에 의하여 형성되는 actinomycetoma이고 다른 형은 넓은 균사에 격벽을 형성하는 fungal mycetoma(or Maduromycosis)이다. 이들은 농양에서 누런 과립상으로 경검하여 보면 빽빽한 그물 모양의 넓고 격벽을 이룬 균사체가 보이며 주위에 크고 투명한 후박포자들이 관찰된다.

사보로우드 포도당 한천 배지에서 빨리 발육하여 하얀 솜털 모양의 집락이 형성되고 시간이 지남에 따라 회갈색 균사체로 변한다.

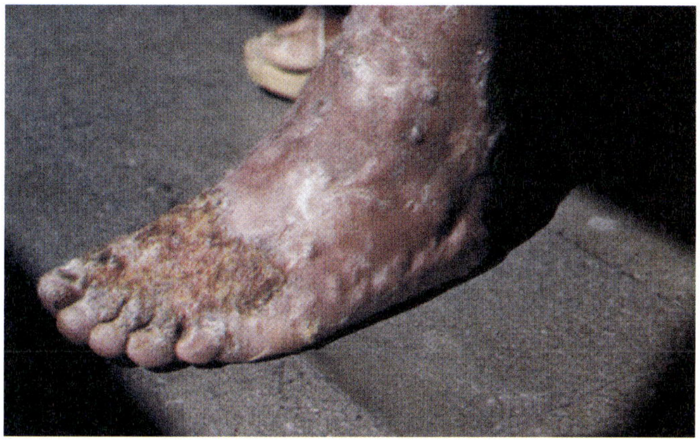

I 그림 9-4 I Maduromycosis(Mycetoma)
(madurella mycetomatis)

3. 심부 감염성 진균증의 원인균

심부에 질환을 일으키는 진균 중에는 일차적으로 폐 등의 내부장기에 침범하는 진균증과 피부나 점막 등의 표면에도 침범하면서 심부에도 침투하여 질환을 일으키는 진균군 등 여러 가지가 포함된다. 그러므로 심부 감염성 진균은 전신 각 기관을 침범할 수 있는 진균으로서 피부나 피하질환을 동반하는 진균까지 포함한다.

이러한 종류의 진균은 *Candida albicans*, *Aspergillus*속, *Mucor*속, *Cryptococcus neoformans*, *Coccidioides immitis*, *Histoplasma capsulatum*, *Blastomyces* 등의 순으로 많이 있다.

Candida albicans

이 중에서 가장 빈번한 질환을 일으키는 균은 불완전균류에 속하는 *Candida albicans*이다(그림 9-5). 이 균은 정상적으로 인체의 구강, 질, 피부 등에 상재하는 상주균이나 숙주측의 쇠약 등으로 저항력이 떨어지면 칸디다증을 일으킨다. 항생물질의 남용에 따른 균교대증으로 발증할 때도 많다. 따라서 칸디다증은 내인성 감염으로 사람에서 사람으로 직접 전파하는 경우는 드물다.

구강의 아구창(thrush), 칸디다 질염, 피부 칸디다증 등의 표피성 칸디다증과 기관지염, 폐렴, 장염, 심내막염, 패혈증 등의 심재성 칸디다증이 일어날 수도 있다. 이러한 심재성 칸디다증은 암환자의 경우 복합감염으로 진행되어 사망의 원인이 되기도 한다.

본 균은 효모균이나 위성 균사체(pseudomycelium)를 형성하는 점이 특징이다. 효모균은 길쭉하게 뻗으며 출아하여 쏘세지가 불규칙하게 연결된 모양으로 나타나는데 이를 위성균사체라고 한다. 또 corn meal 한천 배지에서는 두터운 세포벽으로 형성된 대형의 후막포자(chlamydospore)가 많이 생긴다.

이 포자는 혈청과 혼합 또는 혈청이 들어간 배지에 배양하면 2~3시간 이내에 효모모양 세포에서 균사모양의 관(germ tube)이 돌출하는데 이것이 또한 *C. albicans*의 특징이다. 대표적인 질환으로는 일명 thrush라고 부르는 구강 칸디다증과 손톱의 만성 칸디다증이 있다(그림 9-6).

심재성 칸디다증의 치료에는 amphotericin B가 유효하나 부작용이 있어서 치료에 주의를 요한다. 표피성 감염증에 대하여는 여러 가지 외용 약제가 시판되고 있다. 이들 약제의 사용은 감염부위에 따라 적합한 약제를 선정하여 사용하여야 한다.

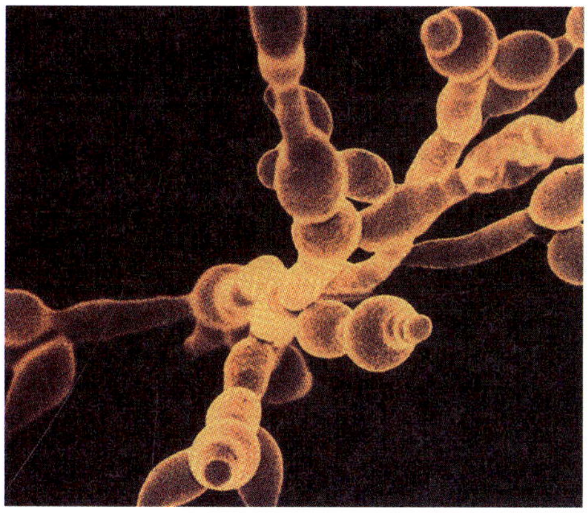

ǀ 그림 9-5 ǀ *Candida albicans*의 형태

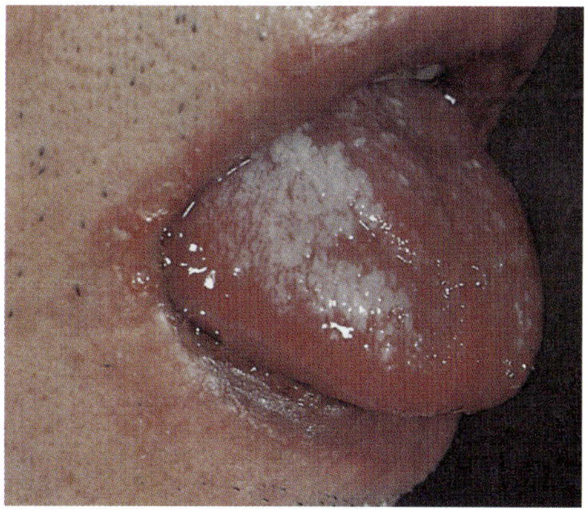

ǀ 그림 9-6 ǀ 구강 칸디다증(Thrush)

*Aspergillus*속

*Aspergillus*속의 진균에 의한 감염증을 아스페르길루스증(또는 구균증)이라 하는데 이 질환은 *Aspergillus fumigatus*가 가장 흔한 원인체이다. 감염부위는 주로 폐, 기관지이며, 외이도에 침범하여 질병을 일으키는 경우도 있다. 이 진균도 불완전균류에 속하나 균사체를 형성하는 사상형의 균이다.

*Aspergillus*속의 진균은 외인성으로 인체에 상재하는 미생물은 아니지만 자연계의 곳곳에 널리 분포되어 있어서 항상 인체와 접하고 있는 실정이다. 감염증에 대한 치료법은 칸디다증의 경우와 같다.

*Mucor*속

접합균류에 의한 질환들은 모두 접합균증이라고 한다. 원인균은 *Mucor*목에 속하는 *Mucor*속, *Rhizopus*속, *Absidia*속 등이며 이들은 당뇨환자, 백혈병, 심한 화상 또는 악성 영양결핍자들에게 기회주의적 병원성균이다.

대부분의 질병이 *Mucor*속의 균들에 의하여 원인이 되므로 접합균증을 *Mucor* 균증이라고도 한다.

접합균류는 조균류로 분류되어 조균증이라고도 하였다. 이들도 자연계에 널리 분포되어 있는데 호흡기를 통하여 부비강, 폐, 소화관 등에 침범하는 경우가 많다. 격벽이 없고 폭이 넓은 균사와 포자낭포자가 특징적이다.

치료에는 amphotericin B가 효과적이나 부작용 때문에 주의를 요한다.

Cryptococcus neoformans(효모균증)

*Cryptococcus neoformans*는 오랫동안 불완전균류로 분류하여 분류되어온 효모모양의 진균인데 최근에 유성생식 생활환이 발견되면서 담자균류로 분류하고 학명도 *Filobasidiella neoformans*라고 개명되었다. 그러나 임상적인 측면에서 볼 때 아직은 *Cryptococcus*로 분류하는 편이 좋다. 자연계에 널리 분포하며, 특히 비둘기의 분변 속에 많다.

처음 감염은 보통 폐에 만성 내지는 아급성 화농질환을 일으키나 증상을 모르고 지나가는 경우가 많다. 그러나 면역기능이 약해진 AIDS환자 등에게 2차적으로 감염되면 폐에서 뇌, 중추신경계, 피부, 골격계, 요관으로 전이된다.

기 증상은 기침이나 호흡기계 증상을 나타내는데, 폐가 원발감염소이기 때문이다. 수막에 침투하면 수막염을 일으켜 두통과 함께 시야가 흐려지고 언어장애를 겪게되며,거의 사망하게 된다. 경우에 따라 피부나 점막조직, 장관내에 침범하여 젤라틴 물질로 가득찬 결절이나 종양을 형성한다.

이 균은 두터운 협막을 형성하므로 뇌척수액을 인디아잉크나 먹물과 혼합하여 묵즙법으로 경검하면 효모균이 보이고 그 주위에 균체의 2~3배 되는 커다란 협막 윤곽이 보인다(그림 9-7).

치료에는 amphotericin B가 유효하나, 후유증이 많아 실제로 치료효과는 20% 정도이다. 따라서 수막염의 경우는 90% 이상이 사망하며 폐렴의 경우도 사망률이 높다.

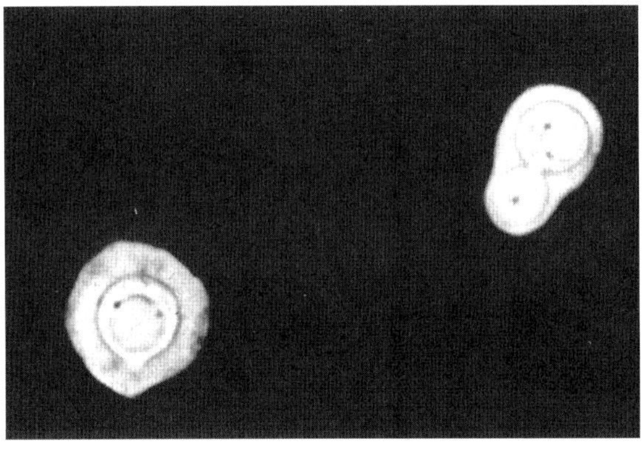

| 그림 9-7 | *Cryptococcus neoformans*
협막이 매우 두껍다.

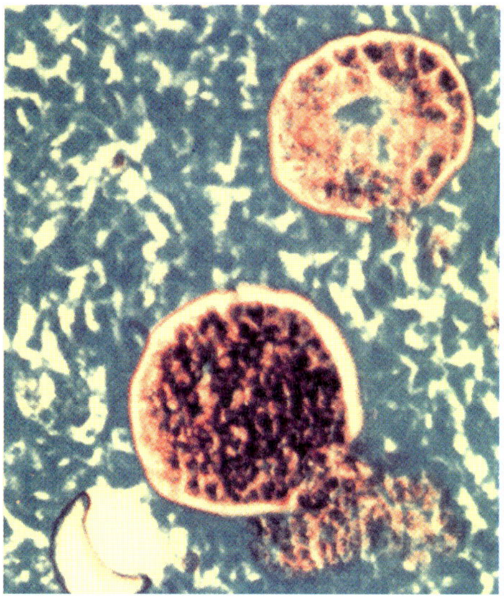

| 그림 9-8 | *Coccidioides immitis*

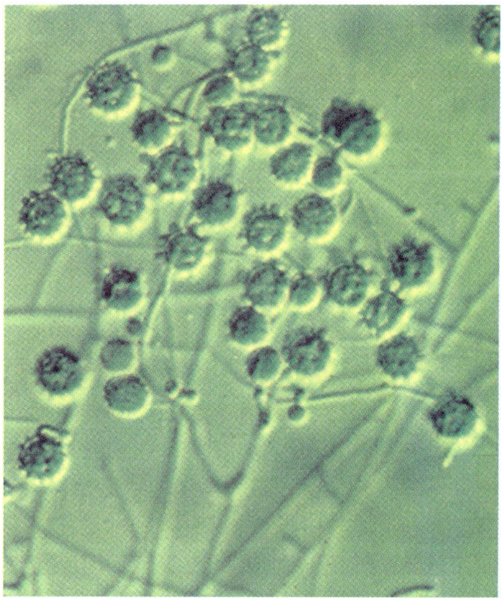

| 그림 9-9 | *Histoplasma capsulatum*

Coccidioides immitis

이 외에는 대부분이 세계 각지에 지방병으로 알려져 있다. *Coccidioides immitis*는 콕시디오데스증(Coccidioidomycosis)의 원인체로서 특히 미국 남서부 건조지대의 토양중에 서식하고 있다(그림 9-8).

사람의 폐에 감염을 잘 일으키나, 대부분이 불현성 감염 또는 발열, 권태 등의 가벼운 증상을 나타낸다. 그러나 드물게는 전신감염을 일으켜 사망의 원인이 되기도 한다.

이 균은 감염력이 강하고 실험실 주위에 오염이 잘 되므로 취급과정에서 병원진균 중 가장 주의를 요한다. 이 균은 감염조직내에 두꺼운 2중막의 구상체(spherul)를 형성하고 그 안에 다량의 내성포자를 형성하는 것이 특징이다. 또 이 균은 실온에 배양하면 균사체를 형성하며 분절포자로 되어 공기중이나 호흡시 감염을 일으킨다.

Histoplasma capsulatum

*Histoplasma capsulatum*도 이형태성의 진균으로 불완전균류에 분류하여 왔으나, 최근에 유성생식 생활환이 발견되어 자낭균류에 포함시켰으며 학명도 *Emmonsiella capsulata*로 바뀌었다(그림 9-9).

히스토플라스마증(histoplasmosis)의 원인체로 폐질환을 가장 흔히 일으키며 간, 비장, 신장, 림프조직 등 망상내피세포계(reticuloendotherial system)에도 질환을 잘 일으킨다. 그러나 대다수는 무증상(불현성 감염)으로 자연 치유되는 경우가 많다.

북미지역에서는 분아균증(blastomycosis)의 원인균인 Ajellomyces dermatitidis (Blastomyces dermatitidis)가 남미에서는 Paracoccidioides braziliensis가 있다.

이들 질환의 대부분은 amphothericin B가 유일한 치료약제이다.

4. 진균중독증의 원인균

진균이 생성하는 독성물질, 즉 진균독소(mycotoxin)는 200여 종으로 상당히 많이 알려져 있다. 이 중에서 *Aspergillus flavus* 등의 균이 생성하는 아프라 독소는 대단히 강력한 간장독으로, 실험동물에 간암 발생률이 극히 높게 나타났다.

아프라 독소의 생성균주는 땅콩이나 각종 곡류에 서식하고 있어 식품위생상 중대한 문제가 된다. 이 외에도 진균 독소는 대부분이 간에 유해한 독소들이다. 또한 독버섯에 의한 독소도 넓게는 진균성 독소이지만, 사회통념상 진균 독소라고는 하지 않는다.

원충의 일반적 성질은 이미 설명하였으므로 이 장에서는 사람에게 질병을 일으키는 몇 가지 주요 원충에 대하여 간단하게 설명한다.

5. 이질 아메바(*Entamoeba histolytica*)

충수, S상 결장, 직장 등의 대장에 기생하며 이질과 같은 증상(농점액변 등)을 일으키고, 때로는 간에 침입하여 농양을 일으키는 경우가 있다. 분류학상 근족충류에 속하여 생활환경조건에 따라 영양형과 포낭형의 두 가지 형이 있다. 영양형은 직경 10~60 μm(평균 20 μm)로서 다양하며 외세포질에서 나오는 위족으로 활발한 운동성을 갖는 원충으로 농양이나 급성기 환자의 분변 중에서 볼 수 있다.

포자낭형은 만성 환자의 분변 중에서 볼 수 있으며 내구형 세포이다(그림 9-10). 직경 5~20 μm의 구형이며 포자낭벽은 단단한 외각으로 덮여 있다. 위족을 내지 못하므로 운동성을 갖지 못한다. 대장에는 이외에 비병원성의 대장 아메바도 기생하고 있어서 이들과의 감별이 필요하나, 영양형과 포자낭의 구분은 형태학적 특징으로 가능하다.

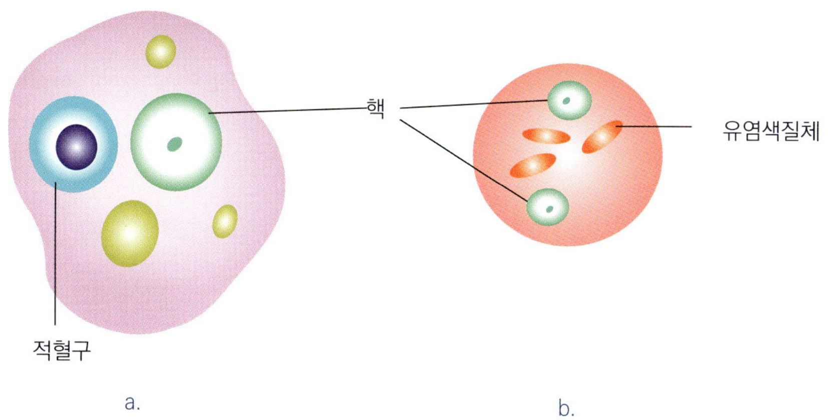

그림 9-10 이질 아메바

a. 영양형(적혈구를 탐식하는 것이 특징)
b. 낭포형(핵이 2개이나 성숙한 낭포는 핵이 4개이다)

치료약제는 emetine hydrochloride, metronidazole, chloroquin 등의 항원충약과 tetracycline, chloromycetin 등의 항균제가 쓰인다.

6. 질 트리코모나스(*Trichomonas vaginalis*)

*Trichomonas vaginalis*는 여성의 질, 요도에 기생하여 질염, 요도염의 원인이 되며, 성교에 의하여 남성에게 감염되면 전립선염, 요도염 등을 일으키는 원충이다. 편모충류에 속하며 15~25×5~18 μm의 서양배 모양이고 전면에 4개의 편모와 후미에 한 개의 편모를 갖고 있다(그림 9-11).

치료약은 metronidazole(내복 또는 질정), trichomycin 등이 유효하고 동시에 질 내부에 산성을 유지시켜 주며 질 세척을 자주 하는 것이 효과가 좋다.

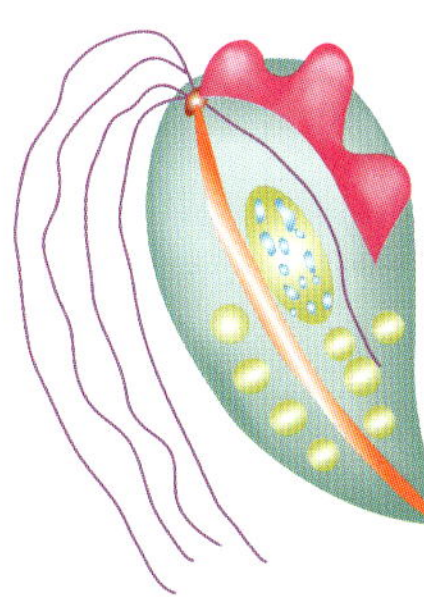

그림 9-11 *Trichomonas vaginalis*

서양배 모양의 원충이다.

7. 말라리아 원충속(*Plasmodium*)

포자충류로 분류되며 말라리아의 병원체이다. 말라리아는 주로 열대지방과 일부 아열대지방에 분포하는 질병이나 우리 나라에서도 학질 등으로 잘 알려진 질병이다. 아직도 지구상에서 매년 수백만 명이 감염되고 있기 때문에 인체기생충 질환중 중요한 감염증의 하나이다.

인체에 병원성인 것은 *Plasmodium vivax, Plasmodium malariae, Plasmodium falciparum* 및 *Plasmodium ovale*의 4종류가 있다.

(1) *Plasmodium vivax*(3일열 원충)

3일열 말라리아의 병원체이다. 비교적 질병이 가벼운 증상이며, 온대지방의 일부 지역에서도 볼 수 있다. 48시간 마다 발열한다.

(2) *Plasmodium malariae*(4일열 원충)

4일열 말라리아의 병원체이다. 열대지방에 주로 분포하며 72시간마다 발열한다.

(3) *Plasmodium falciparum*(열대열 병원충)

열대열 말라리아의 질환을 일으키는 병원체로 흔히 뇌성 악성 질환을 일으킨다. 뇌증상, 소화기증상, 쇼크 증상 등을 초래하는 경우가 많고, 치명률이 높다. 발열주기는 불규칙적이어서 24~48시간의 주기를 갖는다. 분포는 열대지방에서 온대지방까지 비교적 광범위하게 퍼져 있다.

(4) *Plasmodium ovale*(난형열 원충)

3일열형보다도 증상이 가벼우며 비교적 드물다. 발열주기는 보통 48시간이다.

① 생활환

모기와 파리의 체내에서 복잡한 생활환을 이루고 있으며, 다양한 형태변화를 나타낸다. 상세한 것은 생략하고, 주요한 점을 도표화하면 그림 9-12와 같다.

말라리아의 특징인 주기적 발열은 원충의 적혈구내증식환과 직접 관련되어 있다. 즉

a. 감염적혈구가 일제히 파괴되어 증식한 원충이 혈류 중에 들어갈 때에 오한과 전율(15분~1시간, 열이 멈춘 후 4~25시간 계속 발열)이 일어나고, 원충이 새로운 적혈구에 침입하면 열이 떨어진다.

b. 열이 떨어지면 환자는 수면상태에 들어가고 그 사이에 새로 감염을 받은 적혈구 안에서는 원충의 증식이 진행하고 있어, 48시간 또는 72시간이 경과하면 다시 적혈구를 파괴하여 다음 발열주기가 나타난다.

c. 그 사이에 일부 적혈구 속에서는 자웅의 배우자모세포가 만들어진다. 이들은 흡혈시에 모체의 체내에 들어가 그곳에서 감수분열을 일으켜 배우자가 되고 뒤이어 서로 결합하여 2배체의 접합자(zygote)가 된다.

d. 접합자는 모기의 장관 벽에 침입하여 그 곳에서 증식한 후 방출되어 타액선으로 이동한다.

e. 타액 중에 분비된 원충은 흡혈시에 인체에 주입되어, 먼저 간에서 어느 정도 증식한 후 혈류로 나와서 적혈구에 침범한다.

f. 그 다음에는 앞에서 설명한 적혈구 내 증식이 다시 시작된다.

형태의 변화는 모기의 장관, 사람의 간세포 및 적혈구 속에서 증식하는 동안 다양하게 일어난다.

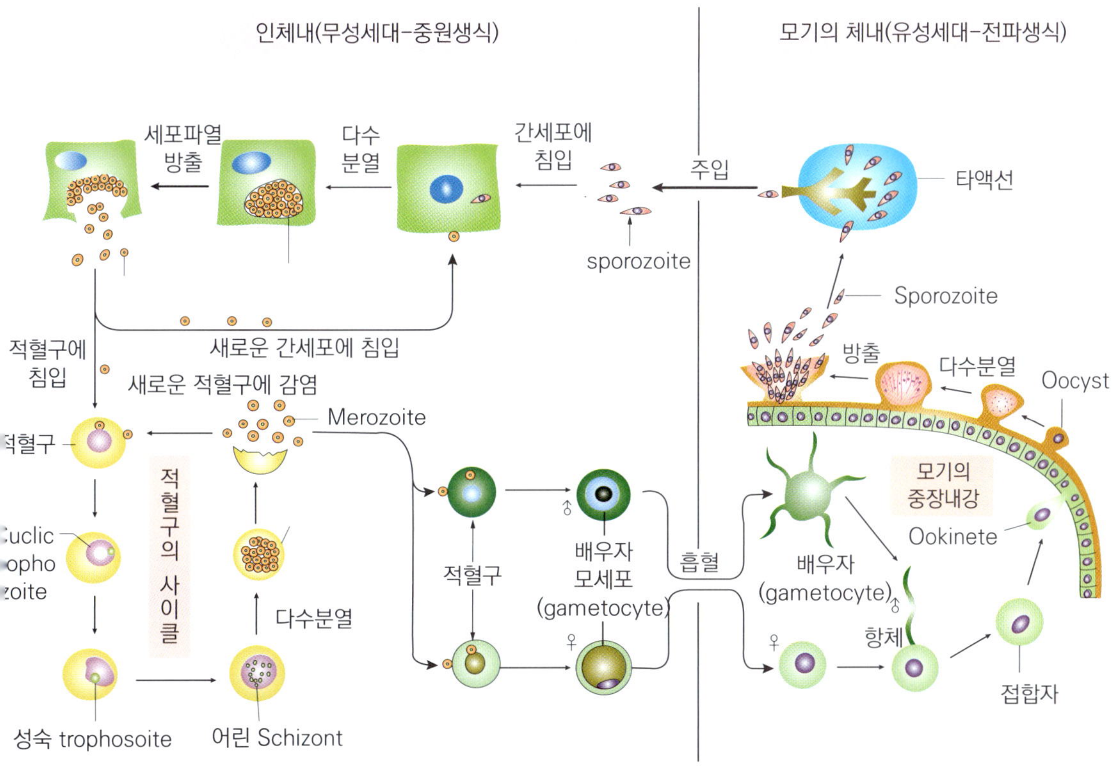

그림 9-12 | 말라리아 원충의 생활환

각 단계의 세포의 실제 형태는 종류에 따라 상당한 차이가 있다.
그림 속의 세포의 형태는 특정한 것이 아니고 4종류의 공통적인 특징을 모식화 한 것이다.

② 치료와 예방

Chloroquin, quinine, paludrin 등의 약제가 유효하다.

공중보건학상 매개모기(*Anopheles*)의 제거, 살충제 살포 등이 가장 효과적이다. 또 개인적으로는 유행지역에서 모기에 물리지 않도록 하고 치료약을 예방적으로 내복하는 것이 중요하다.

8. 톡소포자충(*Toxoplasma gondii*)

포자충류에 속하며 톡소플라스마증(toxoplasmosis)의 병원체이다. 고양이가 본래의 숙주이며 돼지에서도 분리된다. 고양이의 분변으로 오염된 음식물을 통하여 경구감염을 일으키거나 고양이와의 접촉에 의하여 경피감염 등이 사람에의 감염경로로 중요하다. 또 돼지고기나 쇠고기 등 불충분하게 조리된 음식을 먹고 감염되는 경우도 많다.

성인에게는 감염되어도 임상증상을 나타내는 경우가 드물지만 AIDS환자나 면역부전이 있는 환자, 모체로부터 감염을 받은 신생아에게는 뇌석회화, 뇌염 등의 증세가 나타난다. 흔히 림프절, 뇌, 눈, 폐 등에 많이 침입하며 조직에 침투하면 괴사를 일으킨다.

임신중의 부인이 감염을 받으면 태아에게 감염되어 선천성 톡소플라스마증이 되기도 한다. 또 조산이나 사산의 원인이 되기도 하며 출생하여도 미숙아인 경우가 많고 또 중추신경계에 이상이 일어나기 쉽다.

증식중에 있는 충체는 2~3×5~7 μm의 반월형이다(그림 9-13). 그 안에는 많은 충체들이 외각에 둘러싸인 포자낭 모양이 있는데, 만성 감염의 경우에 흔히 볼 수 있다.

치료에는 pyrimethamine, sulfa제, spiramycin 등이 비교적 효과적이다. 그러나 pyrimethamine에는 태아 기형을 일으키는 경우가 있으므로, 임신부에는 사용할 수 없다. 예방에는 육류의 생식을 피하고 고양이의 분변이나 접촉에 주의가 요망된다.

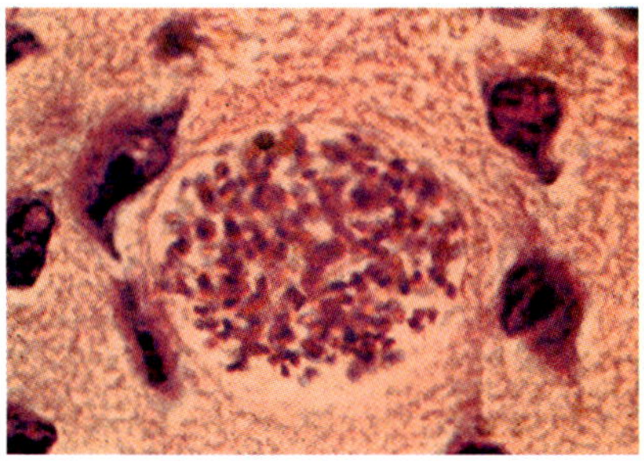

그림 9-13 *Toxoplasma gondii*

Chapter 10

구강환경과 미생물

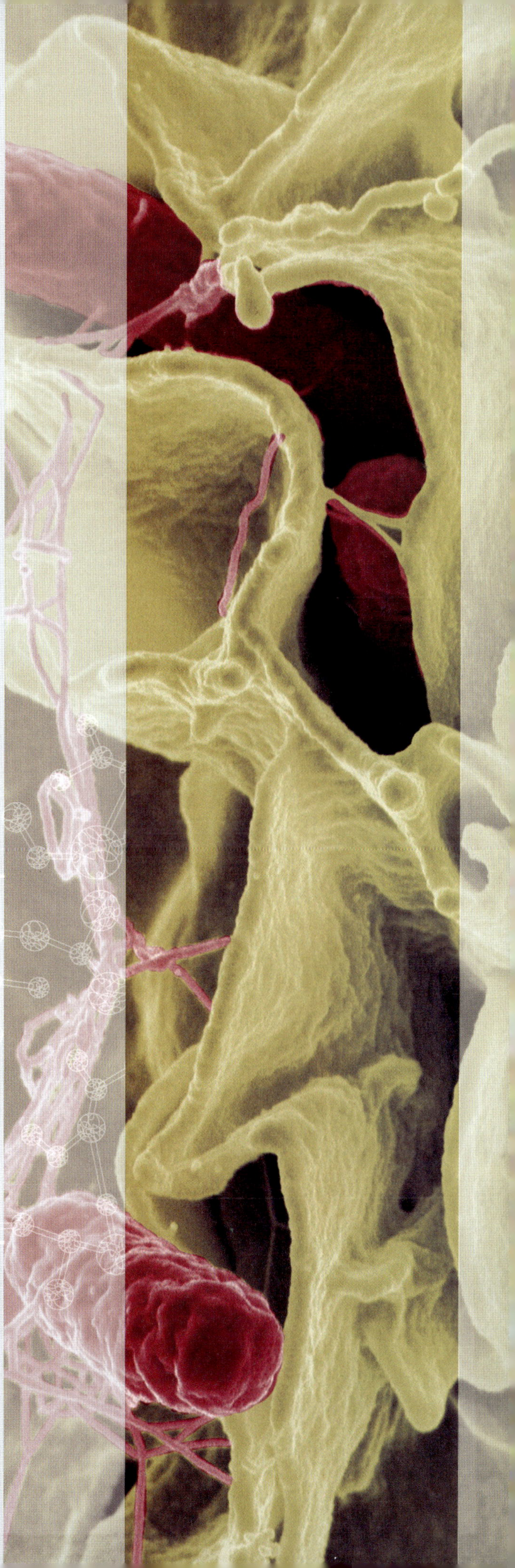

학습목표

- 구강환경의 특징을 설명할 수 있다.
- 구강미생물의 생장에 영향을 미치는 요인을 열거할 수 있다.
- 타액의 항미생물인자를 설명할 수 있다.
- 구강미생물총 형성에 영향을 미치는 인자에 대하여 설명할 수 있다.
- 치면세균막 형성과 성숙과정을 설명할 수 있다.

Contents

1. 구강의 환경

1) 구강환경

(1) 구강 상재균총

구강은 직접 외부와 접해 있기 때문에 미생물이 침입하기 쉽고, 세균이 영양적으로나 생리적으로 번식하기에 적당한 조건을 갖추고 있기 때문에 다종다양한 세균이 끊임없이 미생물총(bacterial flora)을 형성한다. 그러나 침입한 미생물은 대부분 구강내에 정착하지 못하고 소멸되는 일과성의 경과균(transient bacteria)에 지나지 않는다. 이는 상재균(resident bacteria)이 외래균의 정착을 허락하지 않기 때문이다.

이러한 생물학적 길항현상은 구강 뿐만 아니라 인체의 다른 기관에서도 공통적이다. 이와 같은 길항작용은 일종의 공생관계에 있는 숙주에게 상재미생물총이 유효물질공급이나 감염방어기전의 제공이라는 차원에서 이해된다. 인체의 각 부위에는 이러한 공생관계의 상재균총이 다수 존재한다.

(2) 구강환경의 특징

구강내에는 매우 많은 종류의 세균이 상주하고 있는데 이것은 구강내의 환경이 다음과 같이 세균이 발육하기에 적합한 조건이기 때문이다.

① 세균의 발육에 필요한 영양분이 음식물이나 타액 또는 치은열구액으로부터 끊임없이 공급되고 있다.

② 타액이 항상 마르지 않고 수분이 풍부하다.

③ 타액의 pH는 대부분 중성에 가깝게 유지되고 있다.

④ 구강내의 온도는 37℃ 전후로 유지된다.

⑤ 치아의 맹출과 함께 산소분압이 낮은 부위가 되기 때문에 호기성균, 통성혐기성균, 혐기성균 등이 적당히 발육한다.

특히 구강내의 협점막 표면, 혀의 표면, 치아표면, 치은열구, 타액 등은 각각 환경이 다르기 때문에 각각 특유의 상재균총을 형성하고 있다.

구강내에서는 700종 이상의 세균이 분리되는데 구강상재균총은 항상 일정하지는 않으며, 사람에 따라서 또한 같은 사람이라도 연령과 건강상태, 식사의 내용이나 구강의 위생상태에 따라서 구성세균의 종류나 비율이 달라진다.

구강은 세균이 발육하기에 적당한 환경을 제공하지만, 구강내의 환경이 온통 세균으로 가득차지 못하도록 조절하는 인자가 타액이나 치은열구액 중에 함유되어 있기 때문에 건강이 양호하며 항상 일정한 상태를 유지하게 되는 것이다(표 10-1).

표 10-1 구강미생물의 생장에 영향을 미치는 요인

요인	특성
협점막	다양한 구강미생물의 서식처
혀	유두 표면에 구강미생물 집락 형성
치아	치아표면, 소와 및 열구, 인접면 등은 구강미생물의 서식처
숙주의 건강상태	전신질환, 항미생물제 복용 여부
음식물	섭취 횟수, 음식물의 조성 및 물리적 특성
타액	생장인자: 탄수화물, 단백질, 비타민 등 억제인자: IgA
치은열구액	생장인자: 조직액 억제인자: IgG(IgM도 소량 존재)

2) 타액

타액은 구강 내의 윤활작용과 청정작용을 하며, 프티알린(ptyalin)을 함유하고 있어 녹말의 소화를 시작하고 음식물을 씹고 삼키는 작용을 돕는 역할을 한다.

구강내에 저류된 타액은 이하선, 설하선, 악하선 등과 같은 큰 침선과 구강점막으로 열려있는 점액선에서 분비되는 맑은 점성액으로 1일 약 1.5 L를 분비하며, 치은열구액과 혼합하여 구강상재균의 증식촉진인자와 발육저해인자를 함께 함유하고 있다.

(1) 구성 성분

타액의 99.5%는 수분이며, 나머지 0.5%는 무기염류와 유기질 및 미생물과 그 생성물, 박리된 상피세포, 백혈구, 음식물 찌꺼기 등으로 혼합되어 있다. 타액 중의 유기물 중 주요 성분은 당단백질인 뮤신(mucin)인데 뮤신은 세균의 영양분인 동시에 세균의 표층을 감싸주어 식세포의 탐식작용으로부터 세균을 보호해주는 역할을 한다.

이외에 혈청알부민이나 글로불린도 함유되어 있는데 본래 타액선에서 분비된 타액 중의 유리된 환원당은 0.5 mg/dL이고, 유리아미노산은 4 mg/dL로 그 양이 많지 않는데, 타액 자체는 구강상재균이 필요한 영양분의 일부를 구성하는데 지나지 않는다는 것을 의미한다. 타액 이외의 영양분은 치은열구액 중의 혈청 성분 및 박리된 세포 성분에 의해 공급된다는 것을 의미한다.

(2) 분비량

타액의 분비는 기계적인 청정효과 때문에 구강내의 세균정착에 커다란 영향을 미치며, 타액 분비량의 감소는 구강내의 세균증가를 초래하여 감염의 기회가 증가된다. 타액 분비량은 안정시 시간당 19 mL 정도이나 개인차가 커서 시간당 0.5~111 mL로 큰 차이가 있으며, 동일인이라고 할지라도 변동이 심해서 식사 중에는 최대가 되며 수면 중에는 최저로 분비된다.

인체내의 질병이나 스트레스로 인하여 타액선이 장애를 받아 분비량이 감소되기도 하는데 이 때에는 구강내의 세균수가 급격히 증가하기도 한다. 타액의 분비량이 감소할 경우에는 구강건조증, 혀갈라짐, 미각장애, 치아우식증, 치주질환 등의 다양한 증상이 나타나므로 전문의의 진단을 반드시 받아 보아야 한다.

(3) pH와 완충작용

타액의 pH는 대다수의 세균이 증식하기에 적당한 5.6~7.0(평균 6.7)사이이며 타액의 분비량이 많을수록 pH가 증가하고 적을수록 낮아진다. 타액 중의 pH가 거의 일정한 수준을 유지하는 것은 완충작용이 있기 때문인데 완충계는 중탄산염-탄산계(HCO_3^-/H_2CO_3)와 인산계($HPO_4^{2-}/H_2PO_4^-$)로 성립되며 중탄산계가 중요한 완충계이다.

(4) 이온의 강도, 산화환원전위

타액의 이온 강도는 약 0.04로 생리식염수의 약 1/4에 상당한다. 타액의 산화환원전위는 +300 mV로 호기성균이 발육하기에 적당하다. 치면세균막의 전위는 -200 mV로 낮고, 치은열구의 전위는 -300 ~ +100 mV로 혐기성균의 발육이 가능하다.

(5) 항미생물인자

타액이 다양한 세균에 대하여 살균 또는 발육저해 작용을 갖고 있다는 사실이 증명되고 있다. 타액 중의 항미생물인자를 저해인자(inhibitior)라고 하는데 다음과 같은 것들이 포함되어 있다.

① 라이소자임(lysozyme)

세균의 세포벽을 용해하는 분자량 14,000의 항균물질로 작용하는 효소로서 과립성, 단핵구성 세포에서 유래되며, 주로 타액, 땀, 유즙, 눈물에 함유되어 있으며, 특히 타액 중의 IgA 등과 함께 작용하여 세균의 발육을 저해한다. 그러나 구강상재균의 대부분은 이 효소에 대하여 저항성이 있다.

② 페록시다제(peroxidase)

열에 의해 쉽게 파괴되는 효소로서 티오시안산(thiocyanate)과 과산화수소가 존재하면 라이신(lysine)의 흡수를 저해하여 유산균의 발육을 억제한다. 또 해당계 효소를 저해하기 때문에 연쇄구균의 발육을 억제한다.

이 계는 호기적 조건하에서만 작용하며 카탈라제(catalase)에 의해 저해된다. 이 효소는 신생아에는 발견되지 않다가 생후 4일 후에 검출되며 이후 10년간은 활성이 상승하다가 일정해 진다. 또 이하선 타액중에는 카탈라제에 의해 불활성화되지 않고 호기적, 혐기적에서도 작용하는 티오시안산과 타액 단백질로 구성된 항균계가 존재한다.

③ 락토페린(lactoferrin)

내열성의 단백질로 광범위한 세균에 대하여 정균작용을 나타낸다. 이 효소는 상피세포나 백혈구에서 유래하며 주위의 철(Fe)을 소비함으로써 세균의 발육을 저해한다.

④ 히스타틴(histatin)

타액을 구성하는 단백질로서, 뮤탄스균이 피막에 부착하는 것을 억제하고 지질다당류(LPS)와 결합하여 지질다당류의 활성을 억제한다.

⑤ 뮤신(musin)

구강점막에서 분비되는 당단백질로, 세균과 결합하여 세균이 구강점막이나 치아 표면에 부착하는 것을 억제함으로써 세균의 발육을 저해한다.

⑥ 면역글로불린

타액 중에는 IgA(19 mg/dL), IgG(1.4 mg/dL) 및 IgM(0.2 mg/dL)이 함유되어 있다. IgG와 IgM은 치은열구액에서 유래하며, IgA는 타액선에 존재하는 형질세포에 의해 국소적으로 생성된다. 이들 형질세포는 H사슬, L사슬 뿐만 아니라 J사슬(분자량 15,000)도 생성하는데 2분자의 IgA가 J사슬에 의해 결합되기 때문에 이량체(dimer)가 된다.

IgA는 타액선의 상피세포를 통과할 때에 분비성분(SC : secretory component, 분자량 80,000)과 결합하여 타액 중으로 분비된다. 따라서 타액 중의 IgA는 분자량이 약 390,000인 분비형 IgA(SIgA)이다. SIgA는 비특이적으로 세균과 결합하여 세균을 응집하며 응집된 세균과는 식세포에 의해 탐식되어 타액과 함께 연하된다. 또한 SIgA는 세균이나 바이러스가 구강점막에 정착하는 것을 저해하는 기능이 있다.

타액 중의 IgG, IgM에는 비브리오, 매독 스피로헤타, 브루셀라, 살모넬라 등에 대하여 항체활성을 나타내며, 이들 면역글로불린은 감염경력이 없는 사람의 타액에서도 검출되므로 "자연항체"라고 부른다. 이외에도 감염이나 면역처치 등에 의해서도 특이항체가 출현한다.

3) 치은열구액

치아와 유리치은 사이에 존재하는 공간을 치은열구(gingival sulcus)라고 하는데 치은열구에는 얇은 열구상피벽을 통해서 치은 결합조직으로부터 스며나온 치은열구액(gingival fluid)이 존재하며 구성성분으로는 세포성분인 상피세포, 백혈구, 세균 및 전해질, 유기화합물, 대사산물 및 세균산물과 효소 및 효소의 저해제 등이 포함되어 있다.

(1) 유출량

치은열구에서 구강으로 유출되는 치은열구액의 속도가 타액이 치은열구 속으로 유입되는 속도보다 빠르다. 또한 치은의 염증 정도가 심해질수록 치은열구액의 유출량이 증가한다. 한편 이와는 반대로 치은열구액은 치은열구내 및 치은연 주변의 세균에게 영양을 공급해 주는 이중성을 갖고 있다.

(2) 항미생물인자

치은열구액의 성분은 혈청과 유사하며 알부민이나 면역글로불린(IgG, IgA, IgM) 및 보체성분(C3, C4, C5), 피브리노겐(fibrinogen), 트랜스페린(transferrin), 합토글로빈(haptoglobin), 당단백질(glycoprotein) 등이 함유되어 있다.

치은열구액의 면역글로불린은 IgG가 많고, IgM이 소량 존재한다. 보체 성분은 백혈구가 미생물을 탐식작용하는 능력을 증진시킨다. 치은열구액 중에서 검출되는 다수의 백혈구는 치은열구내에서 식작용을 하는 것이 관찰된다. 치은열구내에 함유되어 있는 세포는 다수가 호중구(약 92%)이며 나머지가 단핵구와 T세포 및 B세포이다.

2. 구강미생물의 분포

구강은 미생물의 침입에 중요한 부위로서 각종 미생물이 음식물, 물, 공기 및 손 등을 통하여 구강내로 침입한다. 그러나 침입한 미생물의 대부분은 구강내에 정착하지 못하고 대부분 일과성으로 존재하는 경과균에 지나지 않는다.

구강에 침입한 세균 중에서 산소 분압이나 영양 등 발육에 적당한 조건을 갖춘 부위를 구강내에서 찾은 세균은 구강에 정착한다. 이러한 균을 상재균이라고 하며 각 부위 마다의 환경에 따라 정착하여 증식한 균종에 의해 상재균총이 형성된다.

1) 구강미생물의 생태적 변이과정

구강내로의 세균침입은 여러 경로를 거쳐 이루어진다. 본래 정상적인 모체의 자궁내 환경은 무균이기 때문에 신생아의 구강도 무균이다. 그러나 출산 도중의 감염에 의해 출산 직후에 이미 연쇄상구균(*Streptococcus*), 포도상구균(*Staphylococcus*), 베일로넬라(*Veillonella*), 나이세리아(*Neisseria*), 악티노마이세스(*Actinomycetes*), 푸소박테륨(*Fusobacterium*), 노카르디아(*Nocardia*) 및 질내에 상재하는 유산간균의 일종인 되데르라인 간균(*Döderlein's bacillus*) 등이 검출된다.

특히 유산간균이나 연쇄상구균의 검출율이 높은데 이들 균종은 여성의 질내에 상재하는 세균들로서 출산시 모체의 산도에서 신생아의 구강내로 침입한 것이다. 이후 구강은 외부환경에 의해 다양한 균이 침입하여 정착하게 된다.

연쇄상구균 중 타액 미생물총으로 중요한 스트렙토코쿠스 살리바리우스(*Streptococcus salivarius*)는 생후 하루만에 이미 80%의 신생아의 구강에 정착하고 검출된다. 살리바리우스(*S. salivarius*)는 모친의 구강내에 상재하는 연쇄상구균과 동일한 혈청형이다.

이외에 스트렙토코쿠스 미티스(*S. mitis*)도 1주일 내로 검출되며, 칸디다(*Candida*)는 1년 이내에 일정한 비율로 검출된다. 치면세균막 미생물총 중에서 우위를 나타내는 상귀니스(*S. sanguinis*)는 치아가 맹출한 후에 검출되며, 치아우식과 밀접한 관계가 있는 뮤탄스(*S. mutans*)는 유구치가 맹출한 후부터 검출된다.

출산초기에 구강에 정착하는 균의 대부분은 호기성균과 통성 혐기성균이다. 혐기성균인 베일로넬라(*Veillonella*)는 빠른 경우 생후 2일 이내에 나타나며 푸소박테륨(*Fusobacterium*)도 빠른 경우 생후 2개월만에 검출되고 제1유절치가 맹출할 시기에는 모든 유아의 구강에서 검출된다.

신생아의 구강에서 분리되는 세균 중에는 연쇄상구균이 압도적으로 많은데 출생 직후에는 90%를 차지하나 1개월 후에는 70% 정도를 차지한다. 같은 연쇄상구균 중에서도 상귀니스(*S. sanguinis*)는 치아맹출기에 검출되나 뮤탄스(*S. mutans*)는 구치가 날 때 이외에는 출현하지 않는다. 생후 1년에는 악티노마이세스(*Actinomycetes*)나 노카르디아(*Nocardia*)는 물론, 렙토트리키아(*Leptotrichia*)나 코리네박테륨(*Corynebacterium*)도 일반적으로 정착한다.

치아의 맹출과 함께 박테로이데스(*Bacteroides*), 렙토트리키아(*Leptotrichia*), 스피로헤타(*Spirochaeta*), 캄필로박터(*Compylobacter*) 등의 혐기성균이나 운동성이 있는 간균이 증가한다. 이들은 치아의 특정부위에만 정착하며, 치아가 없어지면 소실되기 때문에 무치악에서는 통성 혐기성균총으로 복귀된다. 그러나 의치를 장착하면 이들 균들은 자신들 만의 특정부위에서 다시 검출된다.

즉, 구강의 상재균은 치아맹출 전에는 통성 혐기성균이 주를 이루지만 치아의 맹출과 함께 혐기성균이 증가한다. 또한 치아의 청소가 충분히 이루어진 청결한 구강에는 연쇄상구균 등의 산생산균이 지배적이나 불결한 구강이나 병적인 구강에는 박테로이데스(*Bacteroides*)나 푸소박테륨(*Fusobacterium*) 등의 단백질 분해성의 혐기성균이 우세하다.

또한 흑색집락형성 그람음성간균과 나선균은 사춘기 이후 치은열구로부터 100% 검출되며, 연령이 높아짐에 따라 검출율도 높아지고 세균수도 많아진다.

이와 같이 구강세균총은 치열이 완성되어감에 따라 구강내의 치아의 맹출이나 상실, 섭취 음식물의 종류, 타액의 성상, 구강의 청결상태나 질병의 유무 등 다양한 생리학적 조건과 함께 다양한 내용의 미생물총이 성립되어 간다.

2) 부위별 구강미생물총

구강미생물총의 대부분은 연쇄상구균을 주로 하는 통성 혐기성 그람양성 구균이고, 나머지는 통성 혐기성 그람양성 간균과 완전 혐기성 그람양·음성 구균, 그리고 완전 혐기성 그람양·음성 간균이 이루고 있다. 이외에도 통성 혐기성 그람음성 간균, 나선균, 진균, 미코플라스마도 어느 정도 분포하고 있지만 극히 적다.

구강내에서 점막표면, 혀의 표면, 치면, 치은열구내 및 타액 등 표면성상이나 산소분압 또는 영양공급 등 환경인자가 다른 부위에 존재하므로 각각의 특유한 구강상재균총(oral flora)이 존재한다. 각 구강상재균총의 내용은 정성적으로 근사하지만 양적으로는 크게 다르다. 그러나 혀와 타액, 치면세균막과 치은열구 미생물총은 대체로 비슷하다.

(1) 타액미생물총

타액선에서 분비되는 타액에는 세균이 존재하지 않는다. 그러나 구강에 저류되어 있는 타액 중에는 1 ml당 10^8개의 미생물이 존재하며, 정상성인의 타액을 배양해 본 결과로는 호기성 배양시에 평균 $4 \times 10^7 (5 \times 10^6 \sim 1.1 \times 10^8)$개, 혐기성 배양시에 평균 $1.1 \times 10^8 (1 \times 10^7 \sim 3.8 \times 10^8)$개라고 알려져 있다.

타액 중의 미생물수는 칫솔질이나 음식물섭취시의 연하 등에 의해 크게 변동되는데 하루 중의 변화는 규칙적이다. 즉 취침시에는 세균이 증식하기 때문에 기상직후의 균수가 가장 많고 식후에는 연하에 의해 균수가 감소한다.

타액세균총은 혀의 세균과 관계가 있기 때문에 통성 호기성 균종이 가장 많다. 통성 호기성 그람양성 구균이 다른 어느 부위보다도 분포율이 높은 46% 정도 분포한다. 타액 중에는 상기한 연쇄상구균 이외에도 통성 혐기성 그람음성 구균인 베일로넬라(*Veillonella*)가 약 16% 분포하며, 통성 혐기성 그람양성 간균인 악티노마이세스(*Actinomycetes*), 노카르디아(*Nocardia*), 로티아(*Rothia*), 코리네박테륨(*Corynebacterium*), 프로피오니박테륨(*Propionibacterium*), 렙토트리키아

(*Leptotrichia*) 등이 약 15% 정도 분포한다.

한편, 통성 혐기성 그람음성 간균은 혀와 비슷한 2~5% 정도 분포하며 이외에도 1% 이하의 분포율이지만 유산간균(*Lactobacillus*)과 나이세리아(*Neisseria*)가 분포한다. 그러나 진지발리스(*P. gingivalis*)나 흑색집락형성성의 프레보텔라(*Prevotella*)와 나선균은 혀와 마찬가지로 타액에서도 보통 확인되지 않는다.

타액 미생물총의 중요한 특징은 다른 미생물총에 비교해 통성 혐기성 그람양성 구균이 상당히 많다는 점이다. 특히 살리바리우스(*S. salivarius*)와 포도상구균의 분포가 높은 것이 특징이며, 이들 구균의 분포상황은 협점막과 일치하고 있다.

(2) 혀 미생물총

혀의 뒷면은 유두와 음와(陰窩)로 되어 있기 때문에 표면적이 넓고 음와 부분은 타액 등에 의해 기계적인 세정작용도 받지 않기 때문에 미생물의 밀도도 높다. 혀의 뒷면에서 박리된 상피세포에 부착되어 있는 세균은 세포당 100개 이상이다.

주요 구성세균은 통성 혐기성 그람양성 구균이 약 절반 가까이 차지하며 연쇄상구균이 그 대부분을 차지하고 있는데, 그 중에서도 살리바리우스(*S. salivarius*)가 약 50% 정도를 차지한다. 이 세균은 협점막의 주요 균종이다.

이외에도 통성 혐기성 그람음성 구균인 베일로넬라(*Veillonella*)는 16%, 포도상구균은 6.5%, 나이세리아(*Neisseria*)는 3.5%를 차지한다. 또 유산간균, 코리네박테륨(*Corynebacterium*)이나 노카르디아(*Nocardia*), 악티노마이세스(*Actinomyces*) 및 프리피오박테륨(*Propionibacterium*) 같은 통성 혐기성 그람양성 간균도 높은 비율로 검출되며, 통성 혐기성 그람음성 간균 중 푸소박테륨(*Fusobacterium*)과 캄필로박터(*Campylobacter*)는 3%, 비흑색집락형성성의 프레보텔라(*Prevotella*)는 5%가 검출되었다.

(3) 협점막 미생물총

협점막이나 박리된 상피세포에는 세포당 10~20개의 세균이 부착되어 있는데 이것은 혀의 뒷면에 비해 매우 적은 편이다. 협점막 상의 세균총은 압도적으로 스트렙토코쿠스(*Streptococcus*)가 약 80~90%를 차지한다. 특히 미티스(*S. mitis*)가 전체의 60%를 차지하며 스트렙토코쿠스 중에서는 75~90%를 차지한다. 이어서 살리바리우스(*S. salivarius*)나 상귀니스(*S. sanguinis*)가 10% 정도만 검출되며 기타 균종은 모두 매우 적게 검출된다.

(4) 치은열구의 미생물총

치경부의 법랑질 표면과 그 위를 덮고 있는 유리치은 간의 틈새, 즉 치은열구 미생물총의 절반은 완전 혐기성균이 차지한다. 이들 혐기성균의 높은 분포율은 다른 부위에서는 볼 수 없다.

또 혐기성 구균은 18%이지만 간균은 36%를 차지하며 간균 중에서도 그람음성 간균이 절반 정도의 높은 분포율를 차지하는 특성을 보인다. 즉 푸소박테륨(*Fusobacterium*)은 치은열구보다 조금 적지만 캄필로박터(*Campylobacter*) 및 포르피로모나스(*Porphyromonas*)나 프레보텔라(*Prevotella*), 특히 흑색집락형성성의 균종은 전체 세균수 5% 가깝게 차지하고 있다. 또 나선균의 분포도 흑색집락형성성의 그람음성 간균종과 마찬가지로 치은열구에서는 검출되고 있다.

한편 상귀니스(*S. sanguinis*)를 비롯한 연쇄상구균은 조금 적게 검출되지만 밀레리(*S. milleri*)나 엔테로코쿠스(*Enterococcus*)는 일반적으로 높은 분포율을 나타낸다. 살리바리우스(*S. salivarius*)는 치은열구라도 1% 이하이며 포도상구균은 혀나 타액보다 상당히 낮게 검출된다. 베일로넬라(*Veillonella*)는 조금 많지만 반대로 통성 혐기성 그람양성 간균은 적다.

3) 구강미생물총 형성에 영향을 미치는 인자

구강내의 각 부위에 상재하는 구강미생물총은 각각 특유의 미생물 생태계를 조성한다. 미생물 생태계 조성의 특징은 구강의 국소 부위의 자연환경과 미생물이 가진 다양한 속성과의 상호작용에 의해 이루어진다.

구강질환의 대부분은 내인성 감염이므로 이들 질병의 병소에서는 정상적인 일반 미생물총과 다른 조성 변화를 나타내게 되는데, 대부분 구강미생물총은 원인 병원균종의 비율이 증가한다. 따라서 감염증의 병인을 알기 위해서는 특정균종을 포함한 구강상재균의 정착기전과 그 생태를 알아야 한다.

구강미생물이 치면이나 구강점막에 정착하기 위해서는 타액의 세정작용에 저항하여 균체가 그들의 고유 표면에 견고하게 부착해야 하고, 그 장소에서 증식하여 집락화해야 한다. 즉 부착(adherence) 및 증식(growth)이 미생물의 집락화(colonization)를 좌우하는 두 가지의 큰 변수라고 말할 수 있다.

구강미생물의 부착 및 증식에 영향을 주는 중요한 인자와 기전은 다음과 같다.

(1) 부착

구강 내에서는 타액분비를 비롯한 음식물의 섭취·저작운동 등에 의한 다양한 기계적 세정작용이 끊임없이 이루어지고 있다. 따라서 이러한 세정작용을 견디어 내고 구강의 점막이나 치면에 견고하게 부착할 수 없는 미생물은 즉시 연하되어 구강에서 배출된다. 따라서 미생물의 구강내 국소 부위에 있어 정착에는 이들 표면에 대한 부착기전이 절대적으로 중요한 의미를 가진다.

① 부착친화성

구강 각 부위에서의 미생물의 부착은 균체의 구강표면에 대한 부착능력, 구강표면의 보존력 뿐만 아니라 타액의 분비량, 타액성분, 숙주의 상재미생물총, 감염세균의 농도, 혀와 협점막의 운동, 음식물의 섭취 등 수 많은 요인에 의해 영향을 받는다.

그 중에서도 부착을 좌우하는 가장 큰 요인은 미생물 자신이 지닌 부착친화성이다. 각 부위에 대한 세균의 부착친화성은 세균의 종류에 따라 많은 차이가 난다. 상귀니스(*S. sanguinis*)는 치아면에 대한 부착력이 강하고 살리바리우스(*S. salivarius*), 베일로넬라(*Veillonella*), 유산간균 및 나이세리아(*Neisseria*)는 약하다. 또 자당이 존재하면 뮤탄스(*S. mutans*)는 강한 접착력을 나타낸다. 혀에 대한 부착력은 *S. salivarius*나 *Veillonella*는 강하지만 *S. mutans*, 유산간균 및 *Neisseria*는 약하고, *S. sanguinis*는 중간 정도이다.

협점막에 대해서는 *S. mitior*이 강하고, *S. sanguinis*와 *S. salivarius*는 중간 정도이며, *S. mutans*, *S. salivarius* 및 *Neisseria*의 부착력은 약하다.

실제로 대부분의 미생물의 부착력은 미생물의 구강내 분포량과 상관관계가 있다. 즉 어떤 미생물이 특정 표면에 얼마만큼 부착할 수 있는가는 그 미생물의 부착력에 따라 크게 좌우된다. 따라서 각 부위에 대한 미생물의 부착친화성은 각각의 부위에서 볼 수 있는 미생물총 내용이나 치아의 맹출에 따른 미생물총 변화와도 잘 일치하고 있다. 따라서 각각의 구강미생물이 가진 구강표면에 대한 부착친화성의 차이가 각 부위에 특유의 미생물총을 형성시키는 중요한 요인으로 된다.

친화성을 갖는 직접적인 인자로서는 미생물 표면이나 구강 표면에 있는 각종 물질과 그것에 대한 당수용체, 소수성 물질, 균체의 다당체 등을 들 수 있다.

② 소수성

헥사데칸과 같은 탄화수소에 결합성을 나타내는 소수성이 강한 세균은 일반적으로 획득피막이나 상피세포에 대한 결합력이 강하다. 그러나 소수성을 상실한 상귀니스(*S. sanguinis*) 및 뮤탄스(*S. mutans*)의 변이 균주는 획득피막이나 타액으로 피복한 치면에 부착할 수 없다.

소수성이 강한 균종으로는 *Actinomyces*속 세균, *S. sanguinis*, *S. mitis*, *P. gingivalis* 등이 있다.

③ 정하기전

정전기적 상호작용에 근거를 둔 비특이적인 부착작용도 구강세균의 부착, 특히 초기의 흡착에 중요한 역할을 한다는 것이 알려져 있다. 세균의 표층은 일반적으로 음전하로 하전되어 있고, 특히 그람음성균의 균체표층에 존재하는 글리세롤·인산이나 리피톨·인산의 중합체인 테이코산은 이 하전에 중요한 역할을 담당하고 있다. 또 획득피막이나 상피세포의 표층도 음전하로 하전되어 있다.

이러한 역할은 주로 타액 중에 풍부하게 존재하는 2가의 칼슘 양이온(Ca^{2+})이 가교형태로 연결함으로써 미생물이 구강표면에 흡착된다고 생각하고 있다.

④ 다당체

많은 구강미생물의 체표층에 생산되는 다당체는 렉틴모양 물질에 대한 당수용체로서 활동하는 것 이외에 어떤 종의 것은 직접적 부착인자로서 특정 미생물의 정착에 중요한 역할을 한다. 그 대표적인 예는 치면세균막 형성에 있어 뮤탄스(*S. mutans*)균의 자당에 의존한 부착기전이다.

*S. mutans*는 여러 종의 글루칸 전이효소(*glucosyltransferase*)를 세균체 표층에서 생산한 후 자당과 결합하여 점착성이 높고 비수용성인 글루칸을 합성한다. 이 점착성 다당은 치면에 *S. mutans*나 다른 구강세균을 불가역적으로 결합시키는 불용성 기질로서 작용한다. 그 결과 치면 상에 *S. mutans*를 포함하는 치밀하고 견고한 치면세균막이 형성되는 것이다. 이와 같은 기전에 의한 치면세균막 형성은 *S. mutans*에 의한 우식발생과 밀접하게 연결되어 있다.

S. salivarius, *S. sanguinis*, *A. viscosus*, *Lactobacillus* 등도 미생물의 부착 또는 응집과 관련있는 수용성 글루칸, 푸락탄 또는 복합다당체를 합성하는 것으로 알려져 있다.

(2) 증식 및 균집락화

구강내 표면에 부착한 미생물이 그 장소에서 증식하여 균집락화하기 위해서는 다양한 요인의 영향을 받는다. 주된 요인으로서는 산화환원전위(Eh)와 타액의 유출속도 등의 생리적 환경인자, 내재성 및 외래성의 영양소, 숙주 및 미생물 유래의 각종의 발육저해인자 등을 들 수 있다.

① 산화환원전위

구강은 온도, 습도, pH 및 산화환원전위 등 미생물의 발육에 영향을 미치는 각 종의 환경인자를 충분히 갖고 있다. 이 중에서 구강 각 부위의 세균총 형성에 무엇보다도 큰 영향을 주는 인자는 산화환원전위이다.

건강한 사람의 혀, 타액, 치은의 Eh는 평균 60~310 mV인데 비해 치관부 치면세균막 내의 Eh는 평균 -200 mV로 상당히 낮고 치은열구의 Eh는 평균 -360 mV로 더욱 낮다. 이들 부위의 혐기적 환경형성은 구강의 해부학적 표면구조에서 이루어지는 상재미생물의 용존효소의 소비에 크게 영향을 받는다.

나이세리아(*Neisseia*)나 스트렙토코쿠스(*Streptococcus*) 등 호기성 또는 통성 혐기성의 세균이 최초로 정착하면 그들의 강한 산소 소비능에 의해 국소부위는 혐기성으로 되는데, 이 단계에서 완전 혐기성균의 증식·집락화가 일어나는 것이다. 실제로 증식에 심한 혐기성 환경을 요구하는 나선균이나 포르피로모나스(*Porphyromonas*) 등의 완전혐기성 균종은 Eh가 낮은 치은열구 등의 부위에서 많이 분리된다. 또한 치면세균막 형성의 진행에 따른 구성 세균종의 조성변화는 치면세균막내 Eh의 저하와 깊은 관계가 있다.

② 타액의 흐름

구강의 저작운동에 의해 조성되는 타액의 흐름도 정착화에 영향을 주는 생리적 환경인자이다. 치면이나 점막면에 약하게 부착된 흡착형태의 미생물은 타액의 세정작용과 연하작용에 의해 의해 쉽게 떨어져 제거된다.

상피세포의 박리도 구강미생물의 집락화 억제기전으로 작용하고 있다. 상피세포면에서의 미생물의 발육은 해당 세포의 신구교대속도에 의해 제한되며, 상피세포점막조직으로부터 분비되는 분비액도 점막면에 미생물이 부착하는데 장벽이 된다.

③ 영양소

세균도 다른 모든 생물과 마찬가지로 생명유지와 증식을 위해서 필수영양소의 공급이 불가결하다. 영양소는 모든 생체반응을 위한 에너지원이 되며 균체를 구축하기 위한 소재가 된다.

미생물이 발육하기 위한 영양소로서는 탄수화물 등의 탄소원, 아미노산이나 펩타이드 등의 질소원, 각종 무기염류 및 각종 발육인자(세균, 비타민) 등을 들 수 있다.

구강미생물에 따른 영양소 구성은 균종에 따라 다양하고 크게 다르다. 필요한 영양소가 특정 부위에 공급되는가의 여부에 따라 각 미생물의 구강내 분포는 크게 영향을 받게 된다. 이들 영양소에는 숙주 유래의 내재성인 것과 음식물 등의 외래성인 것이 있다.

④ 각종 발육저해인자

구강미생물이 구강내에서 분열증식하는 속도는 하루평균 3~4회로 추정되고 있다. 이는 분열에 필요한 영양량이 제한되어 있는 것도 한 가지 원인이지만 각 서식부위에서 다수의 발육저해인자가 미생물의 증식을 선택적으로 억제하고 있기 때문이다.

이들 발육저해인자에는 숙주유래의 것으로 라이소자임(*lysozyme*), 락토피옥시다제(*lactoperoxidase*), 락토페린(*lactoferrin*), 면역글로불린 및 백혈구 등이 있고, 상재미생물 유래의 것으로는 대사산물이나 박테리오신(*bacteriocin*) 등을 들 수 있다.

Lysozyme

라이소자임(*lysozyme*)은 타액이나 눈물 등의 체액과 백혈구 등에 널리 존재하는 가수분해 효소로서 펩티도글라이캔의 당사슬을 분쇄하고 세균의 세포벽을 붕괴시키는 작용을 한다. 구강의 상재미생물의 대부분은 이 효소에 대하여 저항성을 갖고 있지만 외부로부터 유입된 일과성세균은 저항성이 없기 때문에 항균적으로 작용하여 정착에 큰 영향을 준다.

*Lactoperoxidase*과 *lactoferrin*

이하선 타액에는 유산간균과 연쇄상구균의 발육을 억제하는 과산화수소와 락토퍼옥시다제계(*lactoperoxidase*)가 있다. 또 철결합성 단백인 락토페린(*lacto-ferrin*)이 타액에 포함되어 있어 특정 세균의 발육을 저지한다. 이 발육저지작용은 환경 중의 유리 철의 농도를 세균의 발육에 필요한 농도 이하로 떨어뜨림으로써 이루어진다.

면역글로불린과 백혈구

타액이나 치은열구 삼출액 중에는 감염방어기전의 일환으로 각종 면역글로불린이 포함되어 있다. 타액 중의 중요한 면역글로불린은 분비형 IgA이다. 이것은 일반적으로 점막면에 대한 바이러스감염을 방어하는 역할을 하지만 세균감염에 있어서도 면역학적 방어의 역할을 담당하고 있다. 치은열구액에는 백혈구와 함께 IgG, IgA 및 IgM이 혈청과 같은 정도로 포함되어 있어 감염방어계로서 기능하고 있다.

상재미생물 유래의 항균성물질

구강상재미생물 유래의 각종 항균성물질도 일과성세균의 정착을 방해한다. 뿐만 아니라 구강상재미생물 간의 길항작용을 통해 세균총의 천이에 결정적인 하나의 큰 요인으로 작용한다.

구강상재미생물 유래의 항균성물질으로서는 박테리오신(*bacteriocin*), 박테리오파지(*bacteriophage*)를 비롯해 유기산, 지방산, 과산화수소, 설폭사이드(*sulfoxide*), 암모니아, 유화수소 등의 각종 대사물질을 들 수 있다.

*Bacteriocin*이란 단백성 항균성 물질을 말하며, 작용양식은 살균적이지만 일반적으로 항균작용범위가 좁다. 그러나 그람양성균에는 폭넓은 항균작용을 나타낸다.

3. 구강미생물과 치면세균막

구강위생이 불결한 치아의 표면에는 시간이 지남에 따라 칫솔질이나 water spray로는 제거되지 않을 만큼 강하게 치면에 고착된 침착물이 축적된다. 이 침착물을 치면세균막, 또는 치태라고 하며 그 일부를 현미경으로 관찰하면 다수의 다양한 세균이 보인다.

치면세균막(dental plaque)은 구강위생이 불결하거나 식이나 대사작용, 또는 환경요인에 의해 치아의 표면에 시간이 경과함에 따라 부착한 퇴적물로 일반적인 구강세정이나 칫솔질로는 용이하게 제거하기가 곤란하며, 치아우식, 치석형성의 핵, 그리고 치주병을 유발하는 세균증식의 원인이 된다. 치면세균막의 약 75%는 세균으로 구성되어 있고, 이들 세균이 생산한 세포외중합물(대부분은 다당체)과 타액유래의 당단백이 20% 전후, 그외 Ca이나 P 등의 무기물로 구성되어 있다. 치면세균막에서 가장 많이 검출되는 세균은 역시 연쇄상구균으로 전체 배양세균수의 30% 정도를 차지한다. 그러나 치면세균막에 있어 연쇄상구균의 분포는 혀나 타액에 비교하면 상당히 낮은 편이다.

치면세균막의 연쇄구균중 가장 많은 것은 *S. sanguinis*로 전체 연쇄상구균의 약 절반을 차지하고 나머지는 *S. mitior*가 차지한다. 혀나 타액에서는 *S. mutans*나 *S. milleri*는 분포도가 매우 낮지만 치면세균막에서는 상당히 높은 분포를 나타내기도 한다.

1) 치면세균막의 형성기전

① 피막(pellicle)의 침착

청결한 치면에 최초로 부착하는 것은 타액 중의 당단백질(glycoprotein)인데 매우 짧은 시간에 1~15 μm의 균질한 층을 형성한다. 이것을 획득피막(acquired pellicle)이라고 한다.

② 세균의 부착에 의한 집락형성

피막 위에 세균이 부착하여 증식한다. 부착하는 세균의 종류는 제한되나 어떤 종류는 선택성이 주어진다. 부착되는 세균은 구강연쇄상구균 중의 뮤탄스(*S. mutans*)나 상귀니스(*S. sanguinis*)이다. 이들 연쇄상구균은 glycosyltransferase(G Tase)나 fructosil transferase(F Tase) 등의 전이효소를 생산하여 glucose(포도당)나 fructose(과당)를 축합하여 glucane(α-1-6 및 α-1-3이 결합한 글루코스 중합체)이나 fructane(β-2-6 결합된 프록탄 중합체) 등의 다당체를 만든다(그림 10-1).

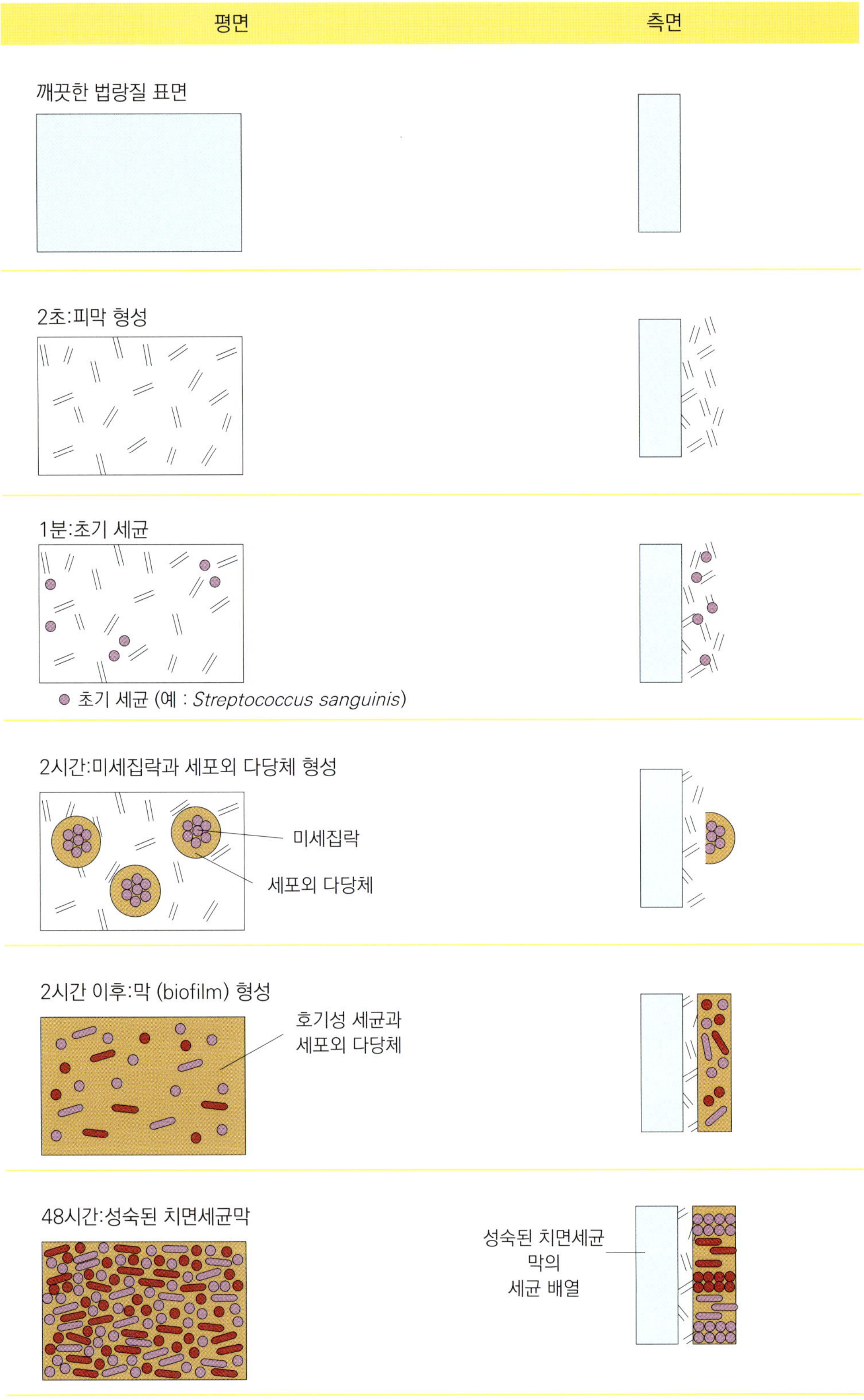

| 그림 10-1 | 깨끗한 법랑질 표면에서의 치면세균막 형성과정

③ 세포의 다당류 합성

이들 다당체는 접착성이 있어 세균을 평활면에 부착시키며 세균을 응집하는 작용도 갖고 있다. 특히 스트렙토코쿠스 뮤탄스(*Streptococcus mutans*)는 주로 글루코스 1-3 결합을 분지하여 불용성인 균체외 다당류를 합성한다. 치면세균막 중에 포함되어 있는 불용성 다당류는 주로 이 형태의 다당체이다.

이 연쇄상구균에 포도당이나 과당을 가한 경우보다는 자당(sucrose: glucose와 fructose가 분자결합한 것)을 가한 경우가 보다 많은 양의 균체외 다당류를 형성한다(그림 10-2).

치면에 부착된 세균이 증식하면 치은연이나 치면의 작은 소와열구를 따라 불연속적인 융기물들이 출현한다. 이 융기물은 한천배지에서 발생하는 세균집락(bacterial colony)과 유사하며 plaque unit라고 부른다. 다음 단계로는 이들 각각의 독립된 plaque unit가 커다랗게 증식하여 서로 유합하여 형태적 특징을 상실한 층상을 만들어 치아표면을 덮는다.

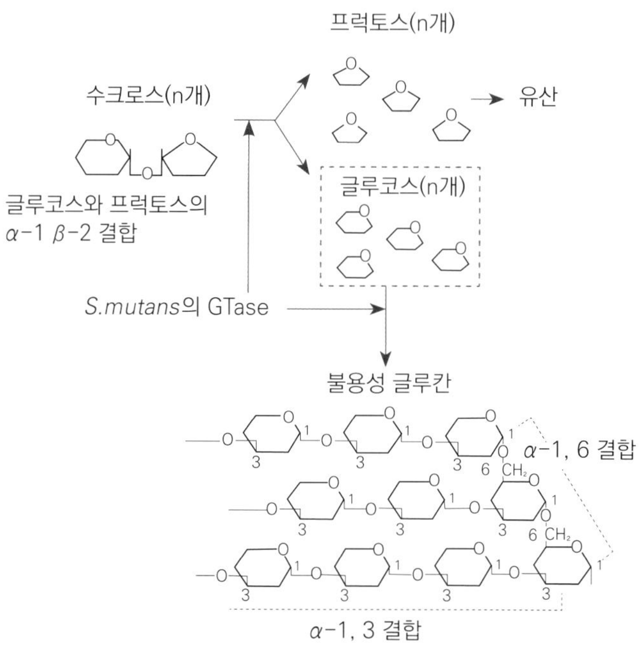

그림 10-2 *Streptococcus mutans*에 의한 불용성 글루칸의 생성

④ 초기 치면세균막 세균총 형성

치면세균막 중의 세균 종류나 비율은 끊임없이 변하기 때문에 매우 복잡한 양상을 나타낸다. 이들 많은 종류의 세균은 공생하면서 치태세균총(plaque flora)이라는 생태계를 형성한다.

치면세균막에 celluloid strip을 댄 후 광학현미경으로 관찰하면 3일까지는 대부분 구균이 관찰되나 5일부터는 사상균이 출현하며 7일 후에는 다시 구균이 주를 이루지만 사상균도 현저히 증가한다.

⑤ 치면세균막의 성숙

치면세균막 세균총을 구성하는 세균 중 중요한 것의 비율을 매일 관찰하면 그림 10-3과 같은 결과를 얻을 수 있다. 모든 시기에 걸쳐 연쇄구균이 약 50%를 차지하여 가장 우세하며 초기 치면세균막에서는 우세했던 호기성인 나이세리아(*Neisseria*)나 노카르디아(*Nocardia*)는 점차 감소한다. 그 대신 악티노마이세스(*Actinomyces*)나 베일로넬라(*Veillonella*), 코리네박테륨(*Corynebacterium*) 등이 증가한다. 또 7일 이후의 치면세균막에서는 구성 세균의 종류나 비율이 거의 일정하다.

상기한 균종 이외에 전체비율로는 낮지만 푸소박테륨(*Fusobacterium*)을 비롯한 혐기성균이 증가한다. 구강스피로헤타나 나선균의 출현도 관찰된다. 이와 같은 주로 혐기성 그람양성간균이나 운동성 간균을 함유한 치면세균막을 성숙치면세균막이라고 하며 치석의 기질 역할을 한다(표 10-2).

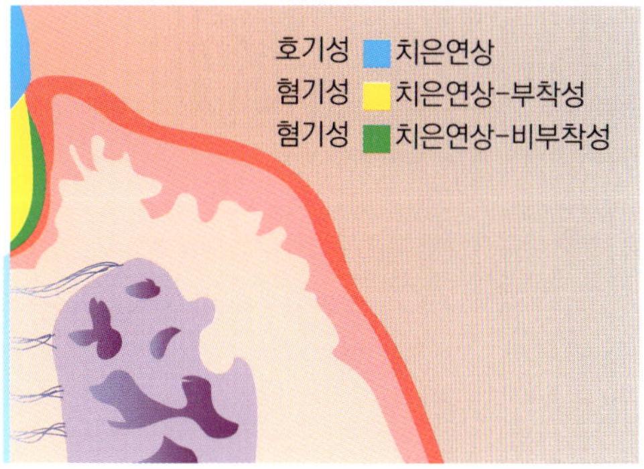

치면세균막 내 세균집락화

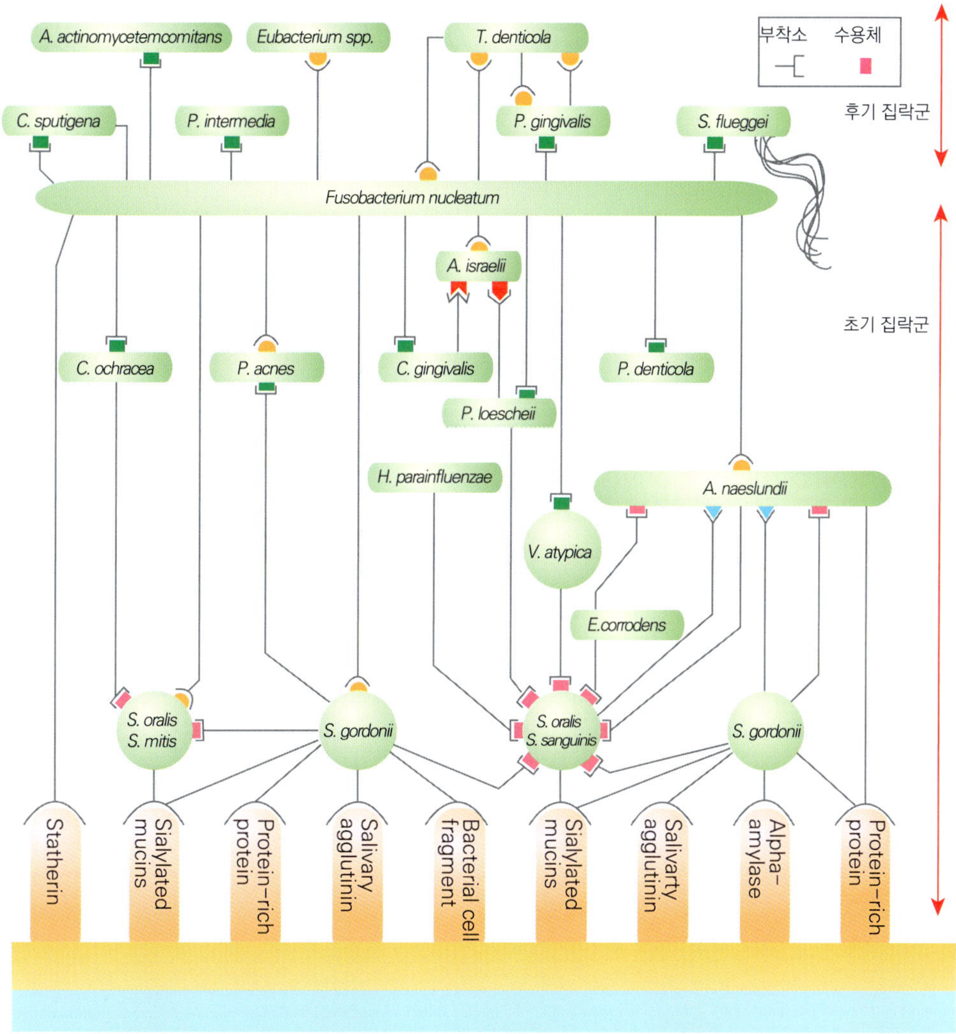

그림 10-3 치은치면세균막을 형성하는 구강미생물의 상호작용

| 표 10-2 | 치은연상과 치은연하 치면세균막 세균총의 비교

	치은연상 치면세균막	치은연하 치면세균막
세균의 밀도(1 mg)	10°에 가깝다	10°
Gram 염색성	Gram 양성균이 대부분	Gram 음성균이 대부분
주된 세균	구균 방선균 선상균	작은간균 스피로헤타
운동성균	적다	많다
에너지원	타액(주로 탄수화물)	치은열구삼출액(주로 아미노산)
주된 병원성	치아우식증 치은염	치주염

2) 치석

치석은 경성부착물로 석회화된 치면세균막이다. 구성성분은 70~90%의 무기질 성분과 15~20%의 유기질 성분으로 이루어져 있으며 그 비율은 나이, 부착물의 정도 및 위치에 따라서 다양하다. 치은연상치석은 타액의 칼슘과 인을 석회화해서 만들어진다. 치은연하치석은 치은열구의 삼출액의 무기염류를 석회한 것으로 색깔은 암갈색이고, 단단하다.

Chapter 11

치아우식과 미생물

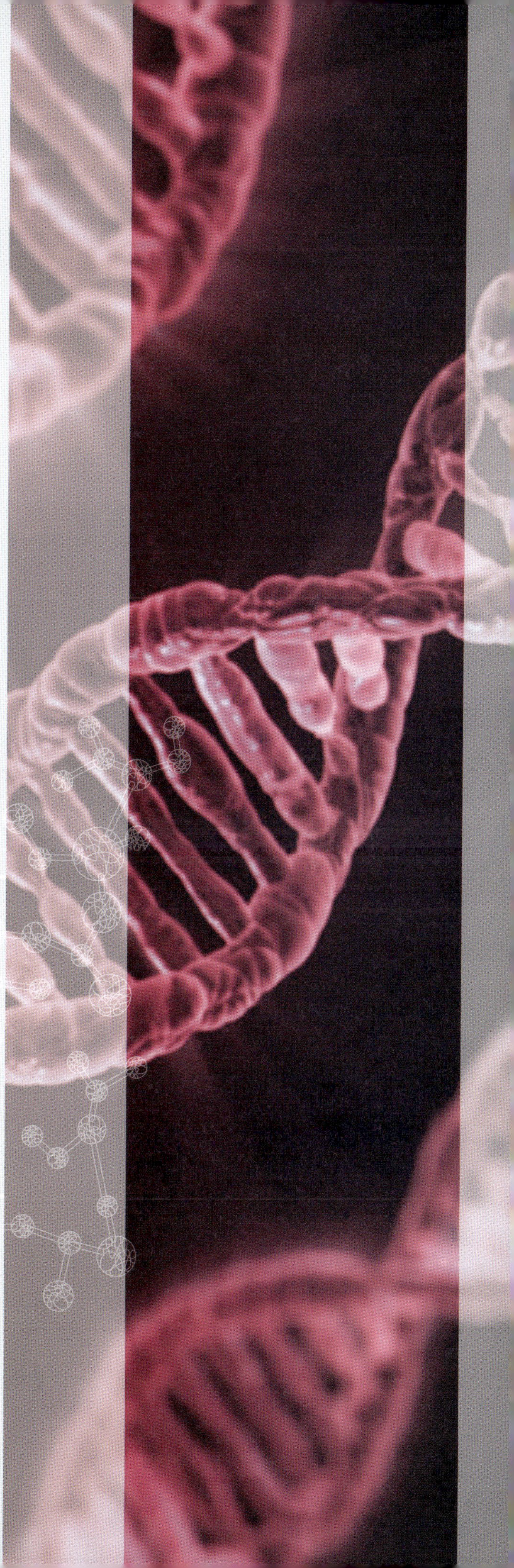

학습목표

- 구강감염증을 내인성 감염증과 외인성 감염증으로 분류할 수 있다.
- 치아우식 발생부위별 주요 구강미생물을 열거 할 수 있다.
- 치아우식의 발생기전을 설명할 수 있다.
- *Streptococcus mutans*의 특성을 설명할 수 있다.

Contents

1. 구강감염증

구강에 발생하는 감염증은 구강상재균이 원인이 되어 일어나는 내인성감염(endogenous infection)과 외래로부터 침입한 병원균이 원인이 되어 일어나는 외인성감염(exogenous infection)으로 구분한다.

1) 내인성 감염증(endogenous infection)

구강위생이 불결하기 때문에 국소의 세균이 증가함에 따라 숙주의 저항성과 미생물의 병원성 상호간의 균형이 깨어져 발병에 이르게 되는데, 치아우식증, 치주질환과 면역력이나 생체의 저항력이 저하된 경우에 발병하는 방선균증이나 칸디다증과 같은 질환이 대표적이다. 발생빈도는 치아우식증, 치주질환의 경우가 압도적으로 많아 구강감염증의 90% 이상을 차지한다. 이들 질환은 원인에 따라 균이 항상 1종류인 경우는 거의 없고 대부분이 세균이 2종류 이상의 혼합감염의 경과를 거친다.

2) 외인성 감염증(exogenous infection)

외래성의 병원균에 의한 감염에는 구강에 원발하는 경우와 전신증상의 일부가 구강에 나타나는 경우가 있다. 주요질환으로는 구내염, 유행성 이하선염, 화농성 이하선염, 타액선 염증과 매독, 결핵 및 herpes 등 몇가지 바이러스성 질환을 들 수 있으며, 종양으로는 치육종, 설암, 구개암, 피상낭종, 에나멜 상피종, 치아종 등이 있다.

2. 치아우식증(dental caries) 정의

치과질환 중 가장 대표적인 질환인 치아우식증이란 음식, 특히 전분과 당분 및 치면세균막을 형성하는 세균과의 복잡한 상호작용에 의해 치아 경조직이 붕괴되어 점차 통증을 나타내다가 결국에는 치아를 상실하는 일종의 세균성 질환을 말한다.

치아 경조직이란 에나멜질, 상아질 및 세멘트질을 말하는데 모두 무기질인 인산칼슘과 콜라겐이나 α-케라틴과 같은 경단백질 및 다당류 등의 유기질로 구성되어 있다. 따라서 치아 우식이란 치아의 인산칼슘분해 → 탈석회 및 경단백질의 분해 → 용해→ 염증→ 통증발현→ 치아탈락이 순서적으로 일어나는 병리변화를 말한다.

면역기능이 약해진 허약체질의 환자에게 치아우식증이 발생하면 다른 신체부위로 전파될 가능성이 있으며, 부차적으로 부식, 통증, 탈락이 있는 경우에는 저작기능을 방해하여 영양장애 및 소화장애를 유발할 수 있다.

치아우식증의 예방을 위해서는 당분섭취를 줄이고 치아위생을 위한 습관적인 잇솔질과 정기적인 치석제거로 치아조직의 감염, 자극 및 파괴를 예방할 수 있다.

3. 치아우식 발생부위별 주요 구강세균

치아우식은 발생부위에 따라 다음과 같이 구분된다. 소와열구우식(pit and fissure caries),평활면우식(smooth surface caries), 치근면우식(root surface caries), 심부상아질우식(deep dentinal caries)등이다. 이들 부위는 형태적으로나 구조적으로 서로 다르며 치아우식의 양상도 서로 다르다. 치아우식이 생기는 부위를 구조별로 분류하면 표 11-1과 같다.

| 표 11-1 | 실험동물의 우식 형태와 병원균

치아우식의 종류	주요 구강세균
소와열구 우식	***Streptococcus mutans*, *Lactobacillus* sp.**, *Actinomyces* sp., *Other Streptococcus*
평활면 우식	***Streptococcus mutans***, *Streptococcus salivarius*
치근면 우식	***Actinomyces viscosus, Actinomyces naeslundii,*** *Lactobacillus sp., Other filamentous rods, Streptococcus mutans, Streptococcus sanguinis,*
심부 상아질 우식	***Lactobacillus* sp., *Actinomyces naeslundii,*** *Actinomyces viscosus,* **Other filamentous rods**, *Streptococcus mutans*

※ 굵은 글씨는 주요 원인 균

1) 소와열구 우식(pit and fissure caries)

가장 발생빈도가 높은 형의 우식으로 이 부위 세균의 정착은 물리적으로 고려하여 구강내의 어느 균이라도 정착하기에 가능하다. 실제로도 이 부위에서는 다수의 세균이 분리되며, 따라서 이 형의 우식에는 *Streptococcus mutans*나 *S. sanguinis*, *Lactobacillus* 및 *Actinomyces* 등 산생산성과 내산성 모두 다양 다종한 균이 관여한다고 생각된다.

2) 평활면 우식(smooth surface caries)

성인에서는 인접면 우식, 소아에서는 범발성 순면우식이 여기에 속한다. 치아평활면에 정착성은 균종에 따라 차이가 있으며 불용성 다당류 생산성이 강한 *Streptococcus mutans*가 이 형의 우식에 가장 관련이 깊다.

3) 치근면 우식(root surface caries)

치근면에 표층인 세멘트질은 에나멜질 표층과는 표면구조와 석회화 정도도 다르다. 이 부위에 정착하고 있는 세균은 *Actinomyces viscosus*나 *Actinomyces naeslundii*같은 선상간균이 우세하나 *Streptococcus mutans*, *S. sanguinis*같은 연쇄상구균도 검출된다.

4) 심부상아질 우식(deep dentinal caries)

상아질 우식은 에나멜질 우식이 진행된 상태 또는 치관 수복 후의 이차 우식으로 발생한다. 다른 부위의 우식 병소보다도 혐기성 상태가 강하며 정착하고 있는 균총도 다르다. 이 병소에서 검출되는균 중 검출빈도가 높은 균종은 혐기성균인 *Lactobacillus*종을 비롯한 혐기성 그람 양성 간균이 대부분이나 *Actinomyces naeslundii* 등도 분류된다.

4. 치아우식의 기전

치아우식에서 나타나는 가장 특징적인 변화는 치질의 탈석회, 즉 경조직 중의 인산칼슘이 분해되어 칼슘이 용출되는 것이다. 이 화학변화는 세균이 당을 발효시킬 때 생성되는 젖산에 의해 일어난다.

$$\underset{\text{(hydroxyapatite)}}{Ca_{10}(PO_4)_6(OH)_2} \xrightarrow{\text{8H + (산)}} \underset{\text{(칼슘)}}{10Ca^{2+}} + \underset{\text{(인산)}}{6HPO_4^{2-}} + \underset{\text{(물)}}{2H_2O}$$

즉, 치아성분의 병적 변화는 산에 의한 탈석회를 말하며, 우식원성 세균의 조건은 산생산능력이 강력해야만 한다. 그러나 생선된 산이 치아성분에 직접 작용하기 위해서는 산생성균이 치면에 정착하여 증식할 필요가 있다. 동시에 생성된 산이 일정 시간 동안 치면에 저류되지 않으면 안된다. 이와 같은 조건을 갖춘 것이 치면세균막이다.

따라서 치면세균막 형성능력도 우식원성 세균의 필요한 성상이다. 이상과 같은 성상을 갖춘 세균은 *Streptococcus mutans*이다. 이 균에 의한 우식 형성기전은 다음과 같다(그림 11-1).

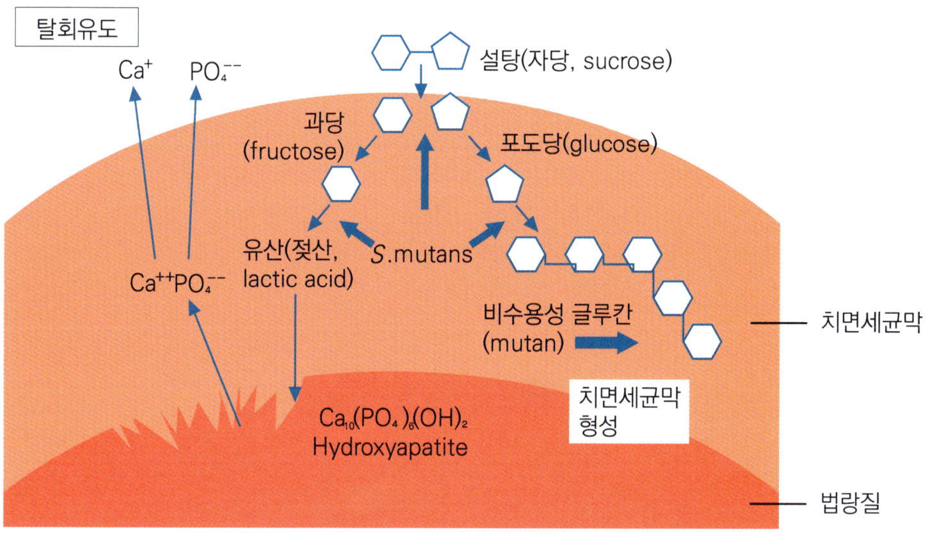

| 그림 11-1 | 치면세균막 형성과 우식발생의 기전

*Streptococcus mutans*은 표면 부착 구조물인 부착소를 이용하여 획득피막의 당단백질에 결합한다. *S. mutans*는 글루코실트랜스페라제(glucosyltransferase, Gtf)와 프룩토실트랜스페라제(fructosyltransferase, Ftf)를 세균 밖으로 분비한다. 이들 효소는 설탕(sucrose: 포도당과 과당으로 이루어진 이당류)을 단당류인 포도당(glucose)과 과당(frucotose)으로 분해하며, 이들 중 과당(frucotose)은 당을 발효하여 에너지를 얻으며, 대사산물로 유산을 생산한다. 한편 포도당(glucose)은 글루코실트렌스페라제(glucosyl transferase, G Tase)의 작용에 의해 중합되어 균체외 다당류인 글루칸(glucan)이 생성된다. 이 글루칸(glucan)은 α-1,3 결합을 함유하고 있기 때문에 불용성인 동시에 접착성이 높다.

이 접착성에 의해 *Streptococcus mutans*는 치아의 평활면에 쉽게 불용성의 글루칸을 생산하여 치면세균막를 형성한다. 생성된 젖산은 이 치면세균막에 의존하면서 확산되거나 유실되지 않고 국소적으로 체류할 수 있기 때문에 치면세균막의 pH가 저하되며, 국소 pH가 5.0 이하로 되면 경조직 중의 수산화인회석(hydroxyapatite)가 수용성의 Ca^{2+}와 PO_4^{2-}로 분해되어 치아성분에서 유리되면서 탈석회가 일어나 우식이 발생한다. 덱스트란(dextran)은 α-1,6 결합을 하는 수용성으로 치면세균막에 존재하더라도 정체되는 산이 적어 우식원성도 약하다.

5. Streptococcus mutans의 특성

뮤탄스 연쇄구균(Mutans streptococci)는 몇 가지 세균 종(*S. mutans, S. sorbrinus, S. cricetus, S. rattus, S. ferus, S. macacae, S. downei*) 및 8가지 혈청형(serotypes a-h)으로 이루어진 집단이다. 이 중에서 사람의 구강에서 발견되는 균은 *S. mutans*(혈청형 c/e/f)와 *S. sorbrinus*(혈청형 d/g)이며, 나머지는 사람에서 드물게 나타난다. 특히, 치아우식의 주요원인균은 *S. mutans*이며, 특성은 다음과 같다.

1) 치면의 부착능력과 치면세균막 형성

*S.mutans*는 부착소(adhesin)로 작용하는 표면 단백질이 있어 치면의 초기부착에 관여한다. 또한, 설탕(자당, sucrose)으로부터 글루칸(뮤탄, mutan)을 만들어서 세포 표면에 존재하는 글루코실트랜스퍼레이즈(Glucosyltransferase, Gtf)와 글루칸부착단백질(glucan binding protein)에 부착하여 세균 간 결합을 매개하며 치면세균막을 형성한다(그림 11-2).

2) 유산 생산과 수산화인회석 탈회 유도

*S. mutans*는 설탕(자당, sucrose), 포도당(glucose) 등에서 유산(젖산, lactic acid)을 생산할 수 있다(그림 11-2). 생성된 유산은 치면세균막 내에서 치면의 pH를 5.5 이하로 낮추어 수산화인회석(hydroxyapatite, $Ca_{10}(PO_4)_6(OH)_2$을 분해해 탈회(demineralization)를 유발한다.

3) 세포 외 다당류 및 세포 내 다당류 합성

*S. mutans*는 설탕으로부터 세포 외 다당류인 글루칸(뮤탄, glucan), 프럭탄(fructan, levan)을 생산하여 치면세균막 내 세균 간 결합을 매개하거나(그림 11-2) 혹은 치아 표면에 세균 부착하는 것을 돕는 역할을 한다. 또한, 세포 내에서는 세포 내 다당류를 합성하여 합성하여 지속적인 유산 생성 등 세균의 에너지원으로서 사용한다.

4) 내산성(acid tolerance)

대부분의 세균은 중성 영역에서 서식하나, *S. mutans*는 세포막에 F-type-H(+)-ATPase(proton pump)를 가지고 있어 양성자(proton)을 세포 외부로 배출하여 산성환경에서 내부 pH 환경을 유지할 수 있다. 그러므로, *S. mutans*는 pH 5 이하의 산성 환경에서 생존할 수 있는 내산성을 지니고 있다.

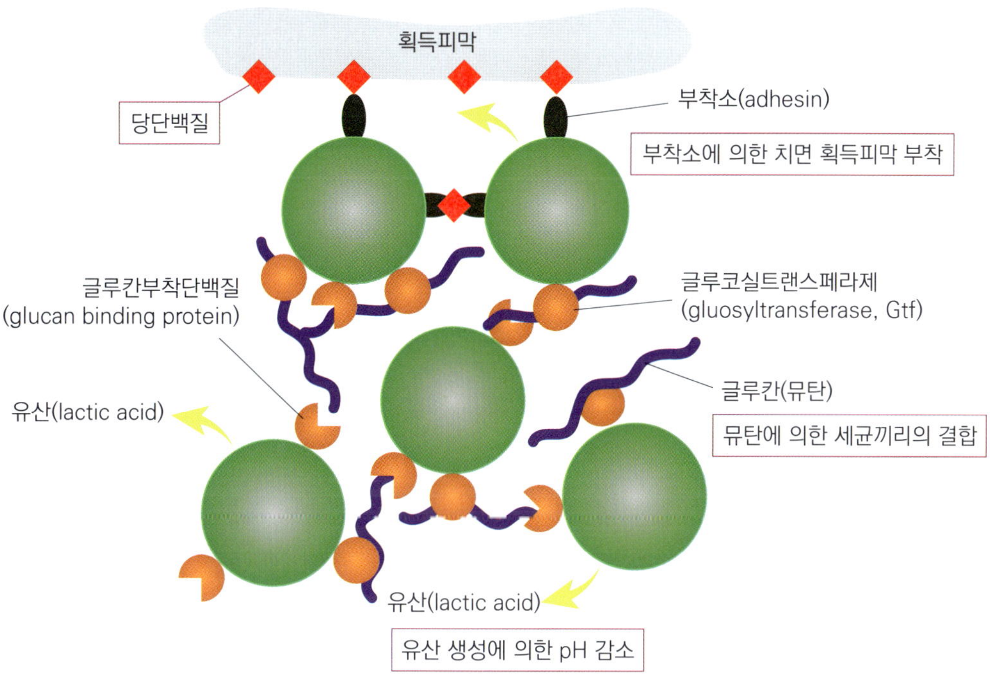

| 그림 11-2 | ***S. mutans*에 의한 치아우식 유발과정(치면부착, 다당류 합성, 산의 생성)**

Chapter 12

치주질환과 미생물

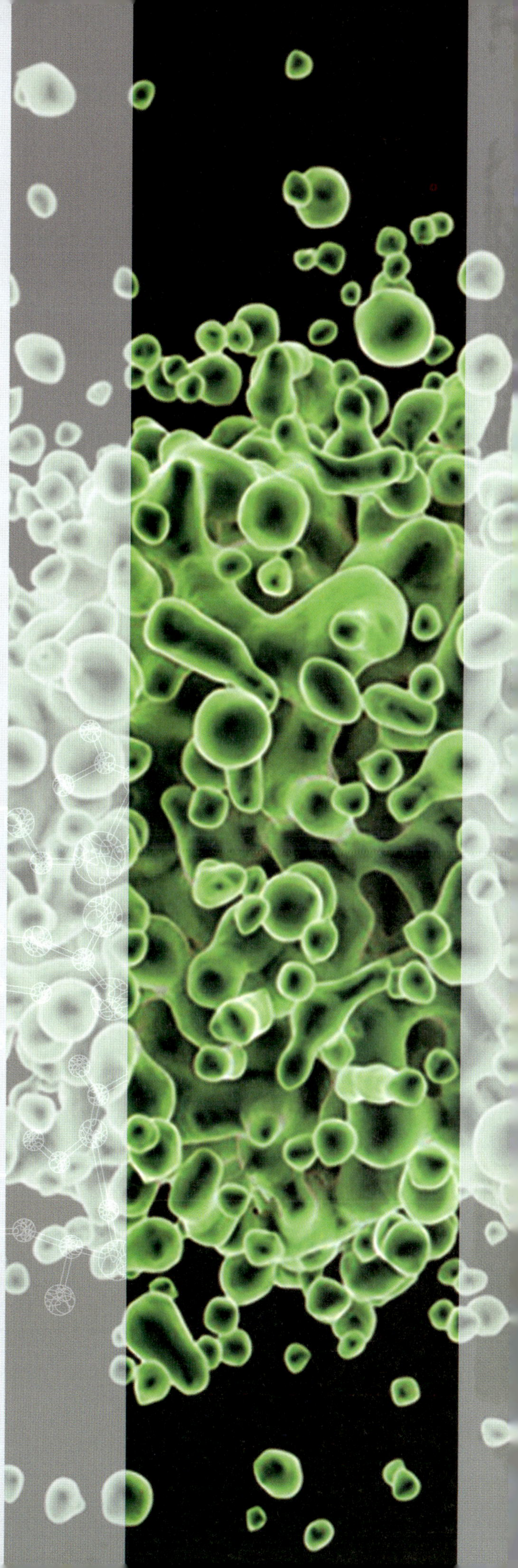

학습목표

- 치주질환과 세균과의 관계를 설명할 수 있다.
- 치주질환을 일으키는 세균의 내독소와 외독소를 설명할 수 있다.
- *Aggregatibacter actinomycetemcomitans*의 특성을 설명할 수 있다.
- *Porphyromas gingivalis*의 특성을 설명할 수 있다.
- *Prevotella intermedia*의 특성을 설명할 수 있다.

Contents

1. 치주질환(Periodontal diseases)

치주질환은 세균의 의해 발생하는 치주조직의 감염증으로, 치은염과 치주염으로 나누어진다. 대부분의 치주질환은 치은염에서 발생되어 치주염으로 발전되는데, 치은염은 치면세균막과 함께 잇몸의 염증을 수반하는 것이고, 치주염은 잇몸, 치조골, 치주인대, 백악질의 염증반응을 말한다. 치주염의 발병과 진전에는 치주낭과 잇몸 틈새에 서식하는 상재균총, 즉 *Actinomyces, Nocardia, Corynebacterium* 등이 밀접히 관계하고 있다(표 12-1).

이들은 치석형성에 관여하며 결과적으로 잇몸의 종창과 출혈로 인한 염증으로 구취가 심해지며, 방치 시에는 조직괴사로 인한 치아상실과 골성분의 유실은 물론, 종양 등을 유발한다.

| 표 12-1 | 치은염과 치주염의 분류

구 분	특 징	관여하는 주요 세균
치은염		
급성 괴사성 궤양성 치은염	치간유두의 궤사, 출혈, 통증 동반	*P. intermedia, Spirochaeta*
사춘기성 및 임신성 치은염	사춘기, 임신시, 스테로이드 요법시 발생 심한 치은의 염증, 비대, 부종 동반	*P. intermedia* *Porphyromonas gingivalis*
치주질환		
만성 치주염	치주질환의 대부분 차지(80%) 연령증가에 따라 빈도 및 심도가 증가	*P. gingivalis, T. forsythia* *P. intermedia*
급진성(유년성), 사춘기전 치주염	호르몬 영향 및 유전적 결함 등으로 발생 급속히 진행	*A. actinomycetemcomitans*
급속 진행성 치주염	급속히 진행, 결합조직 상실, 치조골 상실	*P. gingivalis*

2. 치주질환이 세균에 의해 생성되는 이유

(1) 치주염의 정도와 치면세균막의 축적량은 관련성이 있다.

치면세균막은 세균과 그 생성물로 이루어진다. plaque index (PI)에 표기된 치은연의 치면세균막의 양과 gingival index (GI)에 표기된 치은의 염증정도 사이에는 상관관계가 있음이 증명되고 있다.

(2) 치면세균막의 축적에 따라 치주염이 발생한다.

Loe, H.나 Theilaid, E.는 건강한 치주조직을 지닌 사람의 칫솔질을 금지하여 치면세균막을 축적시키면 치주염이 발생하며 다시 기계적으로 치면세균막을 제거하면 치주염이 경감되면서 차츰 낫는다는 사실을 알아냈다. 이는 치면세균막을 축적시켜 실험적으로 치주염을 일으켜서 치면세균막과 치주염의 관계를 증명한 것이다.

(3) 치주질환의 치료에 항생제가 효과적이다.

치주질환의 하나인 급성 괴사성 궤양성 치은염(ANUG)의 급성기에는 항생물질을 전신적 또는 국소적으로 투여하면 효과적이다. 이것은 치주질환의 원인이 세균이라는 것을 입증해 준다. 이 밖에도 치주질환에 감수성인 실험동물의 사료에 항생제를 첨가하면 치주질환으로 인한 치은소식이나 골소식의 파손이 급격히 감소한다.

(4) 치주질환은 전염된다.

Keyes와 Jordan은 햄스터의 치주질환이 *Actinomyces viscosus*에 의해 전염된다는 것을 증명하였다. 또 Dick과 Shaw는 집쥐의 치주질환이 배설물을 통해 치주질환이 없는 쥐에게로 전염된다는 사실을 확인하였다.

또한 사람에게서 유래한 *Streptococcus*나 *Actinomyces* 등에 의해 무균상태인 쥐나 햄스터에게서 치주질환이 발병할 수 있음이 보고되었으며 이들 결과는 동물의 치주질환이 전염병의 성질을 갖고 있으며 전파된다는 것을 입증하고 있다.

(5) 치면세균막 및 치은열구내의 상재균에는 잠재적 병원성이 있다.

치면세균막이나 치은열구내의 내용물을 몰모트의 피하에 주사하면 농양을 일으킨다. 이것은 치면세균막이나 치은열구내에 상주하는 세균도 전체적인 세균의 양이 많아지면 병원성을 발휘할 수 있다는 것을 의미한다. 또 치은열구내에서 분리되는 여러 가지 세균은 조직손상을 일으켜 각종 분해효소나 세포 장해성 인자를 생성한다는 것이 증명되었다.

이상은 치주질환이 구강 상재균에 의해 일어나는 질환이라는 것을 시사하는데 현재까지는 일반감염증에서 특이적인 구강 상재균을 발견했다는 보고는 거의 없다. 치주질환의 병인으로는 전체 치면세균막의 양적 증가에 따른 비특이적인 감염이라는 생각과 여러 형태의 치주질환에 대응하는 각각의 특이적인 병원균이 있다는 생각이 있다.

현미경을 통한 추정으로는 건강한 치은구와 병적 치주낭의 내용물 속의 균수는 각각 1.3×10^{11}/g과 2.1×10^{11}/g이다. 이 사실로 미루어 볼 때 균속의 증가가 치주질환의 발병에 커다란 요인으로 작용하고 있다는 것을 알 수 있다.

그러나 모든 치은염이 치주염으로 진전되는 것은 아니며 또 현저한 치석 축적을 수반하지 않으면서도 급격한 치주 조직파손을 초래하는 급진성(유년성) 치주염과 같은 병변도 있다. 이러한 사실들은 치주질환 전부가 단순히 비특이적인 세균량의 증가만으로는 설명될 수 없다는 것을 의미한다.

최근에 건강한 치은열구와 병적 치주낭의 세균총을 비교 분석한 결과 여러 형태의 치주질환에는 각각 특이적인 세균 또는 세균군이 관여하고 있다는 사실이 밝혀졌다.

3. 치주질환과 국소세균총

(1) 건강한 치주조직의 세균총

건강한 치주조직의 경우에는 치은열구도 깊지 않고 치은연상의 치석량도 적다. 세균총 중의 구성세균은 *Streptococcus mitis*나 *Streptococcus sanguinis* 등의 통성혐기성의 Gram 양성 구균 및 *Actinomyces viscosus*, *Actinomyces naeslundii*, *Rothia dentocariosa* 등의 Gram 양성 간균이 주종을 이룬다. 이외에도 비율은 낮으나 당분해성 *Porphyromonas*나 *Capnocytophaga* 등의 Gram 음성 간균도 함유되어 있다.

Listgarten이 현미경 관찰을 한 결과로는 압도적 다수의 구균이 관찰되었으며 일부 간균과 스피로헤타나 비브리오 등의 운동성 균의 1/40에 지나지 않았다. 이러한 결과로 볼 때 건강한 치은열구내의 세균총은 치은연상 치석중의 세균총과 매우 유사하다는 것을 알 수 있다.

(2) 치은염의 세균총

치은염의 주원인은 치면세균막의 침착과 세균의 활동으로 발생된다. 치은의 염증으로 발적, 부종, 출혈 등의 증세를 나타내고 조직의 변화를 초래한다. 초기에는 그람양성균과 조건 무산소성 미생물이 많다. *Actinomyces* 균종의 증가와 함께 *Capnocytophaga* 균종처럼 이산화탄소-요구성 균종 및 무산소성 그람음성 미생물이 차지하는 비율이 증가한다. 출혈이 있는 곳에는 *Porphyromonas gingivalis* 나 *Prevotella intermedia* 같은 흑색집락형의 혐기성 Gram 음성 간균의 비율이 증가하고 스피로헤타도 함께 증가한다.

(3) 만성 치주염의 세균총

치은의 염증과 치조골의 흡수를 수반하는 치주염이 있을 때 4 mm 이상의 깊이를 갖고 있는 치주낭 안에는 혐기성 Gram 음성간균이 압도적인 다수를 차지하는 균총이 형성되어 있다. Slot는 이 비율이 74%를 차지한다고 기술했으며 치은염에서 치주염으로 변화시에 현저하게 증가하는 균은 *Porphyromonas gingivalis*라고 보고했다.

현미경 관찰의 결과로는 운동성을 지닌 간균의 증가가 관찰되는데 이들은 비브리오나 세레노모나스 및 *Campylobacter* 등으로 생각된다. 또 특이적으로 증가하는 스피로헤타와 함께 운동성균의 비율은 비운동성균과 거의 같아진다. 스피로헤타의 증가는 앞서 말한 혐기성 Gram 음성 간균의 증가와 함께 건강한 치주조직에서 치주염이 발생할 때 나타나는 중요한 변화이다.

(4) 급진성(유년성)치주염의 세균총

국소 및 전반적인 급진성 치주염으로 사춘기에 주로 발생하고, 남자보다 여자에서 빈번하게 일어난다. 현저한 치석의 축적이나 확실한 치은염이 보이지 않는 대신 급속한 치조골흡수와 같은 치주조직파손이 진행되는 것이 특징이다.

세균배양을 통해 구성세균을 검색하면 병소부의 세균총이 50% 이상을 혐기성 Gram 음성 간균이 차지하는데 이 수치는 동일인의 병변이 아닌 대조구와 비교하여도 높은 비율이다.

4. 임상증상과 다량 검출균과의 관계

치주질환의 여러 형태에는 각각 특징적인 치은연하 세균총이 존재한다는 것이 밝혀져 있다. Tanner는 치주질환의 상태를 나타내는 "염증의 정도", "골흡수의 정도" 및 "치주낭의 깊이" 등과 다량 검출균과의 관계를 통계학적으로 처리하여 다음과 같이 정리하였다. 즉 염증의 정도와 *Porphyromonas gingivalis* 및 *Actinobacillus actinomycetemcomitans*, 골흡수 정도와 *Aggregatibacter (Actinobacillus) actinomycetemcomitans* 및 *Clostridium*, 그리고 치주낭의 깊이와 치주낭 내의 Gram 음성 간균수 및 흑색색소 생산성의 *Porphyromonas (Porphyromonas gingivalis, Porphyromonas intermedius)* 등의 사이에는 관련성이 있다고 지적했다.

또한 무균 동물에 단일균을 감염시켜 실험적으로 치주질환을 일으키는 연구를 통하여 치석을 형성함으로써 치주염을 야기 시키는 원인균으로 *Actinomyces viscosus*와 *Actinomyces naeslundii* 및 *Streptococcus sanguinis*, *Streptococcus mutans* 등임을 밝혀냈다.

이밖에도 많은 양의 치석을 형성하지 않고서도 급속한 골흡수를 일으키는 세균으로는 *Capnocytophaga sputigena, Eikenella corrodens, Porphyromonas gingivalis, Fusobacterium nucleatum, Aggregatibacter (Actinobacillus) actinomycetemcomitans* 등이 있다.

이상과 같이 연구를 통하여 건강한 치은열구 세균총과 병적인 치주낭 세균총은 구성세균의 비율이 다르다는 점과 특정 임상증상을 나타내는 병변에는 특정세균 혹은 세균군이 관계하고 있다는 것을 밝혀냈다.

Genco는 치주질환의 여러 형태는 서로 다른 특이적 세균군에 의한 것이라는 사실을 입증하는 것이라고 결론을 짓고 급속진행성 치주염을 *Porphyromonas*성 치주염, 급진성(유년성) 치주염을 *Aggregatibacter (Actinobacillus) actinomycetemcomitans* 치주염, 유년성 당뇨병 환자에게서 나타내는 중증의 치주염을 *capnocytophaga*성 치주염이라고 명명하였다.

5. 치주조직 파손 기전

건강한 치주조직은 치은열구 세균에서 유래하는 조직 장해성 인자와 균형을 이루고 있다. 그러나 세균의 수가 증가하여 보다 병원성이 강해지면 조직에 염증성 변화가 일어나기 시작한다. Socransky는 세균의 병원인자와 치주조직 파손의 관계를 그림 12-1과 같이 나타냈다.

즉 치주질환 발현의 제1단계인 치주부위에 치주질환 원인균이 정착하는 것을 시작으로 균의 증식과 함께 생산되는 병원성 인자에 의해 조직파손이 일어나는 것이다.

조직파손을 일으키는 병원성 인자는 다음과 같다.

1) 상피조직이나 결합조직의 세포간질을 파손하는 인자
2) 치주조직을 유지하는 세포에 대하여 악영향을 미치는 인자
3) 조직의 파손을 초래하여 염증을 유발시키는 인자

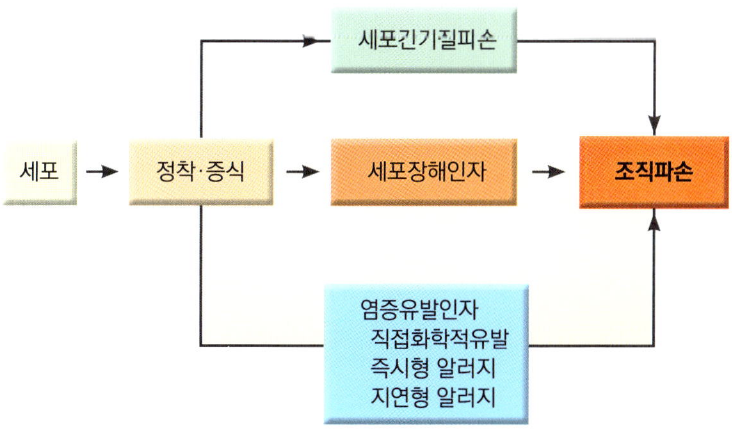

| 그림 12-1 | 치주조직 파괴의 메카니즘

(Socransky : J. Dent. Res. 49:203~222. 1970년)

(1) 치주 부위에 세균정착

Crawford는 구강세균의 치주 병원성을 조사하기 위하여 무균 동물에 단순접종한 후 구강내에서의 정착성과 치주질환 유발능력에 관하여 연구하였다. 그 결과 치주질환원 세균인 *Actinomyces viscosus, Actinomyces naeslundii, Capnocytophaga sputigena, Eikenella corrodens, Actinobacillus actinomycetemcomitans, Porphyromonas gingivalis, Porphyromonas intermedius, Fusobacterium nucleatum* 및 구강 스피로헤타 중에서 *Porphyromonas intermedius*를 제외한 다른 균종은 쥐나 햄스터의 구강에 접착하여 치주질환을 유발하는 것으로 밝혀냈다.

이들 균종 Gram 양성 간균인 *Actinomyces viscosus*와 *Actinomyces naeslundii*는 접착성이 있는 균체외의 다당체를 생성하여 치근면에 부착한다. Gram 양성 간균의 세포부착성은 주로 균체 외층의 섬모나 협막 구조와 관계가 있다고 생각된다.

흑색색소생산성 *Porphyromonas* 중에는 *Porphyromonas gingivalis*가 강한 세포 부착성을 갖고 있으나 *Prevotella melaninogenicus*나 *Porphyromonas intermedius*는 부착성이 약하다. 또 *Porphyromonas gingivalis*의 부착성은 타액이나 혈청에 의해 억제된다.

(2) 세균 유래성 발병인자

① 세포간 기질에 대한 장해인자

치주조직 파손의 잠재적 메카니즘의 하나로서 세균유래의 효소에 의해 상피조직이나 결합조직의 세포간 기질의 분해가 대표적이다. 치주질환 관련 세균이 표 12-2에서와 같이 분해효소를 생산하는 사실이 증명되고 있다.

가. 세포간 기질을 분해하는 효소

치주조직 중의 주요성분인 콜라겐은 조직의 구조 유지에 중요한 역할을 맡고 있다. 그 콜라겐을 분해하는 활성이 치은열구 내용물 중에서 발견되고 있다. Collagenase 활성을 나타내는 치은열구 상재균으로는 *Porphyromonas gingivalis*와 *Prevotella intermedia*가 대표적이다. *Porphyromonas*속의 collagenase는 막결합성이므로, 조직 콜라겐을 파괴하기 위해서는 균체가 깨져야 하며 환경이 혐기적이어야 한다.

Collagenase는 대식세포 등과 같은 조직세포에 의해서도 생성되므로 치주 병변과 함께 나타나는 콜라겐 상실에 세균성 collagenase가 어느 정도나 작용했는지를 확실히 알기는 어렵다. *Porphyromonas gingivalis*나 *Porphyromonas melaninogenicus*가 섬유성 단백질인 fibrin을 용해하는 활성을 지닌 것으로 밝혀졌다.

나. 부정형기질에 대한 분해효소

결합조직의 부정형기질을 구성하고 있는 뮤코 다당류를 분해하는 효소인 hyaluronidase와 콘드로이틴 황산 및 이 효소에 의해 분해된 기질에서 발생하는 올리고당에 작용하는 β-glucuronidase 등의 효소활성이 치은열구 내용물 중에서 발견된다.

이외에도 β-glucuronidase활성이 *Porphyromonas gingivalis*와 *Capnocytophaga sputigena*에서 발견되며 β-glucuronidase 활성은 *Porphyromonas gingivalis, Capnocytophaga* 및 *Treponema vincentii*에서 발견된다.

치은열구 내용물이 히알루론산(hyaluronic acid)를 분해한다는 사실은 이미 증명되었는데 hyaluronidase 활성을 나타내는 구강세균으로는 디프테리아류, *Enterococci*, β-용혈성 연쇄구균, *Streptococcus mitis* 및 *Streptococcus salivarius* 등이 있다. 또 건강한 치은열구와 병적인 치은열구에서의 hyaluronidase 활성은 거의 같다는 것이 밝혀졌으며 세균의 양은 병적인 치은열구가 더 많다.

Hyaluronidase는 치주조직에서도 생성되는데 치주조직파손에 관여하는 양은 확실치 않다. 치은열구에 hyaluronidase를 주입하면 상피조직이나 결합조직을 파손시키는 것이 실험을 통해 증명되었다.

또 chondroitin sulfatase 활성도 치은열구 내용물 중에 존재하는 것이 증명되는데 이 효소의 생성원은 디프테리아류인 것으로 생각되고 있다.

다. 기타의 효소

젤라틴이나 카제인 등에 대하여 활성을 나타내는 여러 가지 단백질 분해효소가 치석 중에 존재하고 있지만 이외에도 trypsin활성이 *Porphyromonas gingivalis*와 *Treponema denticola*에 의해 증명되는데 이 효소활성은 치주질환 발병의 직접적인 병원인자이다.

DNase나 RNase도 *Corynebacterium*이나 *Porphyromonas*가 생성해 내는 것으로 밝혀졌고 배양세포의 유리면 부착성을 감소시키는 *neuraminidase* 활성이 *Streptococcus mitis, Streptococcus sanguinis, Streptococcus mutans* 등의 연쇄상구균이나 *Haemophilus parainfluenzae*에서 발견되었다.

| 표 12-2 | 치주질환 원인균의 숙주 방어기전 회피인자

	P. gingivalis	P. intermedius	Capnocytophaga	A.actinomyce-temcomitans
효소				
collagenase	+	+	−	+/−
trypsin활성	+	−	−/+	−
gelatinase	강	중등도	−	−
aminopeptidase	+/−	−	+	−
phospholipase A	+	+	?	?
alkaliphosphatase	+	+	+	+
산성 phosphatase	+	+	+	+
독성물질				
Epitheliotoxin	+	+	+	+
섬유아세포증식저해성	+	+	+	+
내독소활성	약	약	약한 중등도	강
내독소에 의한 골흡수활성	+	+	+	+
휘발성유화물	+	+	?	?
아세트산 및 propion산	+	−	−	−
indol	+	+	−	−
암모니아	+	+	−	−
B세포 활성화능력	+	+	+	+

치은열구내 상주균이 나타내는 효소활성은 매우 다채롭다. 이들 효소의 충분한 양을 치은열구내에 주입하면 치주조직을 부분적으로 손상시킨다.

(3) 세포장해인자

치주조직을 유지하는 세포의 능력을 저해하는 인자가, 치주조직의 파손을 초래하는 것은 분명하다. 그와 같은 인자를 세포장해인자라고 한다. 세균유래의 세포장해인자로는 ① 대사산물, ② 외독소, ③ 내독소 등이 있다.

① 대사산물

치석이나 치은열구 상주세균의 대부분은 당을 분해하여 휘발성의 유기산인 아세트산, 황산, propionyl acid와 불휘발성의 유기산인 유산, 호박산, 푸마르산을 생산한다. 이외에도 단백질이나 펩신을 분해하여 인돌, 황화수소, 독성아민 및 암모니아를 생산한다.

이들 대사산물은 정도의 차이가 있지만 치주조직에 유해하다. 예를 들면 암모니아는 상피세포에 대하여 독성을 나타낸다. 또 황화수소는 농도가 낮더라도 상피세포에 대하여 장해를 유발한다.

② 외독소

세균이 생체에 장해를 주는 인자로서 균체 내에서 생산되어 균체 외로 분비하는 외독소가 있으며, 치주질환을 일으키는 외독소는 *A. actinomycetemcomitans*가 내는 leukotoxin (LT)이다. LT는 다양한 백혈구를 죽이고 림프구를 괴사시키며, 대식세포에서 염증반응을 일으키는 효소를 활성시킨다. 따라서 LT는 *A. actinomycetemcomitans*가 일으키는 급진성치주염에서의 염증과 직접적으로 관련된다.

③ 내독소

내독소란 Gram 음성균의 세포벽 구성성분인 지질다당류(LPS)에 독성을 발휘해 발열성을 나타내며 쥐에 대해서는 치사활성 등의 다채로운 활성을 나타내는 것을 말한다. 그 활성에는 균종특이성이 없기 때문에 어느 Gram 음성균 유래의 내독소로 같은 활성을 갖고 있다.

내독소가 생체조직에 대하여 장애적으로 작용하는 활성으로 인해 치주질환의 발생에 관련하고 있다고 생각되는 성상을 표 12-3에 나타내었다.

표 12-3 치주질환의 성립기전에 관련된 내독소의 생물활성과 그 작용

	생물활성	조직변화
1	중배엽계 세포에 대한 장해 (chemical mediator의 활성화)	혈관의 확장
2	슈바르츠만 활성	모세혈관의 투과성 항진
3	림프구에 대한 미토겐(mitogen) 활성	국소부위로 백혈구유주
4	마크로 파지에 대한 장해와 활성화	국소의 출혈괴사
5	항체생산에 의한 보강제 활성	국소적 알레르기, 비특이성 감염방어
6	골조직으로 부터의 Ca 유리촉진	치조골의 흡수

가. 치은조직에 대한 작용

치은염의 염증정도와 치은열구 내용물 중의 내독소 활성과는 서로 밀접한 관계가 있으며, Ranney는 개의 치은열구에 *Leptotrichia* 유래의 내독소 100 μg을 투입한 후 다리정맥에 carbon black을 주사하여 내독소 투입부위로의 carbon black 축적과 혈관 외로의 유출을 측정하였다. 그 결과 내독소에 의한 혈관투과성 항진 및 그에 수반한 치은열구액의 유출량 증가를 증명하였다.

이와 같은 결과는 치은염과 내독소량 사이에 밀접한 관계가 있다는 Simon의 주장을 강력히 뒷받침 해주는 것이다.

내독소가 건강한 치은의 내연상피를 통과하는가 아닌가에 관하여 Rizzo는 상피에 손상이 없다면 내독소가 조직 내로 침투하지 않는다고 주장했다. 이와는 달리 Schwqrtz는 3H로 표식된 대장균 유래의 내독소 용액을 개의 치은열구에 투입하는 실험을 통해 상피세포의 세포간극이 확대하며, 또 6시간 후에는 내독소가 내연상피를 통과하여 결합조직에까지 도달하는 것을 관찰, 보고하고 있다.

Neiders도 내독소가 배양세포의 유리면 부착을 저해하는 활성을 갖고 있음을 관찰하였으며 내독소가 상피 부착부를 파손한 후 내부로 침입할 가능성이 있음을 시사하였다.

나. 화학적 매개물질의 활성화

치주질환의 기본적 병변의 하나는 치은조직의 염증이다. 염증 병변은 소혈관의 확장, 호중성구의 유주와 집적 및 혈관주위의 장액침윤으로서 성립된다. 이와 같은 혈관벽의 장해는 주로 과립구, 혈관내피세포, 혈소판 등의 중배엽계 세포가 장애를 받을 경우에 그들 세포로부터 유리되는 lysosome 인자에 의해 활성화된 chemical mediator(염증을 유발하는 물질)에 의해 야기된다. 현재까지 알려진 chemical mediator로는 히스타민, serotonin, quinone, slow reacting substance 등이 있는데 치은염이나 치주염의 발현시에 어느 mediator가 주된 역할을 하는지는 분명치 않다.

Montogomery는 개의 치은열구에 *Leptotrichia* 유래의 내독소를 투입하여 치은염을 유발시키는 시험을 통해 이 염증에 관하여는 chemical mediator는 kallikrein → quinone계라고 지적하였다. 중배엽계의 세포인 과립구는 내독소 작용에 의해 장해를 받아 쉽게 붕괴되는데 이 과정에서 quinine, plasmin 등의 chemical mediator를 방출하여 염증을 유발하는 것으로 알려져 있다.

내독소에 의한 quinine의 활성화는 그림 12-2에서와 같이 두개의 경로를 통하여 이루어진다. prekallikrein → kallikrein → quininogen → quinine의 순서

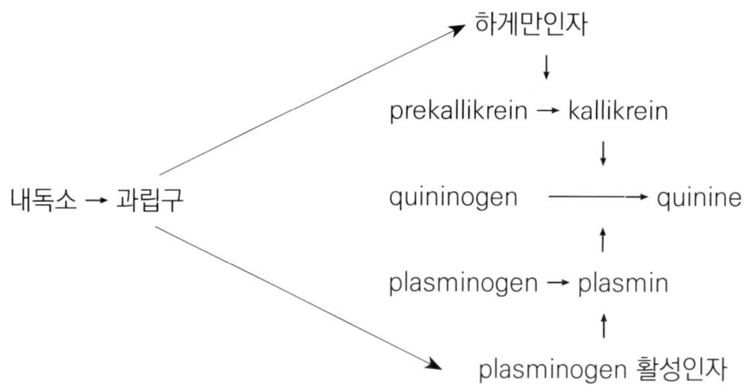

| 그림 12-2 | 내독소에 의한 quinine의 활성화

대로 활성화되는 계와 과립구 표면의 plasminogen 활성화 인자를 활성화하여 혈중의 plasminogen을 plasmin으로 변화시켜 이 plasmin에 의해 quininogen이 quinine으로 변화되어 bloody quinine으로 된다.

내독소가 혈관내피세포에 작용하면 내피세포는 매우 빠르게 장해를 받는데 보통 40~120 μg/kg의 내독소를 투여한 토끼의 혈액 중에서는 빠르면 5분, 대기는 30~60분 후에 박리된 내피세포가 검출된다. 이 변화는 이차적으로 내인성 응고계의 hageman 인자와 외인성 응고계의 조직인자를 활성화하여 히스타민을 혈중으로 방출시킨다.

혈소판도 내독소에 대하여 매우 높은 감수성을 갖고 있기 때문에 내독소에 의해 응집되어 혈관내벽에 접착된다. 그리고 응고인자의 하나인 혈소판 제3인자 등을 누출시켜 혈관계나 응고계 등의 장해를 유발하는 방아쇠 역할을 하게 된다.

이와 같이 내독소는 중배엽계의 세포에 작용하여 chemical mediator를 유리시켜 활성화 시킴으로 해서 혈관의 확장이나 말초혈관의 투과성항진이라는 순환장해를 유발시켜 염증성 병변을 형성한다. 이와 같은 메카니즘이 치주질환의 성립기전에 의해서도 이루어지고 있다고 생각된다.

다. 보체의 활성화

내독소는 혈중의 propane계를 활성화한 후, 다른 경로를 통해 혈청 중의 보체를 활성화한다. 그 결과 C3 및 C4로부터 다형핵 백혈구에 대한 유주인자(chemotactic factor)나 모세혈관의 투과성항진 및 평활근 수축을 일으키는 anaphylatoxin을 생성해낸다. 이들 인자가 치은조직의 염증을 야기하는 것으로 생각된다.

라. 슈바르츠만 활성

Gram 음성균의 배양액 소량을 토끼의 피부에 주사한 후 24시간이 경과한 다음에 같은 배양액을 정맥내에 주사하면 이미 주사한 피부에 심한 발적과 출혈괴사를 동반한 염증이 형성된다. 이러한 현상을 슈바르츠만(Schwartzman) 반응이라고 하는데 반응의 원인인자는 내독소이다.

즉 내독소 미량을 주사하면 모세혈관의 투과성 항진과 혈관내피의 접착성 증가가 일어난다. 따라서 모세혈관벽이나 정맥간 벽에 백혈구나 혈소판이 부착하기 때문에 혈류가 장해를 받아 조직의 괴사가 일어나는 것이다. 또 국소적인 말초 혈관장해로부터 조직이 회복됨에 따라 혈류가 괴사조직에 유입되기 때문에 괴사로 함몰된 부위에서부터 혈액이 유출되어 출혈소가 생기며, 이와같은 슈바르츠만 반응에서 나타나는 병리 변화를 치주질환의 병리변화와 관련시켜 생각해 볼 수 있다.

구강상주균인 *Veillonella, Fusobacterium, Porphyromonas, Leptotrichia* 등의 내독소가 Schwartzman 활성을 나타낸다. Rizzo는 *Salmonella* 유래의 내독소 0.001 μg을 토끼의 치은조직에 주사한 후, 24시간 뒤 같은 내독소 400 μg을 정맥내에 주사해 봄으로서 슈바르츠만 반응이 일어나는 것을 확인하였다.

마. 치조골 흡수에 대한 역할

치주질환에서 볼 수 있는 병변의 특징 중 하나는 치조골의 흡수이다. 이 현상을 일으키는 인자는 다음과 같은 것들이 있다.

첫째, Horton 등은 세포성 면역에서 기인하는 감작림프구로부터 분비되는 파골세포 활성화 인자(OAFOAF)라고 주장했다.

둘째, Klein 등은 조직 중의 prostaglandin의 역할을 중시했다.

한편 Hausmann은 골조직의 배양액 중에 내독소 또는 치석추출물을 첨가하는 실험을 통해 내독소의 작용에 의해 골조직에서 Ca^{2+} 유리가 촉진된다고 주장했다.

내독소에는 배양골로부터 Ca^{2+}를 유리하는 기능이 있어 직접 또는 치은 조직으로부터 유리된 mediator를 통해 파골 세포를 활성화시켜 골흡수를 야기시킨다.

바. 면역계에 미치는 영향

치주질환에 있어서 조직파손이 세균 유래의 항원이나 mitogen에 대한 특이적 또는 비특이적인 면역응답에 의해 일어나는 것이 밝혀졌다. 내독소는 특이항체의 생산이나 세포성 면역이 성립을 가능하게 하는 항원성을 갖고 있기 때문에 세균 유래성 항원의 하나로서 면역병리학적 기전에 근거를 두는 알레르기성 병변을 일으킬 가능성이 있다.

내독소는 이외에도 B림프구 표면의 수용기(receptor)에 작용하여 많은 클론성 항체생산을 촉진한다.

또 내독소나 lipid A를 항원물질과 함께 투여하면 항원만 투여했을 때에 비해 항체생산을 현저하게 증가시킨다. 그러나 투여방법에 따라서는 반대로 항체생산을 통해 치주질환에서의 면역병리학적 메카니즘을 측면에서 간섭하고 있을 가능성이 크다.

6. 치주질환의 주요 미생물

(1) *Aggregatibacter (Actinobacillus) actinomycetemcomitans*

그람음성, 통성 혐기성, 운동성이 없는 간균으로 치주조직 파괴에 관여한다. 특히 젊은 층에 많이 발생하는 급진성 치주염 등의 진행성 치주염에서 많이 검출되며, 다음과 같은 치주질환 독성인자를 지닌다.

ⓐ 내독소(LPS): 지질다당류로, 치조골 흡수를 야기한다

ⓑ 백혈구독소(류코톡신, Leukotoxin): 외독소로, 치주조직에서 방어작용을 하는 백혈구의 면역반응을 억제하는 역할을 한다.

ⓒ 세포독성 팽창성 독소(Cytolethal distending toxin; Cdt): 외독소로 DNA 분해 작용을하며, G2/M기의 세포주기를 차단하여 세포자살(apoptosis)을 유도한다.

ⓓ 섬모에 의한 치주조직 부착능

ⓔ 교원질분해효소(collagenase) 등 단백분해효소 생성

(2) *Porphyromonas gingivalis*

치은연하에서 분리되는 세균으로, 혈액배지에서 배양 시 흑색 또는 갈색 집락을 형성하는 흑색색소 생성 혐기성 간균이며 비당분해성(asaccarolytic) 세균이다. 발육인자로서 vitamin K와 적혈구의 헤모글로빈(hemoglobin) 성분 중의 헤민(hemin)을 이용한다. 만성 치주염(성인성 치주염)에서 고빈도로 검출되며, 단기간에 치주조직 파괴가 진행되는 난치성 치주염과 재발성 치주염 등에서도 검출된다. *P. gingivalis*는 섬모를 통한 구강점막상피 등에 강한 부착력을 보이며, 협막은 백혈구의 식균작용에 저항한다. 또한, 내독소(LPS), 교원질분해효소(collagenease), 섬유소 용해소 등의 다양한 단백질 분해효소 활성이 존재한다.

(3) *Prevotella intermedia*

*P. gingivalis*와 같이 혈액배지에서 흑색 또는 갈색 집락을 형성하는 흑색색소 생성 혐기성 그람음성 간균이지만, 당분해성을 지닌 세균이다. 발육인자로서 vitamin K와 적혈구의 헤모글로빈(hemoglobin) 성분 중의 헤민(hemin)을 이용하며, 추가적으로 여성의 2차 성징에 관여하는 estrogen, 난포호르몬 estradiol과 같은 스테로이드 호르몬(steroid hormone)에 의해 성장이 촉진된다. 따라서 P. intermedia는 여성호르몬 분비가 활발한 사춘기나 임신기의 치주조직에서 증가하여 사춘기성 치은염 또는 임신성 치은염 등의 원인 세균이며, 때때로 급성 괴사성 궤양성 치은염(Acute necrotizing ulcerative gingivitis, ANUG)에서 발견되기도 한다. 독성인자로는 내독소(LPS), 교원질분해효소(collagenase), 면역글로불린(Immunoglobulin; Ig) 파괴효소 등이 있다.

7. 치주조직의 장해와 면역응답

면역계는 중요한 생체방어기구이며, 치주질환에 있어서 구강세균에 대한 면역반응이 조직 장해의 원인이 되어 염증을 일으킬 가능성이 많다. 이 가능성은 치주질환의 진행에 따라 치은조직 중에 다수의 림프구나 형질세포의 침윤이 나타나는 사실에 근거를 두고 있다(그림 12-3).

(1) 치주질환의 진행과정과 침윤세포

건강한 치은 조직 중에는 약간의 백혈구나 림프구가 발견되며, 이때 발견되는 림프구의 대부분은 T림프구이다. 그러나 세균막이 축적된 후 2~4일이 지나 초발병변이 나타나면 접합상 피부의 염증이나 치은열구액의 유출량 증가가 관찰된다.

이와 함께 접합상피나 치은열구액 중에 다수의 다형핵 백혈구가 나타난다.

4~7일이 되면 염증이 치은에도 나타나기 시작하여 결합조직 중의 콜라겐 파손을 동반한 조기병변으로 진전된다. 그리고 염증이 확인되는 결합조직 중에도 T림프구를 주체로 한 림프구와 단핵구의 침윤이 나타난다. 그 후 2~3주 사이에 국한성 결합조직의 붕괴를 수반하는 확립기 병변이 성립되며, 이 시기의 병변으로는 B림프구와 형질세포의 침윤이 나타난다.

병변이 좀더 진행되면 광범위한 결합조직의 파손과 치조골의 흡수 및 치근막의 파손을 수반하는 극기병변(advanced lesion)으로 이행된다. 이 시기의 병변으로는 형질세포와 B림프구의 침윤이 심해지는 것이 특징적이다. 이와 같이 치주질환의 진

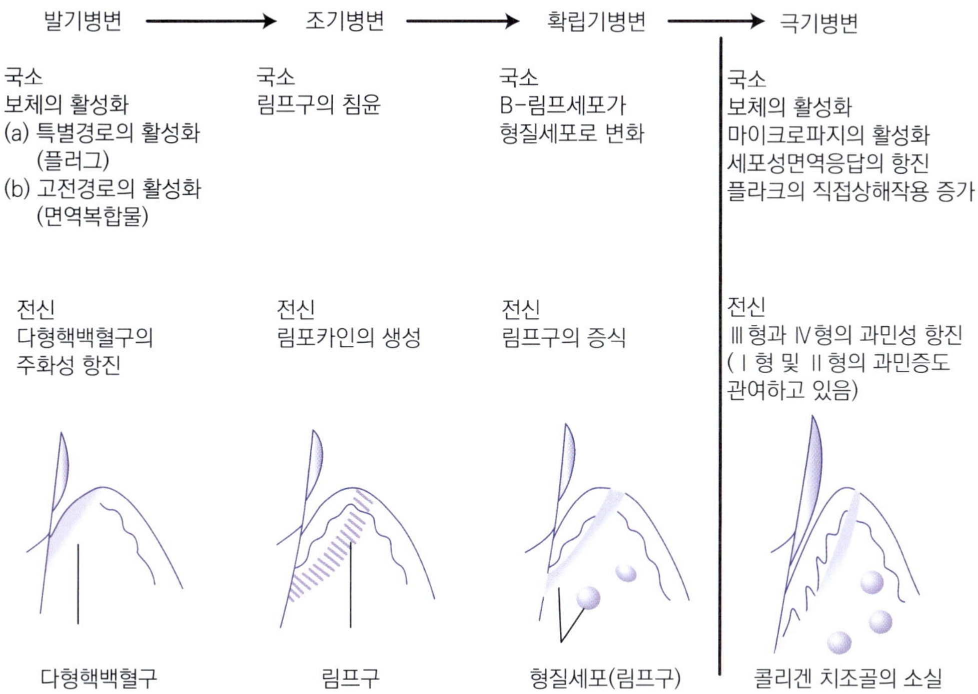

| 그림 12-3 | 치주질환의 진행 단계에 대한 국소 및 전신의 면역응답 모식도

전에 따라 우선 다형핵 백혈구가 나타나며 이어서 림프구나 단핵구 그리고 형질세포가 병변부에 침윤된다.

이들 세포는 면역기능을 갖고 있으므로 이들 세포의 침윤은 치주질환의 발증이나 진전에 대한 숙주의 면역응답이라는 중요한 의미를 지니고 있다. 아마도 치은열구 상피를 통과하는 세균의 대사산물이나 내독소와 같은 항원물질이 숙주를 감작하여 다음과 같은 체액성 또는 세포성 면역응답을 통해 치은 조직의 파손을 야기시키는 것으로 생각된다.

(2) 체액성 면역과 조직파손

치은조직이나 치은열구 중에는 IgG, IgM 등의 면역글로불린이 존재한다. 이들 면역글로불린은 건강한 치은보다는 염증 치은에 더 많이 존재한다(표 12-4). 이들 면역글로불린이 구강세균의 자극에 의해 생산되는 것은 치은 연하의 세균이 이들 면역글로불린으로 둘러싸이는 것이거나, 이들 면역글로불린의 어느 것이 구강세균에 대하여 특이성을 지니고 있다는 것으로 밝혀졌다.

표 12-4 치은 조직 중의 면역글로불린

	정상치은			염증치은		
	내연상피	결합조직	형질세포	내연상피	결합조직	형질세포
IgG	++	+++++	++	++++	+++++	+++
IgA	−	+	−	+	+++++	+
IgM	+	+++++	−	+	+++++	+++
IgE	−	−	−	−	−	+
C3	+	++	−	+	++	−

한편, 구강세균 유래의 항원이 치은열구 상피를 통과하여 숙주를 감작시키는 것은 형광 항체법에 의해 치은조직 중에 세균항원이 부분적으로 존재하는 것이나, 또는 구강세균에 대한 혈청항체가 많은 사람의 혈청 중에서 확인됨으로 해서 밝혀졌다.

치은열구나 치은조직에서의 세균항원과, 그에 대응하는 면역글로불린의 반응은 면역복합체를 형성하기 때문에 면역복합체형 알레르기, 즉 급성알레르기를 일으킬 가능성이 있다. 면역복합체는 고전경로를 통해 보체를 활성화하는데 그 활성성분인 C3a나 C5a는 반응 국소에 다형핵 백혈구나 대식세포를 집적시킬 뿐만 아니라 그 식작용을 항진시킨다. 그리고 이들 세포로부터 lysosome 효소가 유리됨에 따라 치은열구 상피 또는 결합조직의 파손이 일어난다.

(3) 세포성 면역과 조직파손

건강한 치주조직을 지니고 있는 피검자에게 칫솔질을 중지시키면 치은염이 발생함과 함께 치석항원에 대한 림프구의 반응성이 증가하며, 치석을 제거하면 반응성도 약해진다. 이것은 치석항원이 치은조직 내로 침입하여 림프구를 감작시킨다는 것을 의미한다.

세균항원에 의한 특이적인 감작 이외에도 Gram 음성균의 균체 성분인 내독소나 세균생성물도 비특이적으로 림프구의 유약화나 증식을 자극한다. 그러나 현재까지 특별한 림프구의 증식을 가장 강하게 자극하는 구강세균의 종류는 알려지지 않고 있다.

Ivanyi는 어떤 치석에든 공통적으로 존재하는 세균의 초음파 파괴항원을 이용해 건강치은, 치은염, 치주염 환자의 말초혈관 내 림프구 증식을 자극하는 능력에 대해 검토한 결과 *Actinomyces viscosus*나 *Propionibacterium acnes* 또는 *Arach-*

*nia propionica*에는 림프구를 증식시키는 능력이 있어 치주질환의 진행과 관련이 있음을 밝혀냈다.

이외에도 *Veillonella alcalescens*나 *Prevotella melaninogenicus*도 마찬가지로 치주조직에서의 세포성 면역을 통하여 치주질환과 중요한 관계가 있음이 밝혀지고 있다. 세균 유래의 항원이나 mitogen은 감작림프구에 작용하여 세포유주인자, macrophage 유주 저지 인자, macrophage 활성화 인자, lymphotoxin 및 파골세포 활성화 인자 등 각종 생물활성을 지닌 lymphokine을 생성한다.

이들 중 세포 유주인자는 국소로 다형핵 백혈구나 대식세포 등의 염증세포를 유인하는 작용과 함께 조직의 수복에 있어서 필요한 섬유아세포를 집적시키는 역할도 맡고 있다. 또 macrophage 유주 저지인자는 유주하고 있는 대식세포가 다른 부위로 유지하지 못하도록 저지하는 인자이다.

건강한 치은조직을 지닌 피검자로부터 채취한 말초혈관 림프구는 여러 종류의 구강세균 유래의 항원과 반응하여도 이 인자를 생산하지 않지만 칫솔질을 중지하여 치석이 집적하게 되면 피검자의 림프구는 중증의 치주염 환자의 림프구와 마찬가지로 lymphokine을 생산하게 된다. 또 macrophage 활성화 인자는 국소에 집적된 대식세포에 작용하여 단백질 합성이나 식작용을 항진시킨다. 그 결과 collagenase 등의 단백질 분해효소 분비나 조직파괴성 lysosome 효소의 유리를 증진시키며 섬유아세포에 대한 주화성인자나 활성화 인자를 생성시킨다.

결합조직의 파괴와 함께 손상된 조직의 수복도 macrophage 활성화 인자의 영향을 받는다. 대식세포는 그 작용에 의해 섬유아세포 유주인자인 fibronectin을 생성하여 섬유아세포를 염증부위로 유주시키며, 섬유아세포 활성화인자가 세포의 증식을 자극하여 콜라겐 합성을 증강시킨다.

치석항원에 대한 반응에 의해 림프구가 생성하는 lymphotoxin의 활성과 치주질환의 임상증상과의 사이에 상관성이 있다는 사실이 밝혀졌다. Lymphotoxin은 치주질환으로 인한 결합조직의 파손에 관계가 있는 것으로 생각되고 있다.

건강한 사람으로부터 채취한 림프구에 치석을 가하여 자극한 배양 상등액을 배양한 섬유아세포에 작용시켜도 변화가 없으나 치주질환 환자의 림프구에 치석을 가하여 자극한 배양 상등액을 작용시킨 경우에는 세포괴사의 증가가 나타난다.

Lymphotoxin의 작용 이외에도 치석에 의해 자극된 감작림프구는 표적세포에 대하여 직접적인 장해를 나타낸다. 치주질환의 병변특징 중 하나인 치조골 흡수도 lymphokine의 하나인 파골 세포활성화 인자의 영향을 받는다.

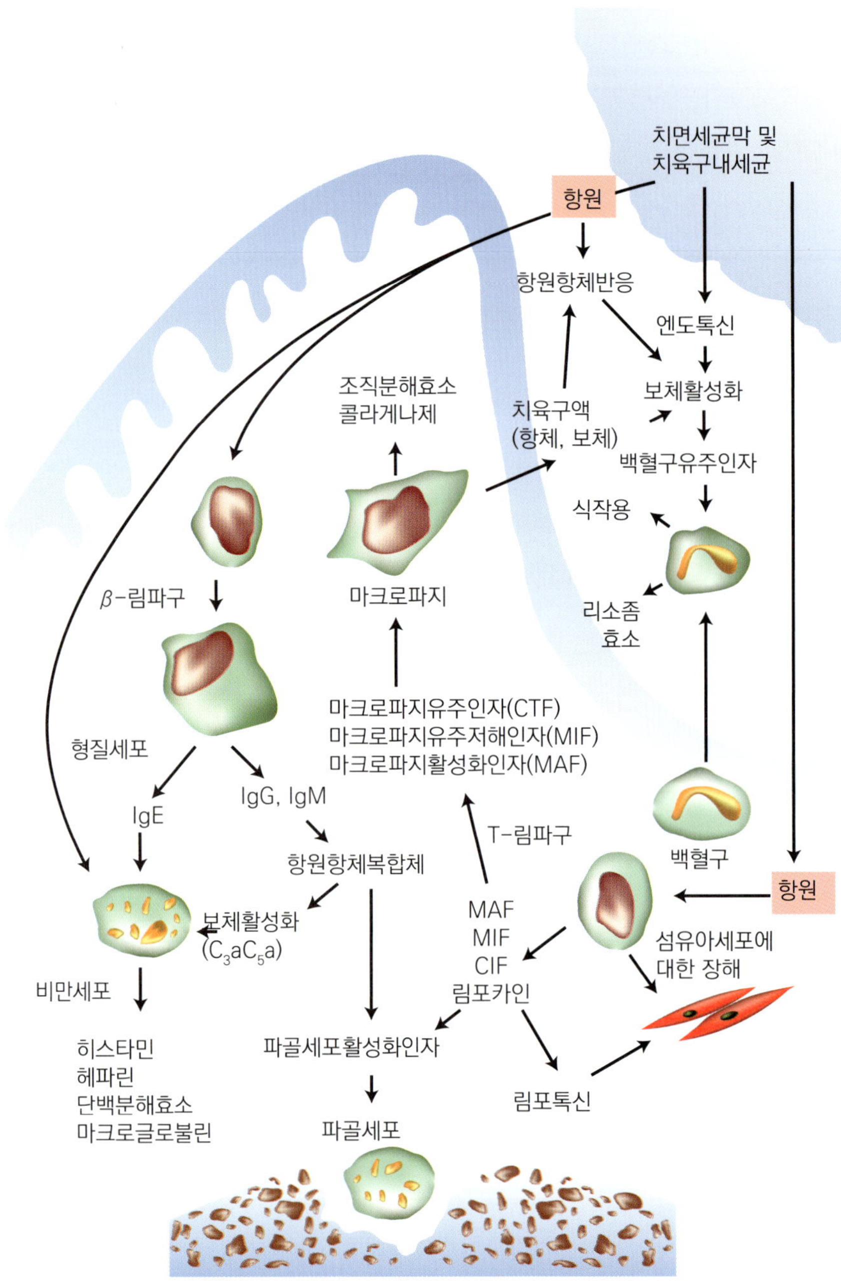

| 그림 12-4 | 치은 조직 중의 면역글로불린과 보체의 국재성

이 lymphokine은 치석 중의 항원이나 mitogen에 의해 활성화된 림프구에 의해 생성되는데 이때 대식세포에 의해 생성되는 prostaglandin이 필요하게 된다.

Prostaglandin은 보체 의존성 골파괴에 있어서 mediator역할을 하는데 파골 세포 활성화 인자의 생성에 관여함으로 해서 골흡수에 관계하고 있다.

파골 세포활성화 인자의 작용을 받은 배양골 중에서 파골 세포의 출현과 그에 따라 유발되는 골흡수가 일어난다. 또 파골 세포활성화 인자는 Ca^{2+}의 유리와 함께 collagen 합성도 저해한다.

결론적으로 치주질환에서 나타나는 치은조직의 파괴나 골흡수의 메카니즘에는 여러개의 면역 반응이 관여하고 있다는 것이다(그림 12-4).

치석이나 치은열구 중의 세균 및 그 생성물은 면역글로불린의 생성을 촉진하게 되어 결과적으로 면역복합체를 형성한다. 면역복합체나 면역글로불린의 Fab는 고전적 경로 또는 부수적인 경로를 통해 보체계를 활성화시켜 백혈구나 대식세포 등의 염증세포를 병소로 유주시킨다.

이들 염증세포는 조직파괴성의 lysosome 효소를 유리시켜 염증을 유발하여 조직을 파괴한다. 또 치은조직내로 침입한 치석이나 치은열구 중의 세균에서 유래하는 항원물질 및 내독소 등의 mitagen은 림프구를 자극하여 lymphokine을 생성한다. 그 중 하나인 세포 유주인자는 염증세포를 가까이 끌어당겨 치은조직의 염증과 결합조직의 파괴에 관여한다.

Chapter 13

기타 구강감염과 미생물

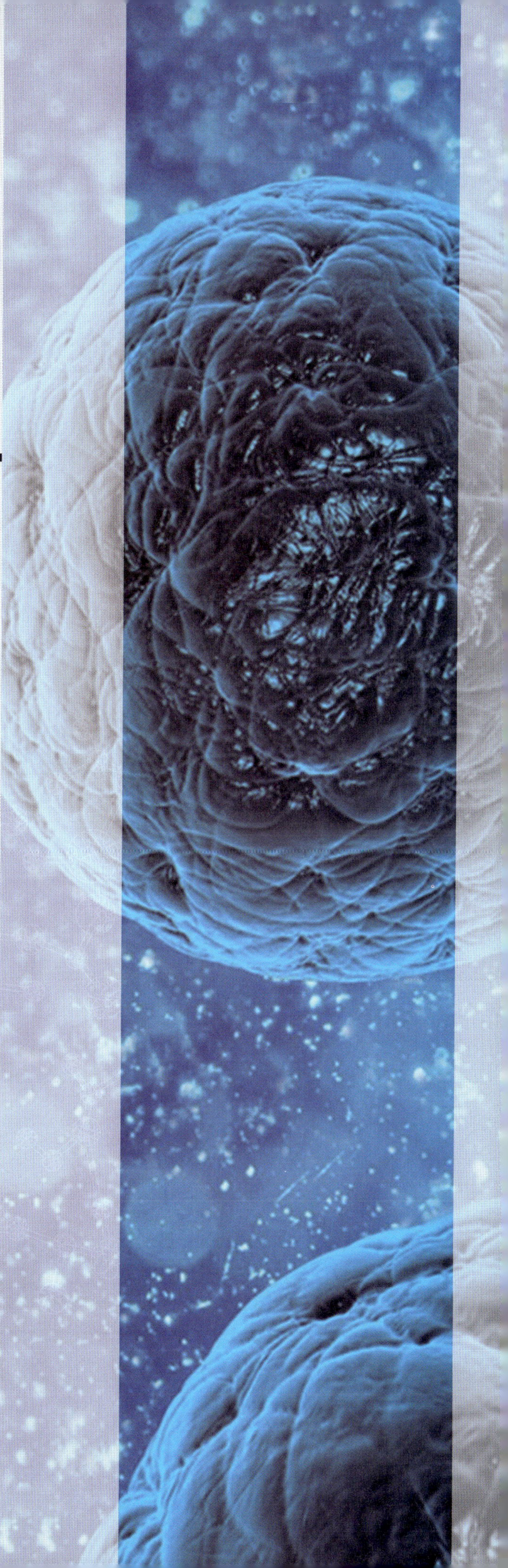

학습목표

- 구강칸디다증의 증상과 원인균의 특성을 설명할 수 있다.
- 구강매독의 증상과 원인균의 특성을 설명할 수 있다.
- 구강결핵의 증상과 원인균의 특성을 설명할 수 있다.
- 방선균증의 증상과 원인균의 특성을 설명할 수 있다.
- 단순포진 바이러스 감염증의 증상과 원인균의 특성을 설명할 수 있다.
- 수두-대상포진 바이러스 감염증의 증상과 원인균의 특성을 설명할 수 있다.
- 후천성면역결핍증(AIDS)의 증상과 원인균의 특성을 설명할 수 있다.
- B형 간염의 증상과 원인균의 특성을 설명할 수 있다.
- 타액선염의 증상과 원인균의 특성을 설명할 수 있다.

Contents

1. 진균성 구강질환

1) 구강칸디다증

*Candida albicans*는 건강한 사람의 구강, 질, 장관 등에서 흔히 검출되는 진균이며, 병원성은 강하지 않으나 내인성 감염질환인 구강칸디다증(oral candidasisoral candidasis)을 유발할 수 있다(그림 13-1).

주로 악성종양, 백혈병, 당뇨병, 면역결핍성 증후군 등과 같은 전신질환에 의해 감염에 대한 저항력이 약해진 사람, 부신피질호르몬, 면역억제제, 항균제, 항암제 등과 같은 약제를 지속적으로 투여받거나, 방사선 치료를 오랫동안 받은 환자에게서 나타날 수 있는데, 이는 균교대현상에 의한 것으로 다른 장기로 전파되는 경우도 있다.

임상적으로는 표재성 칸디다증과 심재성 칸디다증으로 구별되는데 구강칸디다증의 대부분은 표재성이다. 임상증상에 따라 아래와 같이 구분된다.

① 급성위막성 칸디다증급성위막성 칸디다증(acute pseudomembranous candidiasisacute pseudomembranous candidiasis)(그림 13-2),
② 만성증식성 칸디다증(chronic hypertrophic candidiasis)(그림 13-3),
③ 구순구각염 칸디다증(angular cheilitis candidiasis)(그림 13-4)
등 세종류로 구분된다.

이 중에서 가장 많이 나타나는 증상은 급성위막성 칸디다증인데 구강점막의 협부, 설부, 구개부, 구순부에 작은 반점모양의 백색태가 형성되어 크림모양의 백반이 된다. 백반의 아래는 붉은 점막이 있으며, 백반이 구강점막으로 급속히 확산되는 것이 특징이다. 이때 후두부까지 확산되면 심재성 칸디다증으로 이행하는 경우도 있다.

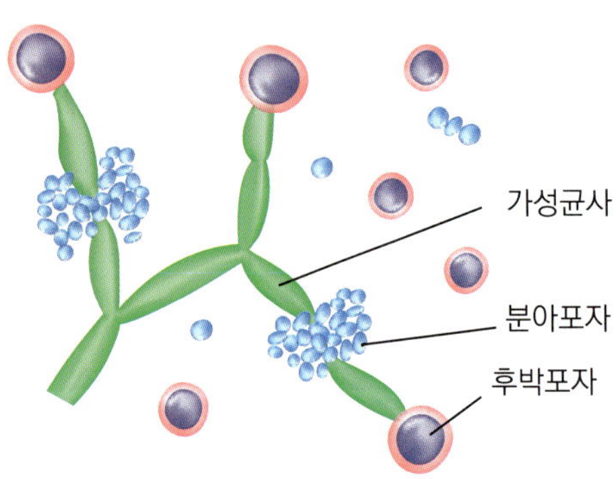

| 그림 13-1 | *Candida albicans*의 형태

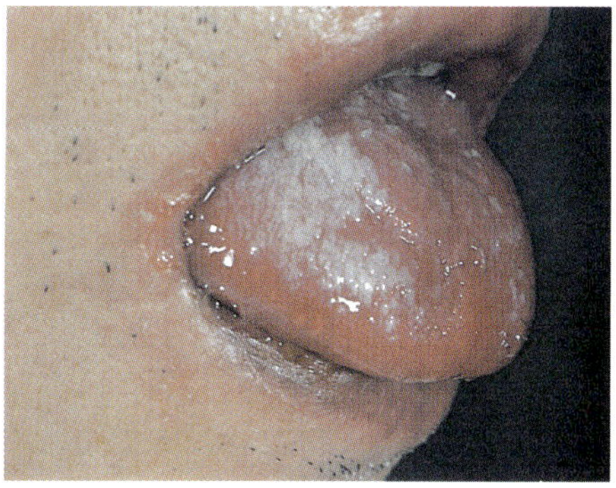

그림 13-2 급성위막성 칸디다증

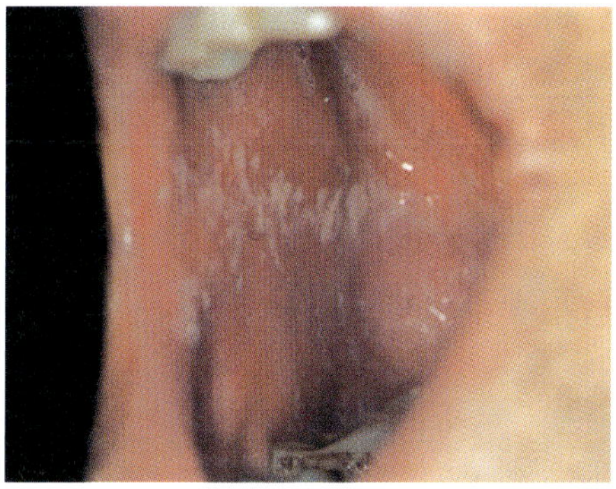

그림 13-3 만성비후성 칸디다증(AIDS)

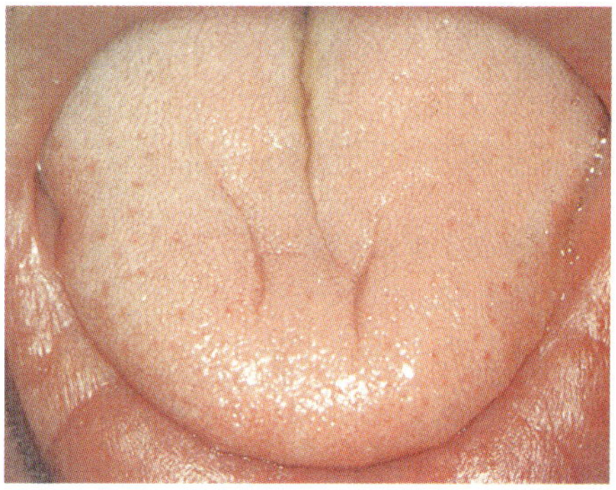

그림 13-4 육아종성 칸디다증

2. 세균성 구강질환

1) 구강매독(Syphilis of region)

매독균인 *Treponema pallidum*에 감염되어 유발되며, 전신에 증상이 나타나며, 구강 또한 증상에 나타나는 것이 특징이다. 매독균(*Treponema pallidum*) 보유자와 성접촉을 통해 감염되는 후천성 매독과 모체가 태아에게 전파하하는 선천성 매독으로 구분하며, 후천성 매독은 아래와 같이 구분한다.

(1) 후천성 매독(acquired syphilis)

① 제1기 매독

Treponema pallidum 감염 후 3주에 해당되는 기간이며 대부분 이 시기에는 증상이 없다. 3주 후 경성하감이라고 부르는 통증없는 초기 경결이 국소적으로 나타난다. 호발부위는 구강, 구강점막, 혀, 연구개 편도, 후두부나 치은부이다. 무통성의 국소부위는 암적색이며 단단한 결절의 중앙에 궤양이 생겨서 분비물이 나온다. 림프절도 무통이며 경성하감은 3주반에 자연소실 된다.

② 제2기 매독

감염 후 8~12주 기간에 해당된다. 전신적으로는 매독성구진과 편평콘딜로마와 같은 증상이 나타난다. 구강에는 매독성 점막반점인 유백반점이 생기며 구각부에는 매독성 구각미란이 발생한다.

매독성 구협염(angina specifica)은 제2기 매독의 대표증상으로 구협부의 모세혈관 확장과 종창이 두드러지는 것이 특징이다(그림 13-5).

③ 제3기 매독

감염 후 3년이 경과한 시기에 해당된다. 증상의 대부분은 구강에 나타나며, 무통성이며 고무종이나 간질성설염 등을 일으킨다. 고무종은 골조직을 파괴하며 구강천공 등을 일으킨다. 혀는 위축되어 구설이나 매독성 백반증을 유발한다.

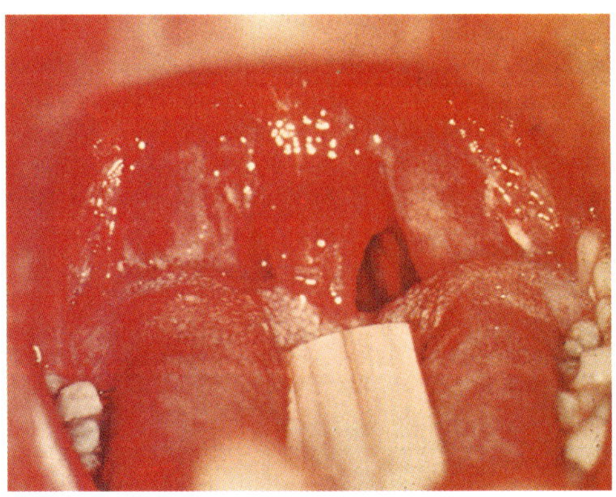

그림 13-5 매독성 구협염

④ 제4기 매독

감염 10년 이상이 지난시기에 전신성으로 진전되나 구강증상은 나타나지 않으며, 심장, 혈관계, 신경계 등에 문제가 생겨 척수로와 진행성마비 등의 증상을 나타낸다.

(2) 선천성 매독(congenital syphilis)

임신기간 중 매독이 혈행성으로 태반에 감염된 경우로 대부분 사산하거나 유산한다. 생존자의 경우 아무런 증상이 나타나지 않는 경우도 있으나 일반적으로 생후 1개월 이내에 신생아 비염과 골염, 손, 발, 외음부에 부분적인 피부발진 및 손상 등의 증상이 나타나며 청소년기에는 입 주위 방사상 반흔이 나타나는 Parrot's furrow와 돌출하여 벌어진 영구측절치의 끝에 절흔이 남는 Hutchinson's teeth와 실질성 각막염 및 내이성 난청 등을 특징으로하는 허친슨 3징후(Hutchinson's triad)가 나타난다(그림 13-6, 13-7).

따라서 부모가 매독에 이환되었을 경우 신생아는 안과검사와 페니실린 치료가 필수적이다. 페니실린 주사 후 6~12시간 사이에는 급격한 항원의 방출에 의해 발열과 발진이 나타나는 Jarisch-Herxheimer 반응이 관찰된다. 방치할 경우 농아, 맹인이 될 수 있으며 발육부진을 동반하는 조로증(progeria)이 나타나거나 사망할 수도 있다.

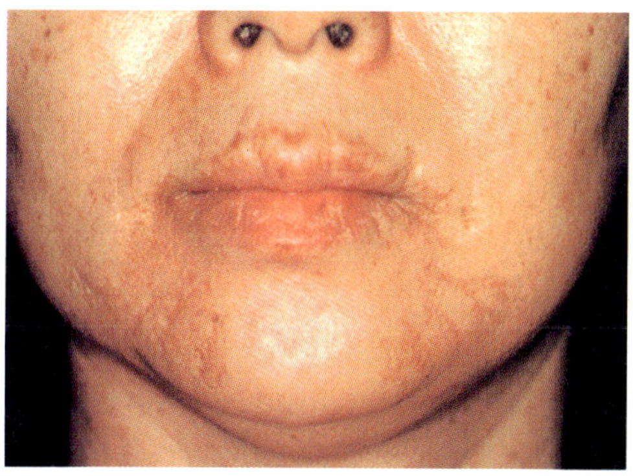

그림 13-6 Parrot's furrow

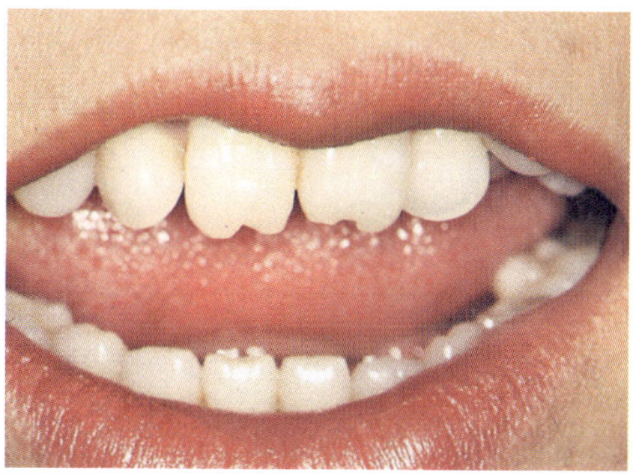

그림 13-7 Hutchinson's teeth

2) 구강결핵

결핵은 항산성균인 *Mycobacterium tuberculosis*에 의해 발생하며, 환자로부터 배출된 균을 흡입함으로써 감염된다. 균이 증식하여 폐를 침범하면 폐결핵이 되고, 림프나 혈액에 운반되어 전신에 확산되면 수막염, 흉막염, 결핵성 골수염, 결핵성 관절염, 장결핵, 신결핵 등을 일으킬 수도 있다. 특히 감염저항력이 약한 환자는 전신에 확산된 균이 급속히 증식하여 속립성 결핵이 될 수 있다. 결핵균이 기침이나 객담과 함께 배출될 때 구강점막에 감염될 수 있다(그림 13-8). 구강점막의 병소는 조직학적으로 만성육아종성염증을 나타내는 궤양을 보인다. 치료에는 각종 화학요법제가 사용되고 있으나, 장기간(적어도 반년 이상)의 투여가 필요하며, 또 치료 도중에 균이 내성을 획득하는 것을 막기 위하여 3종류의 약을 병용하고 있다. 현재 가장 유효한 약제의 혼합은 rifampicin, isoniazid, ethambutol(또는 streptomycin) 등의 3약제 겸용법이다.

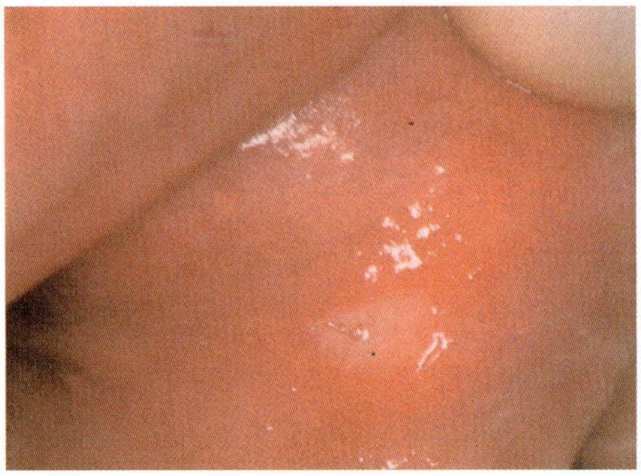

| 그림 13-8 | **결핵성 만성궤양**

3) 방선균증(actinomycosis cutis)

방선균증은 *Actinomyces*에 의해 감염되는 질환으로 사람의 목 부위와 안면에 약 60% 비율로 호발하며, 그중 20~50세 남성이 약 90%를 차지한다(그림 13-9). 하악 지치부에 많고 지치주위염에 의해 유발되기 쉽다.

연조직형과 악골형이 있으나 정형적인 증상은 연조직형으로 나타나는 경우가 많다.

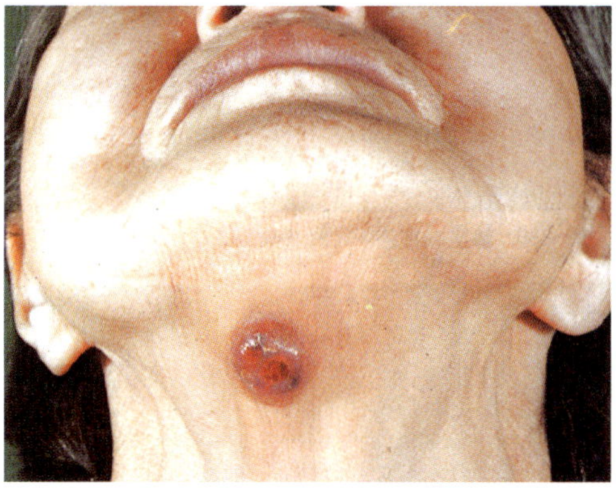

| 그림 13-9 | actinomycosis cutis

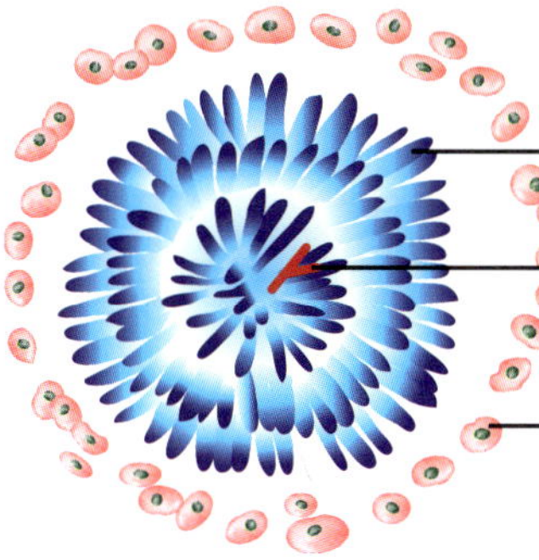

| 그림 13-10 | 방선균에 나타나는 균괴

악골의 변화는 거의 없으나 악주위의 외협부 연조직에 발증하며 하악각부를 중심으로 협부로부터 하악부로 판상결절의 딱딱한 종창이 나타난다. 주로 우측에서 발증하는 경우가 많다.

경결절이 교근부로 파급되면 개구장애가 일어나며, 경결절부의 피부는 발적과 농양이 발생하여 서서히 연화된다. 이차 감염되지 않았다면 자연통이나 압통은 경도이며 때로는 아관긴급(trismus)을 일으키는 것도 있다.

연화된 부위에 다발성의 작은 종양을 형성하며 자궤반흔 치료된다. 한편 새로운 작은 종이 점차적으로 생기는 것이 방선균증의 특징이며, 그 종양에서 방선균괴를 확인할 수 있다(그림 13-10). 이것은 방선균증 진단상 중요하다.

한편 악골형은 골수성으로 진행되어 악골은 비대하나 X선상으로는 많은 구멍이 나타난다. 이것은 공동화 현상이 진행되고 있음을 말하며 그곳에 방선균 육아조직이 증식하여 균괴로 채워지게 된다.

3. 바이러스성 구강질환

1) 단순성 포진(herpes simplex)

단순포진바이러스 감염증으로 재감염이 가장 호발하는 병변이다(그림 13-11). 호발부위는 입술의 피부점막 이행부(herpes labialis), 외음부(herpes progenitalis), 얼굴, 손등이다. 상단 중앙부가 함몰된 수포가 집단으로 발생하며 수포가 터지며 가피를 형성하고 7~10일 후에 홍반과 갈색 색소침착을 남기고 치유된다. 주로 접촉에 의해 전파되며 자외선 조사, 월경, 스트레스 등의 원인으로 같은 부위에 쉽게 재발된다.

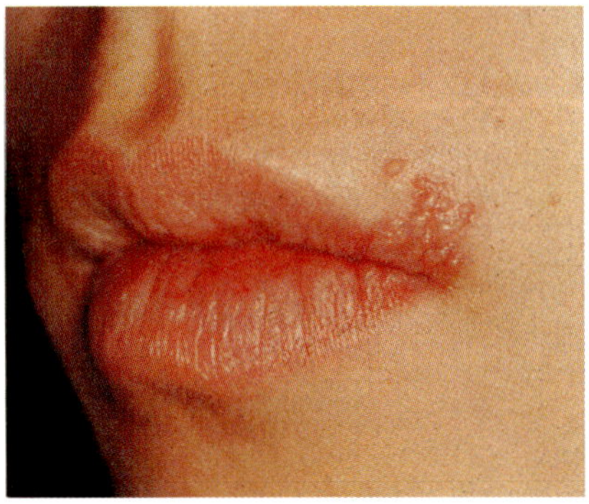

| 그림 13-11 | 단순성 구순포진

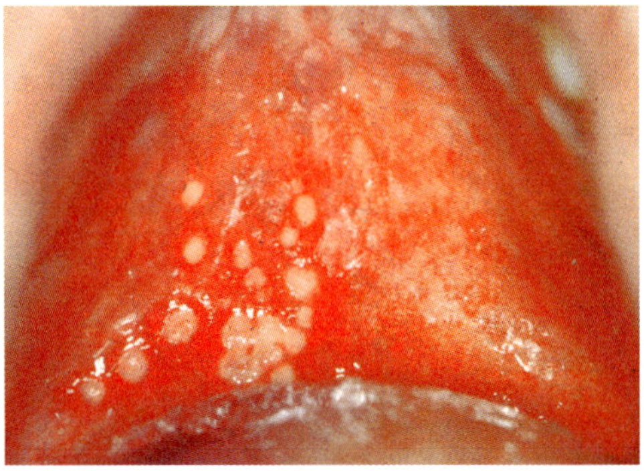

| 그림 13-12 | Koplik반점

2) 수족구병(hand-foot-mouth disease)

Coxackie A16 또는 entero virus에 의한 감염증으로 주로 소아에게서 호발한다. 구강점막에는 직경 2~3 mm의 아프타가 몇개 나타난다. 이외에도 손바닥, 발바닥, 둔부에 직경 3~4 mm의 홍반이 호발하며 중앙에는 부정형의 수포가 나타났다가 7일 전후로 사라진다.

3) 홍역(measles)

Paramyxovirus에 속하는 홍역 바이러스의 전신성 감염증으로 2~6세의 소아에게서 주로 발생한다. 한번 감염으로 평생면역을 획득한다.

잠복기는 약 10일이며 고열과 상기도, 눈, 코에 카타르성 염증이 동반된다. 고열이 1~2℃씩 오르내리는 동안 발진이 나타나며 구강영역에서는 경구개에서부터 협점막에 걸쳐 5~20여개의 미만성 Koplik반점이 나타난다(그림 13-12).

4) 유두종(focal oral hyperplasia)

인간유두종바이러스(human papilloma virus ; HPV)에 의한 감염증으로 피부 및 구강점막에 유두종이 발생한다.

구강점막의 바이러스성 유두종은 HPV13에 의해 유발되며 악성화의 경우는 드물지만 HPV6, HPV11에 의해 유발되는 후두유두종은 소아에서 악성 가능성이 있고 성인에서는 그 2배의 위험성이 있다(그림 13-13).

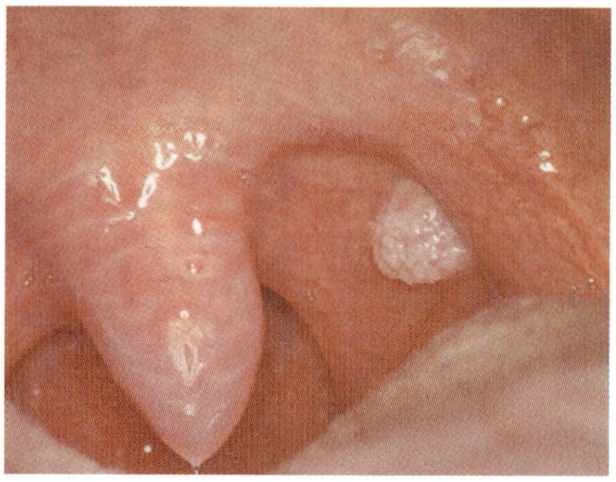

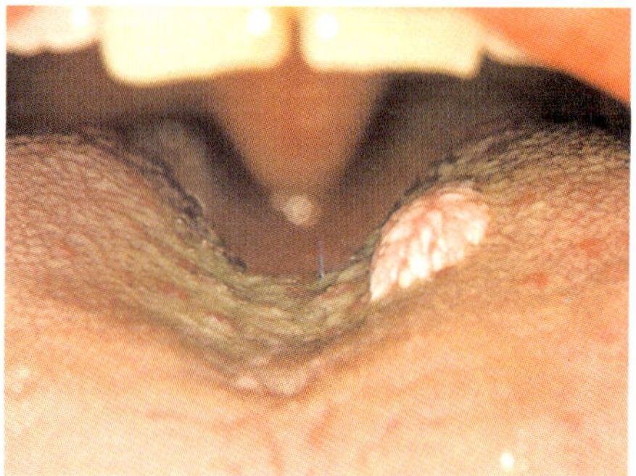

| 그림 13-13 | 구강점막의 유두종

5) 수두-대상포진 바이러스(varicella-zoster virus)

수두-대상포진 바이러스(varicella-zoster virus)가 소아에게는 초기감염 시에 수두를 일으키고 그 후 신경절에 잠복하여, 수년 내지 수십년 후에 재발하여 성인에게 산발적으로 대상포진을 일으킨다.

수두는 2~8세 어린이에게 잘 발병하며, 병소 주위에 홍반을 가진 맑은 수포와 작은 농포 및 궤양을 형성한다. 수포 내용물이나 기도 분비물이 감염원이 되고, 전염력이 강하며 불현성 감염이 적어서 처음 감염자의 70% 정도가 발병한다.

대상포진은 수두를 경험한 일이 있는 50세 이상의 고령자에 많고, 체간상의 지각신경피부절이나 제5뇌신경이 분포하고 있는 피부 부위에 발진이 나타나고 띠 모양의 작은 수포가 많이 형성된다.

구강병소는 상악이나 하악의 편측에 나타나며, 동통을 동반한 수포가 터지면 궤양이 된다(그림 13-14).

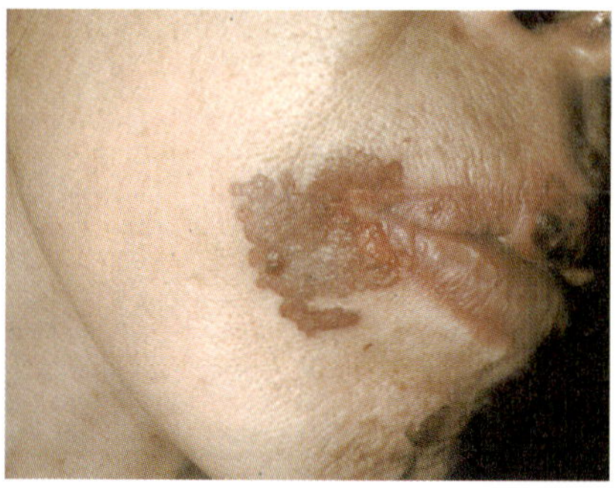

A

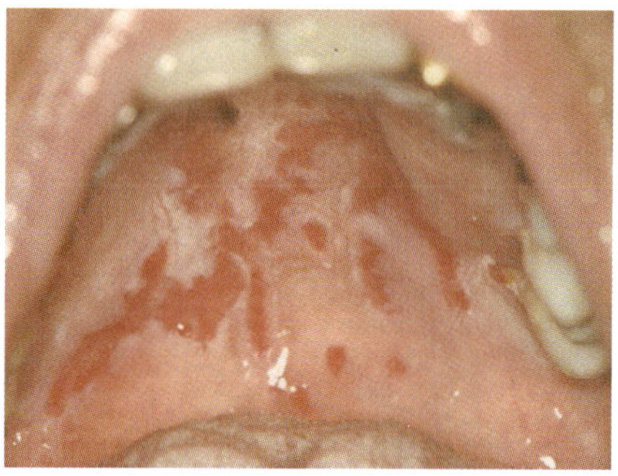

B

| 그림 13-14 | 대상포진 (A: 안면 대상포진, B: 구강내 대상포진 병소)

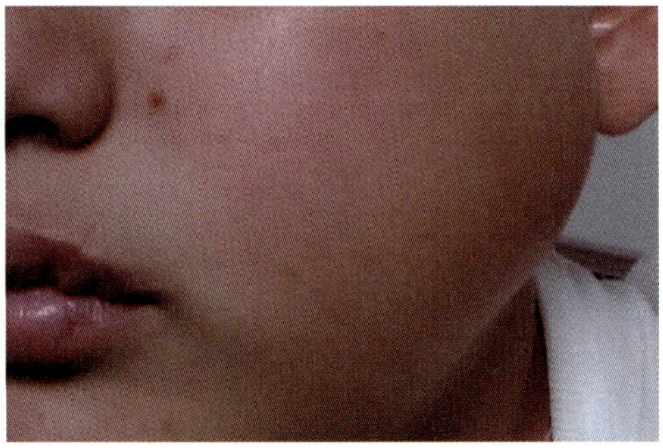

| 그림 13-15 | 유행성 이하선염

6) 유행성이하선염

유행성 이하선염(볼거리)은 멈프스바이러스(Mumps virus)에 의해 발생하며, 기도 분비액 중에 있는 virus가 비말을 통하여 기도점막에 감염되어 16~18일의 잠복기 후, 한쪽 또는 양쪽의 타액선(이하선 및 악하선)에 통증과 종창을 형성한다.

mumps virus는 선조직과 신경조직에 잘 감염되므로 고환염, 부고환염, 난소염 또는 수막염, 뇌염 등을 속발한다. 특히, 사춘기 이후에 감염되면 고환염(10~35%)이나 난소염(5%)을 일으켜 불임증의 원인이 되기도 하며, 약독성 virus 백신의 사용으로 예방이 가능하게 되었다(그림 13-15).

4. 기타 감염질환

구강영역이 감염장소는 아니지만 치과진료에서 주의해야 할 대표적인 혈액매개 바이러스(Blood-borne viruses; BBVs) 질환이 있다. 혈액매개 바이러스(BBVs)는 혈액-혈액 접촉을 통한 숙주간 전파가 특징인 바이러스 집단을 의미한다. 치과진료 시 혈액을 매개로 전염될 우려가 높은 대표적인 BBVs 집단은 B형 및 C형 간염 바이러스와 사람면역결핍바이러스(human immunodeficiency virus; HIV)이다.

1) 바이러스성 간염(Hepatitis)

간염바이러스(hepatitis viruses)는 간세포에서 증식하여 간장의 급성 및 만성의 염증을 일으키는 바이러스의 총칭으로서, 현재까지 A, B, C, D, E 및 G형까지 알려져 있다. 치과진료에서 특히 주의해야 할 대표적인 간염 바이러스인 B형과 C형에 대해서 설명하고자 한다.

(1) B형 간염 바이러스(Hepatitis B virus, HBV)

B형 간염 바이러스는 혈액, 자궁목 분비물, 정액에 존재하며 침(saliva)을 비롯한 다른 체액 내에서도 낮은 농도로 발견된다. 잠복기간은 2~3개월 정도이며, 감염자의 약 65%는 임상증상이 없고, 약 30%는 급성 B형간염으로 진행된다. 감염된 성인의 9%는 만성 간염으로 이행되어 황달, 피로, 메스꺼움, 식욕 상실, 체중감소 등의 증상을 나타내며, 합병증인 간경화(cirrhosis), 간기능상실(liver failure), 간세포암종(hepatocellular carcinoma)등으로 진행될 수 있다. B형 간염은 의료기관 종사자의 원내감염 비율이 가장 높은 질환으로 마스크와 보안경 등의 보호장구를 이용하여 예방하는 것이 중요하다. 또한 의료 업무 중 HBs항원 양성의 혈액에 오염된 메스나 주사바늘 등으로 상처를 입는 사고를 당했을 때에는 충분히 수세하고 소독 후 노출 48시간 이내에 항HBs 인체 면역 globulin(HBIG)를 투여하는 등 가능한 예방조치를 취해야 한다.

(2) C형 간염 바이러스(Hepatitis C virus, HCV)

C형 간염 바이러스는 정맥 내 약물 사용, 혈액 및 혈액산물, 장기 및 조직 이식, 모체의 수직전파, 성매개 등으로 전파된다. 잠복기간은 평균 6~12주, 혈청전환(seroconversion) 기간은 평균 15주로 장기간이 소요됨으로 인해 진단이 어려울 수 있다. C형 간염 바이러스에 의한 급성 감염은 B형 간염에 비해 임상적으로 가벼우며, 대개 증상이 없다. 하지만, C형의 간염 바이러스의 의한 만성감염 발생률은 대략 75%로 높게 나타나며, 만성 C형간염은 장기간에 걸쳐 간경화, 자가면역 간염, 간세포암종 같은 형태의 간질환으로의 이행위험이 높기 때문에 임상적으로 중요도가 높다고 볼 수 있다. 예방을 위한 백신은 아직 없으며, 헌혈된 혈액검사, 멸균된 의료행위 등으로 예방할 수 있다.

2) 후천성 면역결핍증(AIDS)

후천성 면역결핍증후군(acquired immune deficiency syndrome, AIDS)을 일으키는 원인 바이러스는 사람면역결핍바이러스(human immunodeficiency virus, HIV)이다(그림 13-16). HIV는 레트로바이러스(retrovirus)과 렌티바이러스(Lentivirus)속에 속하며, 지질과 바이러스 단백질로 이루어진 피막을 갖고 있는, RNA 바이러스이다.

HIV는 주로 helper T 세포, 대식세포, 수지상 세포 등의 살아있는 면역세포들을 감염시켜 세포의 바이러스성 괴사, 면역세포의 세포자살 확률 증가 등으로 면역기능을 상실하게 하여 기회감염에 쉽게 노출되도록 만든다. HIV의 감염단계 첫번째는 배양기로 증상은 없으며, 2~4주 정도 지속된다. 이후, 급성감염단계로 넘어가면 발열, 림프절증, 인두염, 근육통, 오한, 구강과 식도의 통증 등의 증상이 나타난다. 세번째 단계인 잠복기는 급성 HIV감염을 앓고 난 뒤, 증상이 거의 없는 상태가 2주에서 20년 이상 지속될 수 있으며, 이 시기에도 체내에 HIV증식은 지속적으로 일어난다. 마지막 HIV감염의 마지막단계에서는 면역력이 거의 상실되면서 종양 및 신경계 질환, 치매를 수반하는 아급성 뇌염 등의 다양한 기회감염질병이 나타나게 된다. 그 밖에 HIV감염으로 나타날 수 있는 대표적인 구강소견들은 표 13-1과 같으며, 이 외에도 다양한 구강 소견이 나타날 수 있다.

| 표 13-1 | HIV감염으로 나타날 수 있는 구강 소견

HIV 감염으로 나타날 수 있는 구강 소견	
단순포진 바이러스 감염 (herpes simplex virus infection)	원발성 포진성 치은구내염(primary herpetic gingivostomatitis) 재발성 단순포진 감염(Recurrent herpes simplex infection)
칸디다증(Candidas)	홍반성(erythematous) 위막성(pseudomembranous)
전암병소 및 종양	모발상백반증(hairy leukoplakia) 카포시육종(kaposi's sarcoma) 비호지킨성 림프종(non-hodgkin's lymphoma)
치주 소견	괴사성 궤양성 치은염 및 치주염 (necrotizing ulcerative gingivitis) (necrotizing ulcerative periodontitis)

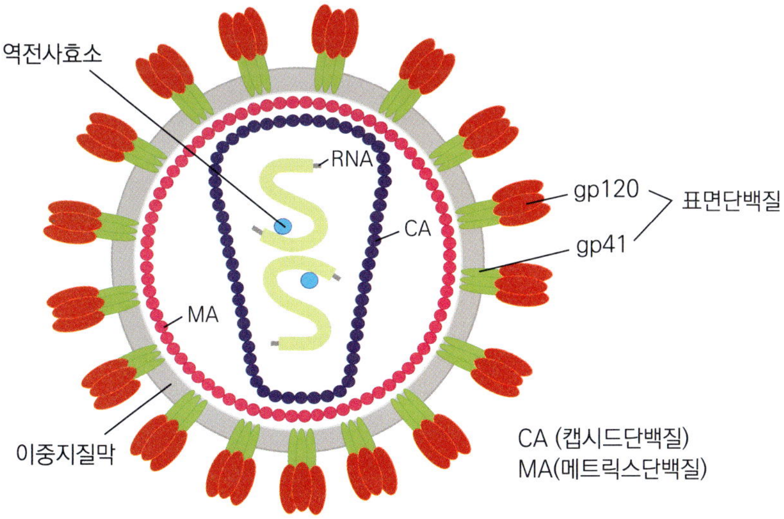

그림 13-16 HIV 구조

찾아보기

INDEX

저자약력

이형숙(前 대구보건대학교) 강경희(건양대학교) 김경미(충청대학교)
김기욱(포항대학교) 김민영(호원대학교) 김수원(구미대학교)
유수빈(김해대학교) 이영은(대구보건대학교) 이재기(남서울대학교)

구강미생물학

2014년 8월 20일 초판인쇄
2014년 8월 30일 초판발행
2016년 3월 10일 초판2쇄발행
2018년 3월 10일 초판3쇄발행
2019년 9월 10일 2판발행
2023년 9월 10일 3판발행

지은이 : 이형숙·강경희·김경미·김기욱·김민영
김수원·유수빈·이영은·이재기
펴낸이 : 이상태
펴낸곳 : 청구문화사
주 소 : (03706) 서울특별시 서대문구 성산로11길 15
전 화 : 02-332-0541(代)
전 송 : 02-337-9577
등 록 : 1990년 11월 2일 제9-247호

가격 40,000원
ISBN 978-89-5616-914-9 93510